前 言

健身气功是中华民族的瑰宝，是以自身形体活动、呼吸吐纳、心理调节相结合为主要运动形式的民族传统体育项目，博大精深的中国古代养生文化是健身气功的理论宝库，古为今用，方法简便，对增强人的体质可发挥重要作用。健身气功锻炼能够促进体内精、气、神不断充盈，逐渐达到精充、气足、神旺。精气充足则脏腑组织器官功能健全，神旺则大脑和免疫功能健旺。健身气功锻炼，无病可强身健体，有病可治疗康复，最终达到养生保健，抗老防衰的目的。八段锦、五禽戏、六字诀、易筋经都是目前比较流行的健身气功。

八段锦是我国古代优秀的健身方法之一，古人用瑰丽的锦缎比喻其精美，因有八节运动，体势动作又古朴高雅，故冠以“八段锦”之美称。八段锦融合了中医的阴阳五行、经络学说，具有锻炼平衡能力、防病治病、纠正形体等作用，同时又具有针对性强、适用面广等特色。

五禽戏遵循“道法自然”思想，模仿野生动物的形态和神态，实现强身健体的目的。五禽戏以“阴阳学说”为指导，坚持动静合宜，运用“动则生阳，静则生阴”的原理，培育真气，实现阴阳平衡的健身效果；以“五行学说”为指导，运用脏腑、经络学说，通过开胸理气、疏经通络，达到强身健体的目的。

六字诀为吐纳法。它的最大特点是：强化人体内部的组织机能，通过呼吸导引，充分诱发和调动脏腑的潜在能力来抵抗疾病的侵袭，防止过早衰老。

易筋经是一种内外兼练的医疗保健养生功法，其动作舒缓、简单，形态优美，可以疏通血脉，调节人体平衡，促进身体健康，特别适合中老年人练习。

本书将以上 4 套功法全部收录，通过图文结合的方式对一招一式都进行了详细的讲解，并针对动作要领及易犯错误等给予了提醒和纠正，使每一位健身爱好者都能更加规范、科学地练习，每天练习几分钟，循序渐进，从而最终达到强身健体、延年益寿的养生功效。

编　者

TUJIE
BADUANJIN WUQINXI
LIUZIJUE YIJINJING

图解 八段锦五禽戏六字诀易筋经

最传统的养生术

拉伸肌肉　舒展筋骨　畅通血脉　缓解压力　治疗酸痛　消除疲劳

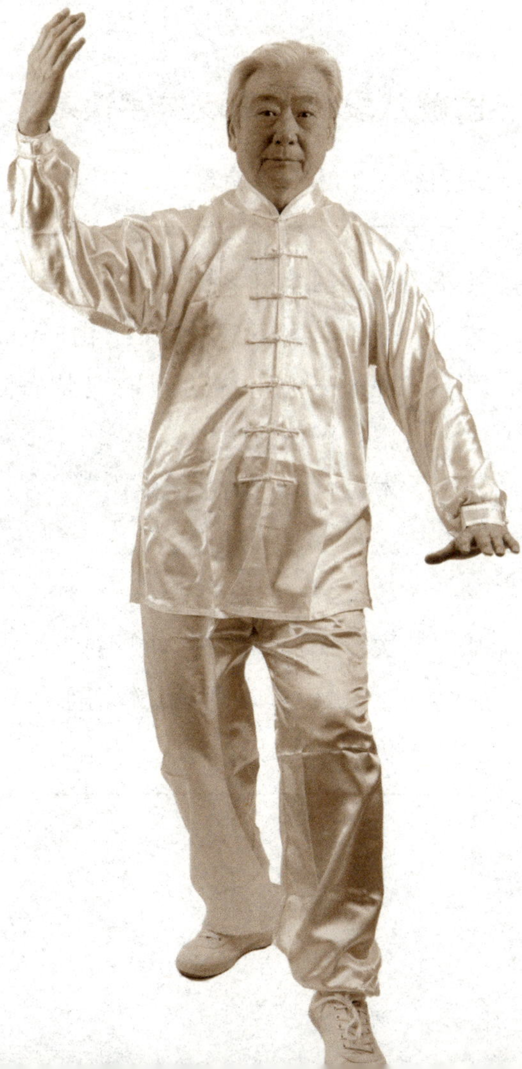

让你的身体
年轻10岁

宋璐璐　牛林敬 / 编著

河北科学技术出版社

图书在版编目（CIP）数据

图解八段锦五禽戏六字诀易筋经：最传统的养生术 / 宋璐璐，牛林敬编著. —石家庄：河北科学技术出版社，2014

ISBN 978-7-5375-7103-6

Ⅰ. ①图… Ⅱ. ①宋… ②牛… Ⅲ. ①气功疗法－图解 Ⅳ. ①R247.4-64

中国版本图书馆CIP数据核字（2014）第182300号

图解八段锦五禽戏六字诀易筋经：最传统的养生术

宋璐璐　牛林敬　编著

出版发行：河北科学技术出版社
地　　址：石家庄市友谊北大街330号（邮编：050061）
印　　刷：三河市祥达印刷包装有限公司
经　　销：新华书店
开　　本：710×1010　1/16
印　　张：20
字　　数：256千字
版　　次：2014年8月第1版
　　　　　2018年8月第2次印刷
定　　价：29.80元

目　录

第一章　人活一口气——气功养生

附　录　医疗保健操，半小时调治百病

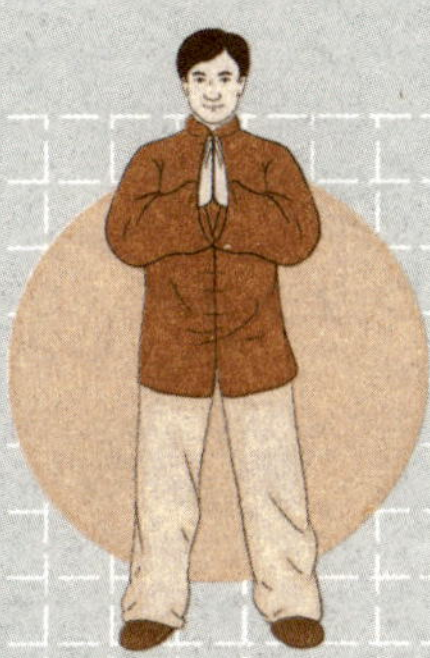

图解八段锦五禽戏六字诀易筋经
——最传统的养生术

第一章
人活一口气——气功养生

气功是一种以呼吸的调整、身体活动的调整和意识的调整（调息、调形、调心）为手段，以强身健体、防病治病、健身延年、开发潜能为目的的一种身心锻炼方法。在练习气功之前，先让我们来了解一下气功养生的基本原理、基本要领、基本功法以及注意事项吧！

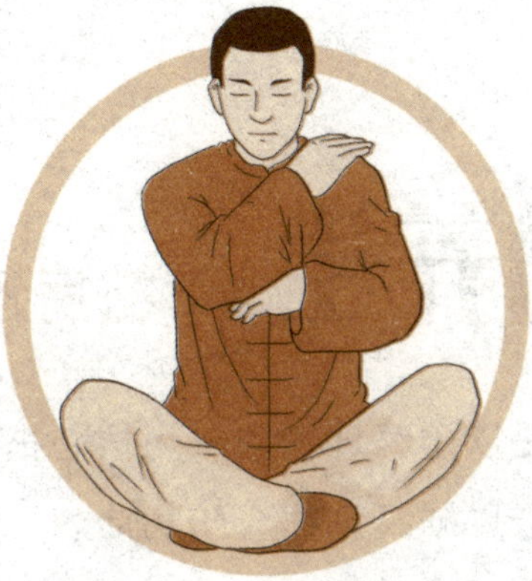

◎ 气功养生基本原理

◎ 气功锻炼基本要领

◎ 气功锻炼基本功法

◎ 气功锻炼注意事项

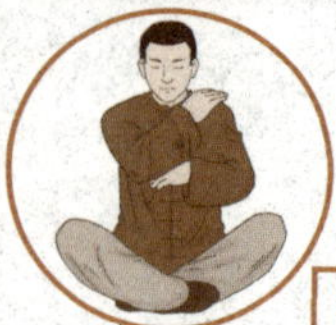

气功养生基本原理

气功养生：祛病延年的“吐纳术”

气功是以中医理论内容为核心指导，以调整呼吸、身体活动和意识为手段，以强身健体、防病治病、益寿延年等为目的的一种身心锻炼方法。气功在我国有着悠久的历史，是中国人特有的养生术。气功在古代通常被称为吐纳、导引、行气、服气等。

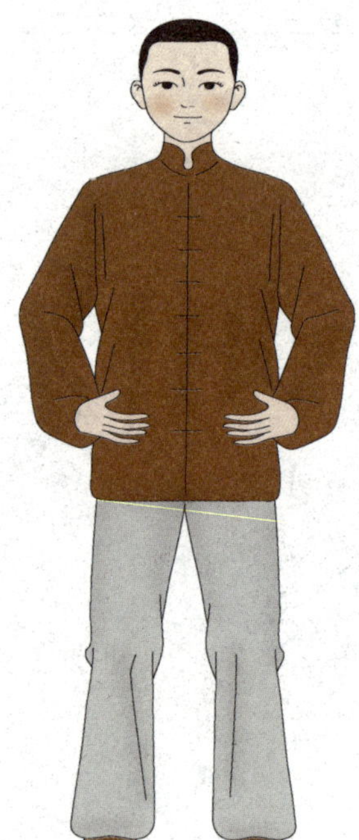

《黄帝内经·素问·生气通天论篇》中记载：“夫自古通天者，生之本，本于阴阳。天地之间，六合之内，其气九州、九窍、五脏、十二节，皆通于天气。其生五，其气三，数犯此者，则邪气伤人，此寿命之本也。”也就是说，自古以来，都以通于天气作为生命的根本。天地之间，六合之内，大到九州之领域，小至人的九窍、五脏、十二节，都与天气相通。由此可见，“气”是天地万物的根本，天地万物依靠“气”而生生不息，依靠“气”而繁衍生化。

然而，现在却有很多人只图快，只注重药物治疗，甚至滥用药物，忽视了调治养生这一根本，当病魔缠身之时后悔晚矣。那么，气功有什么样的功效呢？练习气功可帮助畅通人体十二正经、八奇脉、十五别络以及孙络，从而促进人体主循环系统与微循环畅通，调节脏腑，加强细胞的新陈代谢。毫不夸张地说，气功是祛病延年的“吐纳术”。因此，无论男女老少都应该重视气功修炼，长期坚持练习，将会达到强身健体、祛病延年的效果。

那么，气功强身健体、祛病延年主要体现在哪些方面呢？总结起来可以分为以下几点：

1. 防治心脏疾病

中医学认为“心主血，肺主力”，具体地说，心与肺是胸腔中相邻的两个器官，心在前，肺在后，心脏负责推进血液的运动，肺则负责呼吸。在人体整体耗氧量上，单是心脏就占了20%左右。如果肺部出现病变，那么最先缺氧的就是心脏。如果长期轻度缺氧，就会使心肌收缩增强，心率加快引发冠心病，严重缺氧的时候，血压、心率都会下降，导致心肌坏死、心力衰竭，甚至心脏骤停。因此，防治心脏疾病，中医主张应从疏通经脉、恢复元气入手。

通过练习气功，可以打通经络，软化血管，从而防治脑梗死、脑出血、心肌梗死以及冠心病等。不仅如此，练习气功还可以稀释血脂，冲刷胆固醇，从而降低中风偏瘫的发病率。

2. 治疗糖尿病

糖尿病，又被称为消渴证。中医认为该病的病因在于三焦阴阳失调，现代西医称之为“不治之症”，因为其医药费太过昂贵，并且效果也不算很好。但是，如果长期坚持练习气功，打通三焦，调和脏腑，将会很好地缓解病症，防止其继续恶化，使病情处于稳定状态。

3. 增强人体免疫力

现代人的身体普遍处于亚健康状态，免疫力低下是他们的共性。而长期坚持修炼气功，可以使人达到阴阳平衡，增强人体的免疫力，从而增强抗病能力。

4. 防治癌症

什么是癌症？中医称之为不规则的肿瘤（块），是由周身器官气血不通所致。气功可以将身体的所有器官调动起来，加强人体能量的转换，对防治癌症具有很好的效果。

培补元气：促进脏腑生理活动

在气功理论中，一直将“以气为本”作为其中心思想，在锻炼方法方面，强调培补元气以固本的指导观点。气功就是外练“筋、骨、皮”，内练“精、气、神”的动静结合的自我锻炼方法。“精”主要包括两部分：先天肾精和后天水谷之精，这两方面通过肺、心、脾诸脏，走遍全身，从而保证身体的生长、发育、生殖等生理活动的正常实现。

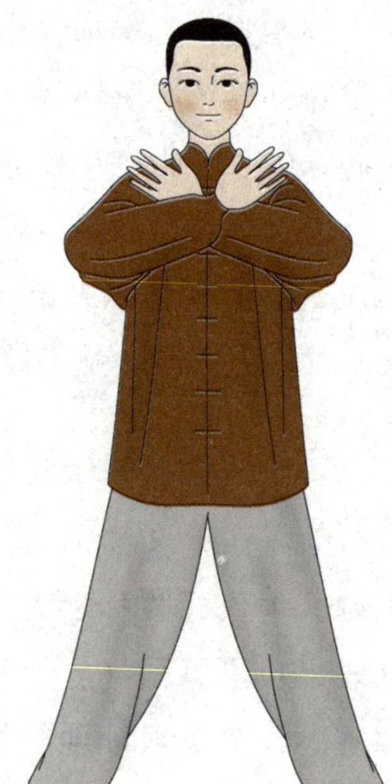

在生命的旅程中，人的生命活动主要依赖于脏腑的生理活动。所以，人们应当去观察、了解生命活动表现出来的外在现象。以便弄清人与自然的关系，从而更好地运用到气功的练习中去。

一般来说，脏腑主要包括五脏、六腑、奇恒之腑三个类别。其中，五脏是指人的心、肝、脾、肺、肾，生理特点是化生和贮藏精气。六腑是指胆、胃、小肠、大肠、膀胱、三焦，生理特点是受盛和传化水谷。再说奇恒之腑，是指脑、髓、骨、脉、胆、女子胞。它们在形态上大多与六腑相近，而在生理功能上用来贮藏精气，与五脏的功能相似。因此，中医学上将其称为奇恒之腑。那么，究竟何为“奇恒”呢？其实，所谓的“奇恒”，是指不同于一般，异于寻常意义上的五脏六腑。

现在，一起来探讨脏与腑的关系。实际上，脏与腑是一种阴阳表里的关系。脏属阴，腑属阳；脏为里，腑为表。通过一脏一腑、一阴一阳、一里一表的和谐配合，加之经脉之间的紧密连接，便构成了脏腑间的密切联系。

在气功的理念中，先天精华藏于肾中，主要依靠后天精华的滋养，得以发展。而气功的意守丹田命门法，便是通过气功的锻炼，兼具寡欲陶冶，那么阴精则自然得到充实，肾中元精也自会得到阴精的滋养。随着时间的推移，身体则愈加健壮，元气则愈加充盈。这便是气功中所说的“炼精化气”的原理。不难看出，气功益精固水的意义就在于培补元气，一旦练功的元气得到充益，就可以很好地激发和推动脏腑进行有效的生理活动。同时，这对维持生命机体健康也能起到有利的作用。

另外，平常练习气功也能很好地发挥练气化神的作用。神，包括两个方面，即先天元神和后天识神。元神源自于先天元气，而识神源自于后天精气。元神与识神都有一个共同点，它们均来源于物质，又都反作用于物质。正如《素问·移精变气论》记载：“得神者昌，失神者亡。”这句话也形象地指出了神在生命活动中占有的重要位置。同时，这也是气功培补元气的又一价值。

调节阴阳：抑亢扶弱平衡阴阳

气功具有双向调节阴阳的作用。在祖国医学上，形、精能够转变为功能，但当机体功能亢进的时候，就会让形、精严重损伤。气功锻炼入静的时候，交感神经兴奋强度减弱，气体代谢降低，高反应状态得到纠正，亢进的功能得到很好的调节。这些都是气功抑阳扶阴作用的具体体现。

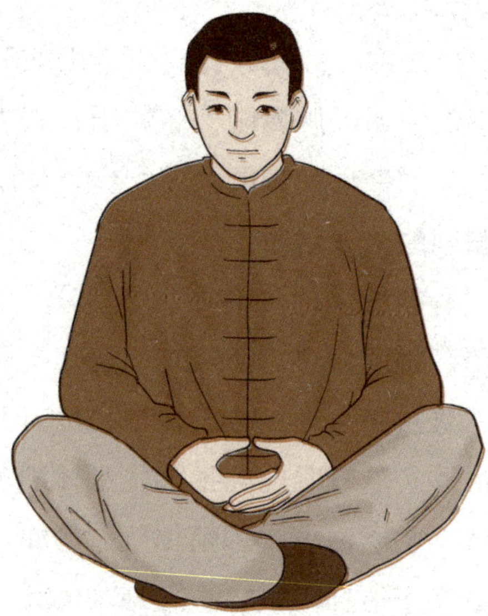

阴阳是中医学中的基本理论。在人的身体内，阴阳好比一个天平上的两个砝码，一左一右，双方的实力相当。其实，阴阳平衡是每个人的生命根本，只有阴阳平衡了，才能使人的身体处于一个健康状态。一旦阴阳失调，人就会患病，健康问题就会接踵而来。

那么，在生活中，哪些方法可以调节人体的阴阳平衡呢？有的人会根据四季的变化，通过改变相应的饮食来调节人体的阴阳平衡。有的人是通过吃一些中药来改变体质，达到调节人体阴阳平衡的目的。

这些方法都是众多人体阴阳调节法中的一部分。除了使用这些方法外，还可以通过气功来改变阴阳失衡的现状。

气功对机体的阴阳平衡具有较好的双向调节作用。对于这一点，祖国医学认为，人的形和精都能转化为功能。为什么会这样呢？这是因为阳是源于阴的一种正常生理现象。当人的机体功能亢进时，就会使人的形和精损耗。在这时，倘若气功的练习到达入静阶段，就能使交感神经的兴奋强度逐渐减弱，气体代谢进一步降低，亢奋的反应状态得到纠正，使得亢进的功能得到调整。之所以出现这样的状态，主要是由于气功的“抑亢扶弱”发挥了作用。

另外，气功还具有良好的补阳作用。从“肾虚”的理论中分析，可发现一些肾阳虚者，在练功以后会出现四肢由冷变暖的变化。同时，尿酮类固醇也能恢复到正常水平，血浆中的三磷腺苷和环腺苷酸含量也会相应增加，而白细胞的吞噬能力会逐步增强，这些都是气功补阳作用的主要体现。还有一点我们需要明确，气功在调整阴阳动态平衡时主要是通过“抑亢扶弱”的双重调节来达到的。气功的作用会在不同层次的水平上逐一表现出来，这便是气功的治病原理，也是身体健康的奥秘。

调和气血：打通经络不生病

气功治病主要通过“通经活络”来实现，在临床表现上，对于一些经络不通、气血不调的患者来说，他们的肢体两侧经络测定值不等或者差数悬殊，但只要是气血弱的人，在练功之后，他们的身体都可以在不同程度上得到加强。

人自出生以来，全身的气血就开始运行。同时，人的生命也是以气血为本。人一生病，就说明气血出了问题。之后，便不得不进行治疗，因此忍受身体上的病痛折磨。反之，若能在练气功时，调和气血，使气血达到畅通的境地，那么就能在打通经络的同时，让疾病远离自己。

现在，我们来了解一下构成人体的基础物质，以便更好地认识气功与人体的关系。

事实上，气、血和津液，是构成人体的基础物质，通过这些物质，能使人的脏腑、经络等组织器官有条不紊地进行正常的生理活动。值得一提的是，全身的机体脏腑和经络等组织器官，主要进行生理活动所需要的一些能量，都来源于人的气、血和津液。它的生成与代谢，凭借于脏腑、经络等组织器官所进行的正常生理活动。由此可以看出，气、血、津液、脏腑和经络等各个组织器官之间，都有着密切的因果关系。

另外，我们还需客观地认识经络在人体中的运行情况，以便更好地利用气功来调节人体功能。

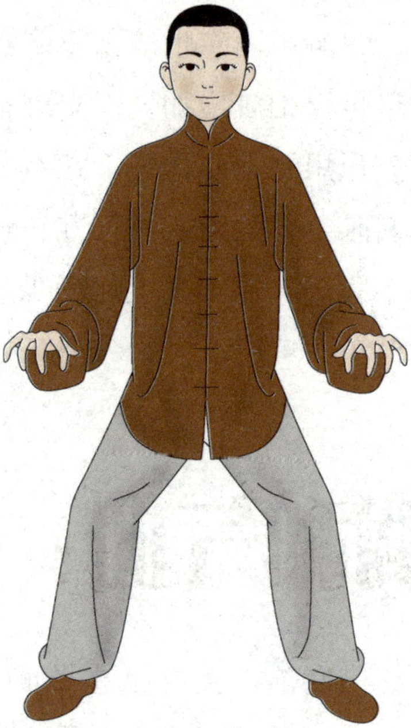

中医认为，经络通常在人体运行全身气血时起着至关重要的作用。经络主要沟通表里、上下，它联络着脏腑器官的通路。当然，这一套通路既不是人们说的血管，也不是人们说的神经。它呈现出的通路纵横交错，遍布全身，使人体的各个组织器官紧密地连成一个有机整体。经络在运行过程中若遇到障碍，就可能引起相应的各种疾病。在这种情况下，人们利用服药、针灸、按摩等方法来疏通经络，而气功训练则是通过自身的力量来疏通经络，以此达到治疗目的。只有让经络通畅，才能使人体的脏腑相通。这样，也才能使阴阳交贯、内外相通，进而达到养脏腑、生气血、布津液等效果。所以，使人体的经络畅通是健康的先决条件。同时，经络畅通也是贯穿于各种健身方法的原则。比如，开通任督二脉和营运大小周天，都是以畅通经络的基础来健身的。由此可见，进行气功的锻炼在很大程度上可以达到疏通经络的目的。

气功锻炼基本要领

要领一：松静相辅，顺乎自然

在气功修炼的基本要领中，松与静的关系最为密切。当练习者全身放松开始进入到静的状态时，全身也会自然地放松。保持这样的心境，再加上长期的坚持就可以达到强身健体、修炼内心的目的。

松与静的结合是相辅相成的。这里的松是全身的肌肉放松，表现出松而不懈的一种状态。那么，这种松与静的状态是怎样表现出来的呢？

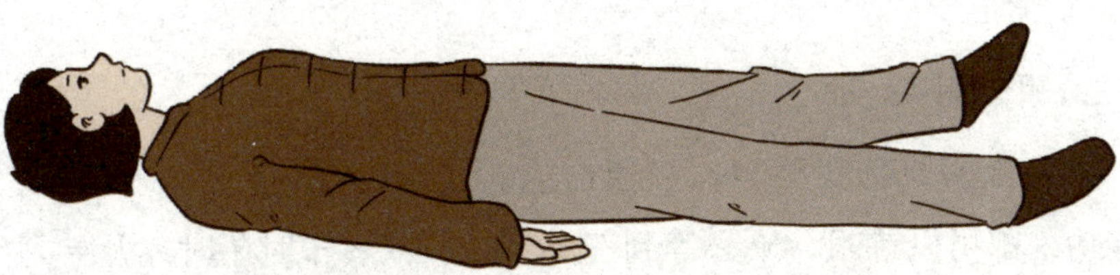

这就需要练习者在练功时采用卧式姿势，并在这样的姿势下使全身放松。待摆好姿势后，还得让全身稍微晃动几下，以卧的姿势舒适为宜。此外，站、坐两种姿势的维持，都会有相应的肌肉处于紧张的状态之中。在执行的过程中，需要练习者进行最大程度的放松。放松主要表现在意识的放松中，一定要伴随全身的肌肉来放松，以整个身体表现出舒适松快的感觉为佳。在意守呼吸和意守丹田方面，其思想都不可过于集中。否则，很难消除紧张的状态，也很难使自身的精神意识达到放松。

另外，在练功时，练习者需要良好的练功环境。对于环境的要求便是“静”，这里说的“静”是相对安静。主要表现在呼吸时出入无声，能体会到悠闲自得的乐趣。而在意识方面，则强调意守，以此来排除杂念达到“静”的状态。

除了上述提到的松静相辅相成以外，还需注重多方面的自然。如此，才能使练习者在练功时达到一个高度。

1. 环境自然

所谓环境自然，是指练习者应依据大自然的规律把练功环境布置得自然，切不可布置得过于花哨，也不可过于神秘。提出这一要求后，就会难倒不少练习者。他们会想，要是这样，那么想让自己布置出一个自然的环境会无从入手。其实，大可不必将问题复杂化。因为任何地方，只要环境优美，空气清新，没有污染物质，就可以作为练功的地方。毕竟，人与宇宙间的万物息息相通，只要练习者的心里存着空灵，就能同宇宙万物和谐地相融相通。

2. 时间自然

天人合一，物我相融，互通信息。所以，无论什么时候，只要你想练功，都可以练习，不必等到三更半夜，或者子时午时才开始习练。当然，对于一些初学者，还是提倡夜晚和早晨。因为这个时间段的空气比较清新，环境也相当宁静，容易在练功时更好地进入到“静”的状态中。至于练功的效果，早、晚与其他的时间段相比也好一些。

3. 反应自然

练功是一种习惯。由于练习者的坚持，在一段时间以后，其身体上有可能出现一些特殊感觉。比如，身体的局部出现酸、麻、热、胀、痛、冷、暖等感觉；有的练习者，偶尔还有可能出现一些奇特的幻觉——耳朵听见了特殊声音，或者眼睛看见奇异的画面，或者鼻子闻到了特别的气味等，对于这些，都要以平和的心态来面对。诸如此类现象都是练功过程中出现的自然现象，是神经系统对人的身体和心理进行调节的外在表现。所以，一旦面临这些现象都不必惊慌、害怕，也不可忘乎所以，应当持有“见怪不怪”的心理。随着时间的流逝，这种不舒适的感觉就会逐步消失。同时，一些舒适美好的感觉便会随之加强。当然，也有一些练习者，当他们听说别人有这种奇特的经历，而自己没有后，就会变得忧虑不安。与此同时，他们会主观地去追求这种经历，对于这一点，也是不可取的。因此，练习者应当注意这一点。

4. 生活自然

经常练功的人，可以拥有一个健康的身体。这对练习者开启智慧，调整心理，都能起到一定的帮助。与此同时，练习者也要正确地看待练功与生活的关系。不可将练功与生活、学习、工作等对立起来，更不可喧宾夺主，以舍本逐末的方式影响到正常的生活、学习和工作。要明白，练功与生活本身并不冲突，也不矛盾。在日常生活中，若遇到困境或一些想不通的事理，都可以通过感悟宇宙来寻求答案。若没有现实痛苦与烦恼的双重磨炼，却想要进入到气功的最高境界，那是很难达到的。所谓“不经历风雨，怎能见彩虹”，说的也是这个道理。

5. 功效自然

在练习气功的过程中，功效出现的早与晚，境界的高与低通常与练功人本身的身体状况、心理素质和用功情况息息相关。因此，练功者切不可急于求成，一定要保持“一分耕耘，一分收获”的心理。要相信，“功夫不负有心人”。只要练习者每天认真、努力地练功，到了一定境界，属于你的迟早都会来临。

6.功法自然

练习者经过长期的坚持与努力后，就会进入到一定的境界。随后，不可执迷于功法，否则会影响正修。这就好比盲人拄杖，眼睛变得明亮了就应该适时放弃拐杖，以便更好地渡河上舟。因此，当练习者的练功进入到虚无的境界、禅定的状态时，一定要随着境界的变化而变化。最后，还应将一些没有意义的功法果断舍弃，以便身心进入到空灵的境界中。

总之，无论是松与静，还是自然地练功，都是成就练功的关键。在练功的过程中，倘若能掌握得当，就能迅速获得良好效果。反之，就会出现偏差，进而功亏一篑。所以，练习者在练功时要谨慎地对待。

要领二：练意练气，意气合一

修炼气功不仅练气，更重要的是练意，达到意气合一的效果，这是每一个修炼者都想要达到的效果。但并不是每一个修炼者都可以梦想成真，这到底是为什么呢？因为你并没有真正领会其中的意境，达不到气功真正的境界，自然就不会有想要的效果。

练意练气、意气合一的练法重在练“意”。所谓“意”者，是指意念或意识。在这里，主要指气功的动作和众多动作蕴含的息、气、劲等意识活动。唯有深入地认识、感悟，才能更好地领会气功的各个动作和要领。

现在，我们来挖掘一下气功的内在含义。对于气功的“气”，主要针对真气而言。顺便解释一下，真气是由先天元气与后天水谷的精气结合而成，它是维持全身组织以及器官生理功能的一种基本物质。练习者在练气的初始阶段，需从练肺气（即呼吸之气）着手。而肺气的锻炼，不同的功法，所采用的呼吸方式也会有所不同。即便如此，在对待各种功法时，还是要求练功时的呼吸做到：悠、匀、细、长、缓。对于这点，那些练功高效的练习者每分钟的呼吸次数就把握得很好，甚至有的人每分钟能达到两三次呼吸的地步。这样，便形成了一种缓慢的腹式呼吸。

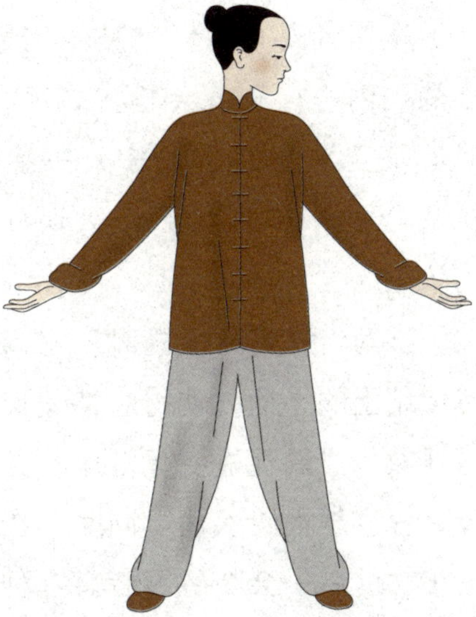

练功时，对于呼吸气的锻炼，一定要秉承由浅入深、由快到慢、循序渐进的练习原则。毕竟，无论做什么都要有一个过程。所以，练习者不必要求自己在短时间内就形成完整的深长呼吸。处于初始阶段的练习者，必须通过意念来诱导自己，待达到一定的高度以后，就可以达到自然且有规律的呼吸。练习者在练意时：一方面要排除杂念，达到入静的境界；另一方面要意守丹田，以便整个机体发生较为深刻的变化。在练意方面，处于初练阶段的练习者，要想较快地排除杂念会有一定难度。因此，必须通过相应的时间练习，才有可能使心中的杂念减少、清除，从而达到入静的要求。

那么，在练功的过程中，练习者应如何把练意和练气有效地结合起来呢？

当练习者开始锻炼呼吸时，要同时进行意守呼吸，以便更快地将呼吸练好。一旦深长、均匀的呼吸形成以后，就要注意腹部同呼吸一同起落。经过持之以恒的练习，就能使呼吸达到纯熟的程度。此时，即便不注重呼吸，也能自然地达到气贯丹田的效果。此时，只需单纯地意守丹田就可以了。若能遵照这种方法来练气练意，就能很快地实现意气合一，使真气充沛，从而达到祛病健身的效果。

要领三：情绪平衡，心情舒畅

修炼者内心的环境是修炼气功一个非常重要的因素，保持心情平静、内心祥和就会心智高远，身心融为一体，功效自然可见。如果心情浮躁、心神不宁，一定会扰乱心神，自然就不会达到预期的效果。

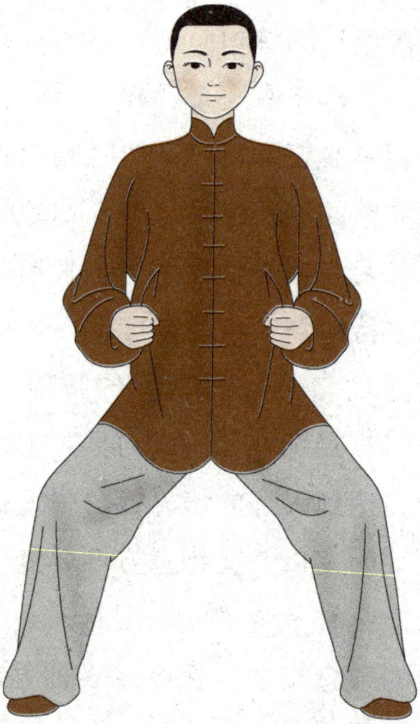

练习者在习练气功时，必须保持情绪上的平衡，使得心情愉悦。这样做，可以促进身体健康，并能最大程度地消除疾病。同时，在每次练功以后，会令练习者有一种舒适、愉悦的感觉。

然而，在生活中，每个人都会遇到这样或那样不痛快的事。这时，需要我们以积极的心态来面对，也需要用正确的方法来化解。

要想化解这些不利于心情的因素，就需要练习者先找出导致心情压抑的根源。如此，才能对症下药，更好、更快地消除消极情绪和抑郁心情。

1. 练功前，要摆脱不必要的烦恼

在练功前的20分钟内，应该停止那些剧烈的体力与脑力活

动。这样做，可以保证练习者在练功时全身肌肉放松和心情平静，有利于更好地调整呼吸、意守入静。相反，若一意孤行，坚持去做一些不利于情绪或有损于心情的活动，就会使练习者的心情浮躁，进而得不偿失。

另外，在练功前需要宽衣松带，以便全身的肌肉得到放松，进而使得呼吸通畅。若想在练功时采用卧式，那么在练功前应该脱掉外衣，安卧在床上。

还有一点值得一提，就是在练功前一定要排出大小便。在练功时注意练功的次数与时间。初学阶段的练习者，每天适合练功一次，练习的时间以10～15分钟为宜；练功熟练的练习者，每天可练功两次，每次时间以20～30分钟为宜。

2. 选好练功场所

练功场所选得不好，会在一定程度上影响一个人的情绪，严重的还会使心情压抑。因此，练习者在室外练功时，不妨选择一些树林、草坪等空气新鲜的地方；在室内练功时，除了环境的自然，还应当保持空气的流通。练功场所光线太亮，会扰乱练习者的心智，不利于情绪的平稳，心情的愉悦。如果练功场所的光线若能布置得暗一点，就能使练习者更快地进入状态，从而顺利地开始练功。

3.练功时不可不知的小奥秘

练习者在练功期间，生活一定要有规律。在饮食方面，可以适当地增加营养。要戒掉烟酒等不良嗜好，同时要避免各种事情的干扰。否则，会影响练习者的情绪稳定，不利于练功。

练功结束以后，不可匆忙地站起。此时，要用两手擦面，轻揉眼睛，然后，再缓缓地站立。站立后，还要活动一下四肢。切不可猛然起立，以免影响练习者的心绪，进而带来不良情绪，影响心情，练功的功效也会大打折扣。

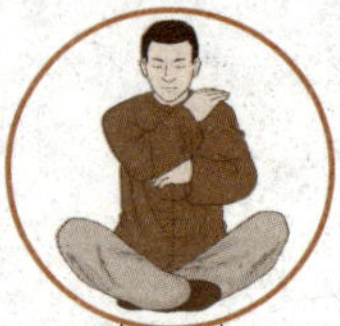

要领四：循序渐进，勿急于求成

修炼气功并非一日之功，是一个循序渐进的过程，在时间的推移和反复的练习过程中修炼自己的身心。如果练习者过于急躁，造成身心混乱，如此一来，还会对自己的身体造成不必要的损伤，岂不是事与愿违吗？

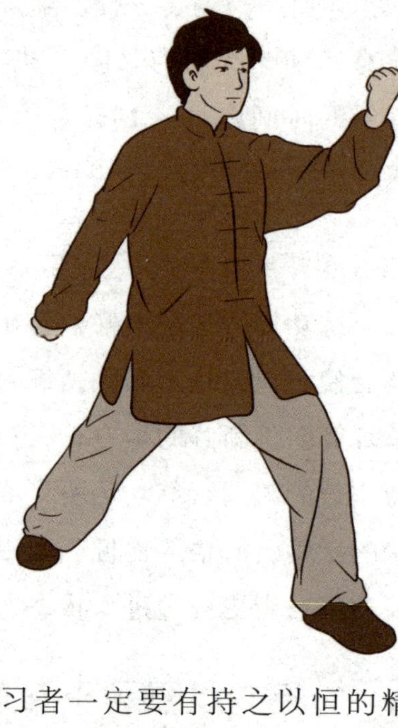

练功注重一步一个脚印，切忌急于求成。唯有循序渐进，才有可能达到预期的效果。否则，不但不能达到预期的效果，还有可能弄巧成拙。

练气功不应受到其他事情的干扰。气功作为一种功法，需要有序地、系统地进行。因此，气功并非一天两天就能练好。唯有长时间地练习，才能显示出强身、祛病的效果。若是三天打鱼，两天晒网，很难取得良好的效果。至于急于求成的练习者，也会事与愿违。所以，练习者一定要有持之以恒的精神，循序渐进地坚持下去，就有可能取得意外的惊喜。

处于初级阶段的练习者，不妨从简单易行的动作开始，一步一个脚印地练下去。待到技能成熟以后，再去练习其他功法。对于所选的姿势和呼吸的方法，也要由简单到复杂，进入门路以后，再逐渐深入。

处于初期练功的练习者，切不可去要求功效，因为功效会随着练功时间的推移逐渐地显现出来。练功的方法即便不是很复杂，但也要求练习者掌握熟练。要想做到熟练的程度，就需要通过相应的时间练习，才能达到这样的高度。以内养功举例说明，练习者可先掌握练功的姿势以及锻炼时要进行的深呼吸。将深呼吸做得比较熟练时，再进行停闭练习，待停闭呼吸熟练后，再来默念字句。随后，再练习舌抵上腭动作。若这些动作都掌握得非常熟练，且意守丹田也较熟练后，那么这个内养功招式就完成得比较顺利。

另外，在练功的过程中，循序渐进主要表现在哪些方面呢？

1.动作、呼吸、意念的练习要循序渐进

在学习练功的动作时一定要遵循循序渐进的原则。也就是说，练习者在练功时，需要先弄清每一动作的姿势，通过一招一式的练习，达到动作的规范。

当练习者将整套动作都掌握以后，就需要把呼吸加进各个动作中。在这个过程中，要求练习者将呼吸和动作配合和谐，尽量让自己在平和自然的状态下，动作配合呼吸做到匀、细、绵、长。要想让自己达到这一要求，不进行长期的苦练一般很难做到。

当练习者将姿势与呼吸达到相应的要求后，不要忘记加上意念。要提醒的是，意念是配合动作与呼吸要点过程中进行的一种活动。处于初学阶段的练习者，意念不妨做得重一些，等做到相应的程度后，再随之放轻。当习练达到纯熟的程度时，意念的表现形式要轻到毫无感觉的程度（即“无意念”）。在实践的过程中，意念的习练需坚持两点：第一，意念要与动作和呼吸密切配合，动作、呼吸和意念要同时进行，切不可顾此失彼；第二，在练功时，运用的程度应当是由重到轻，再由轻到无。

2.功效的显现要有循序渐进的思想准备

练气功注重练功的效果，这一点众所周知。然而，总在内心希望

所练的功效出现得越早越好，或是练功的程度显现得越明显越好。对于这一观点，我们并不提倡。一旦练习者出现这种情绪，就会使自身的心绪烦乱，从而影响气机的发动和气血运行的顺畅度，同时还会妨碍练功的进程和功效的自然显现。因此，气功的练习者一定要管好自身的心绪，做到不急不躁。

另外，练习者在练功时不可每天都来做比较。不妨在练功进行一段时间以后，做一次总结，让自己适时地体会功效的进度，这才是正确的练功方法。同时，这也是引导练习者走上循序渐进道路的良好方法。

要领五：练养相兼，密切结合

修炼气功的最终目的就是达到健身和养心双重功效，这就需要练习者在练习的过程中更加注意对于动作的把握、内涵的理解，达到内心境界的提升，心情好，一切就都好了。

生活在快节奏的今天，人们的生活压力无形加大，这样就导致很多人处于抑郁、焦虑的状态中。面对这样的状态，如果不着手改变，就会给人们的健康带来隐患。在这时，人们可以通过做一些健身气功来帮助自己放松心情，养身健体。同时，在练习的过程中，也要注重练和养相兼顾。如此一来，既消除了健康隐患，又能在劳逸结合的过程中享受生活的美好。

那么，练习者在练习的过程中该如何练养相兼呢？

1.练养相兼是练功和合理休养并重

只追求练功，而不注重合理地休养，不利于战胜疾病，所以练与养一定要密切结合。合理休养主要包括：注重业余时间的休息、生活要有规律、情绪需乐观向上、把握好饮食的尺度、适当地进行体力活动等。

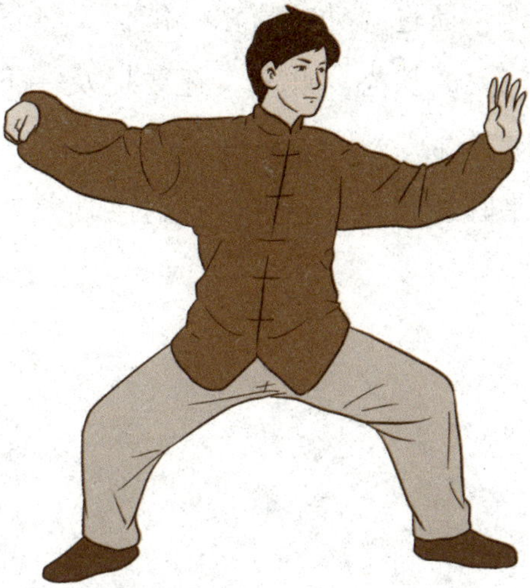

上述提到的内容贯穿于整个练功过程，乃至人的一生。并且，这也是战胜疾病取得良好成效的保证。所以，每次练功时，都应当注重练养相兼、劳逸适度。比如，练习内养功和强壮功时，练功达半小时后，就可以暂时放弃停闭呼吸和意守丹田的动作，进行单纯的全身放松。在进行放松活动时，练习者可以平卧在床上，以此静养10～20分钟，之后，再接着练功。注重这种练养方法，可以收到很好的效果。

2.练与养是练功过程中的两种不同状态

（1）“练”是进行气功的锻炼

练习者经过锻炼以后，会相应出现身体上的轻松舒适之感。同时，呼吸会变得柔和，意念变得集中，思想会沉下来，进而使得练习者处于松静舒适的状态，这种状态就是气功中的“入静”状态。

在练的基础上，还要练习者不断地进行深入发展，使境界进一步提高，坚持得更久、更长。通过对练与养的状态调和，使练功的效果在无形中自然提高。

（2）“养”是人为保持“入静”状态

当练功达到一定阶段后，就要进行相应的养功。为了让练习者长期保持自身的养功，不妨令意念轻微地存放于丹田部位，让其呈现出似守非守的状态。正所谓“养气存神”、“复命归根”就是这个道理。通过养功的方法，能使真气得到保留，长期如此，就会达到神旺气足的状态。此外，还要提及一下养生与练功的紧密联系。我们说的“养生”，是指在练功以外——日常生活也要时刻注重养生。若能在平时加强修身养性，这对练功养功也有很好的促进作用。

气功锻炼基本功法

三要领：练气功的基本要求

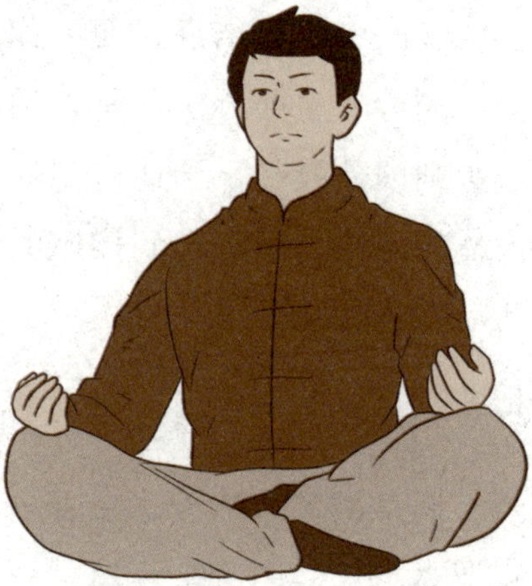

练习气功最讲究的就是三调法，也就是所谓的调心、调息、调身，做到了这三点，就已经掌握了气功的基本要领，修炼气功可以更加纯熟，动作的掌握和运用更加熟练，从而达到练习者想要达到的养生效果。

气功能够强身健体、防治疾病，也能够延年益寿、健脑益智，它是一种比较健康的身心锻炼方式。在练习气功的过程中，一定要注意呼吸、身体和意识之间的配合和调整，使其动静结合、刚柔并济，这样看来，气功和太极拳倒是有着异曲同工之妙。

1.调心——心无旁骛，排除杂念

练习气功最基本的要求便是要做到心无旁骛，排除任何的私心杂念，做到“清心寡欲”。只有这样，才能够很好地进入静的状态。为了能够将气功的作用发挥到极致，最重要的就是选择一个比较安静的练功环境，时间和地方应该是固定的，最好不要随意更改。

在练习气功之前，应将二便排净，然后选择比较宽松的衣服，以免影响进入静的状态。我们所讲的静字，主要就是通过意志的坚守，让思绪由杂乱变专一，由动变静。然后，在此基础上，进入大脑空无一物、安静快乐、怡然自得的境界，这就是我们所说的动中寻静的方法。而我们所说的意守，指的就是要尽自己的最大努力将注意力彻底集中在练功者身体的某一个部位或者是某个动作、活动中，或者是意守某件对自己本身有好处的事物。我们最常用到的方法便是意守呼吸，也就是和意守丹田相互结合。意守呼吸的意思也就是调息，意守丹田指的主要就是将自己的注意力集中在肚脐下方1.5寸的气海穴上，使两者相互结合，便被称为“气贯丹田”。

调心的主要方法便是采用腹式呼吸，在吸气的时候，膈肌下降，小腹则向外鼓起，到达丹田的时候，呼气使腹回缩。这种方法可以对人体的胸腔、腹腔起到按摩的作用，促进体内的血液循环，使之生理活动有所加强。

2.调息——细、静、匀、长

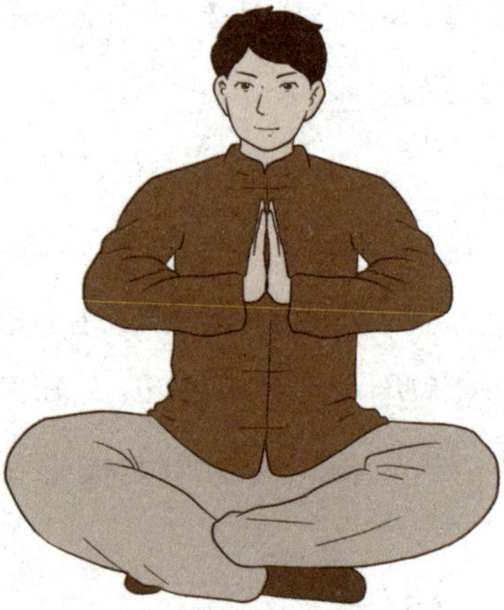

调息最基本的要求就是在呼吸的时候要做到“细、静、匀、长”，这样就可以循序渐进地达到“无声无息、出入绵绵、若存若亡”的境界。在练习的时候不应该急于求成，要做到顺其自然，以免使练习效果下降。

3.调身——坐、卧、站、跪、行

调身指的就是长时间地保持一种静止的姿势，这样有利于全身血液的配给输送。气功的调身一般包括五种情况：坐、卧、站、跪、行，这是最基本的练功姿势。每一种姿势都要结合着上述两点内容：

调心和调息，做到与自然融为一体，身心舒适，心旷神怡。但是专家建议，刚开始接触气功的人，最好以坐姿为主。

总的来说，在练习气功的时候，一定要做到心无旁骛、气息平和、身体放松，并且在此过程中要灵活运用动静、快慢、松紧等之间的调动。“三调法”对于刚刚练习的人可能会有些难度，如果只是故意去追求这种境界，结果却是消耗了心神，会适得其反；等到气功纯熟的时候，功到自然成，会无形中过渡到“无意之调”的阶段。练功的时候，做到以上三点就能够起到事半功倍的效果。

放松功：预防疾病，帮助康复

放松功主要针对的是刚开始学习气功的人群，是入门功法，可以采用卧、坐、站等姿势加以练习。长期坚持练习可帮助治疗疾病，消除疾病的困扰，达到强壮筋骨的作用。

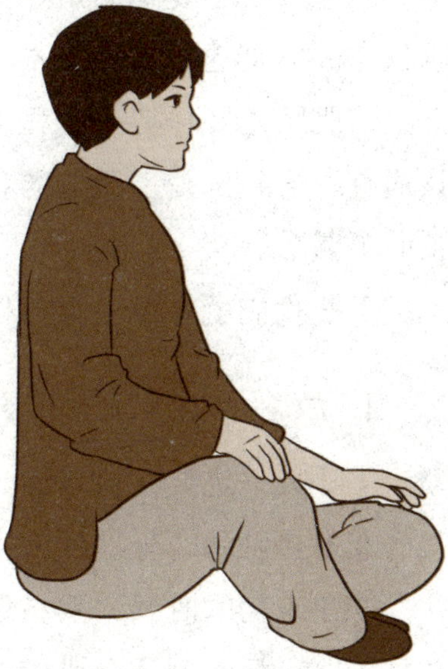

放松功是气功的基本功法，能够有节奏、有步骤地使身体每一个部位得到充分的放松。在练习的时候，心中默默念着“松”字诀，让自己的身体处于一个完全放松、自然的状态。这项功法可以活血理气、调节脏腑、疏通经络，达到增强身体免疫力、防治疾病的目的。

说起放松功，在很多人的心中，立刻就会联想到肌肉放松。其实不然，放松功不仅要求身体上的放松，最主要的还是精神上的放松。

可以这么说，练好放松功的基础便是做到精神放松，只有这样，才能够显示出放松功的效果。

精神上的放松主要从两个方面的体现：

一是在练功的时候，尽可能地做到心无杂念。主要指的就是在刚开始接触气功的时候，做到意念专一并不是一件很容易的事，有的时候刻意去追求这种效果，反而会使心神不宁，无法练习。

二是要杜绝因放松而引起的紧张。放松所产生的紧张主要就是很多人急于求成，想要尽快地达到一个理想的境地，最后是欲速则不达，心中越是想着放松，身心却越是紧张不安。要想将这种状态清除，最主要的方法就是将自己的注意力集中到身体的某一个部位或者是某一个点上，去了解观察身体的反应，体会放松的感觉。这样，精神高度集中，杂念自然也就进不来了。

肌肉放松主要指的是在保持规范的练功姿势上，身体要处于放松的状态。但是这种放松并不是让身体松懈慵懒下来，而是在放松的基础上，肌肤还要保持一定程度的紧张，而这种紧张又不是指僵硬，应该适宜、恰到好处。肌肉的状态也就是我们日常所说的“松而不懈，紧而不僵”。

下面我们就介绍一下放松功的条件、方法、功法。

1. 放松功的条件

①呼吸一定要保持自然。

②姿势以站、坐、卧为主，初学者以坐姿为宜。

③在练功的时候，要按照一定的顺序，放松自己的肌肉和精神，并且不要忘记时刻体会肌肉放松的感觉。

2. 放松功的方法

轻轻闭上眼睛，从头部开始，按照顺序，挨个部位地进行想象和放松。

放松功可以很好地缓解身体疲劳，更快地恢复体力，可以解除身心的紧张，保证睡眠质量。所以那些经常失眠多梦的人，可以在入睡之前，做一下放松功，有助于睡眠。

3. 放松功的功法

放松功的练功姿势没有很严格的限制，在准备的前期一定要安定心神，闭目养神几分钟之后，再自然呼吸，使得身体达到一个放松的状态。首先跟着自己的意念放松自己的头部，特别是眉毛之间和咬合肌部位，然后再按照顺序依次放松肩部、双臂、双手、胸部、腹部、双腿、双脚等。上述动作做完之后，然后再从后脑开始，接着便是背部、腰部、臀部、大腿后侧和脚底等，最后再放松自己的身体两侧。这样可以重复放松多次。在吸气的时候主要以放松意志为主，在呼气的时候则是要默念着“松”字，并且要领会其部位的放松感觉。

内养功：调整呼吸，入静意守

调整呼吸、入静意守是内养功的基本功法，这种功法的神奇之处在于它可以让练习者的大脑思路更加清晰，内脏得到更好的调整，让全身得到放松。到底怎样才能达到这种效果呢？下面将会为您解答。

内养功也是气功的一种。内养功主要强调的是在心中默念着字句，采用腹式呼吸的方法，随着舌头的起落，意守丹田，起到清净大脑、调和脏腑的作用。对神经系统、循环系统、内脏系统、呼吸系统和消化系统有着很好的调节作用。

内养功的姿势主要分为三种，即仰卧式、侧卧式、端坐式。适宜初学者的姿势则是卧式，而坐式更适合于后期。在练习这项气功的时候，要做到自然舒适，使得练功者进入一个最佳的身体状态。

1.姿势

（1）仰卧式

练功者将自己的身体仰卧在床上，身体要放正，双臂放松地置于身体的两边，十指松展，掌心朝上，下肢也要自然地伸直，脚跟部要靠在一起，足尖则是自然分开。

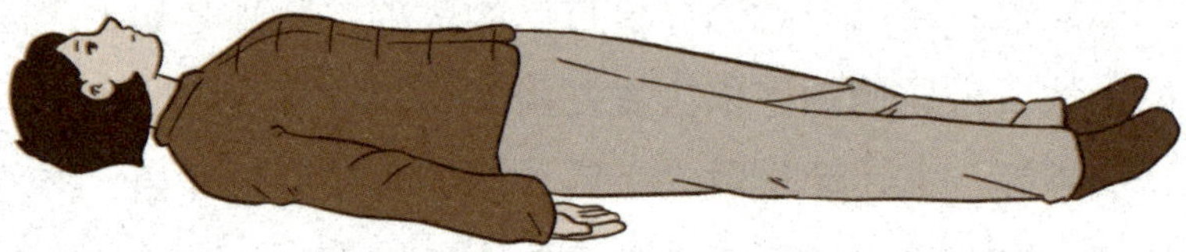

（2）侧卧式

练功者侧卧在床上，左侧卧或右侧卧均可。枕头平稳放好，两眼和口自然微闭上。当练功者右侧卧的时候，右臂则要自然弯曲，松展五指，掌心朝上，放在你的耳朵旁边。左臂也要呈自然状态，张开五指，掌心朝下，将左臂放在同侧髋部。右腿自然伸直，左腿膝关节的部位则是弯曲120°，膝部则是要轻轻放置于右腿膝部的上方。同样，如果练功者是左侧位，那么四肢的体位正好和上述相反。做这个动作的时候，眼睛要稍微闭上，方便集中精力。

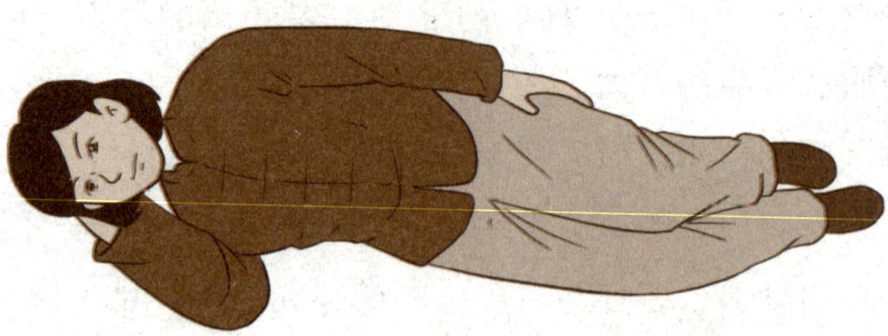

(3)坐式

练功者端坐于凳子上，头部微微地向前俯，含胸挺背，两肩放松，肘部自然下垂，张开十指，掌心朝内，轻轻放在腹部。将两腿平行张开，和肩部同宽，小腿则是和地面垂直，膝关节弯曲90°，微闭双眼。

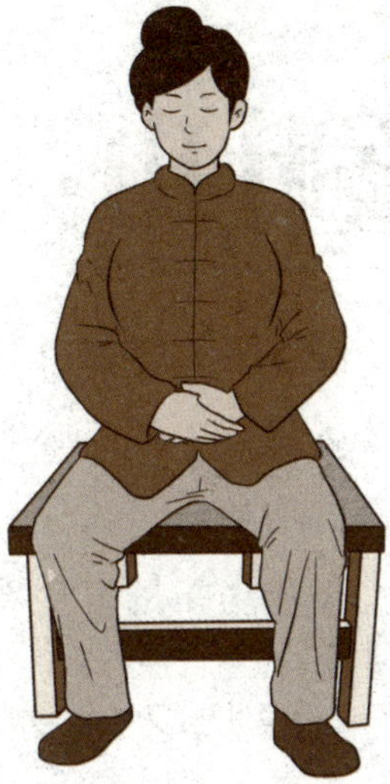

2.呼吸法

第一种，用鼻子先呼吸，然后再吸气，与此同时，要用意念带着气体运行到小腹部，吸气的时候不能呼气，这个呼吸的方法基本上就是吸—停—呼。

第二种，用鼻子自然地吸气之后，然后再将气体引领至小腹处，再缓缓地呼出来。呼吸完毕之后，让呼吸停顿一段时间，这个呼吸的基本方法就是吸—呼—停。

第三种，用鼻子呼吸，先吸进去少量气体之后，就停顿下来，然后再默默念字，以三个字为宜，这种呼吸方法便是吸—停—吸—呼。

3.意守法

意守法主要指的是练功者将自己的注意力集中在某一个事物上面，将心中所有的杂念都排除，集中精力。

内养功里面的意守部位主要就是丹田，这样才不至于产生不良反应，而且方便腹式呼吸。这套功法一次做20～60分钟，一天做两次即可。

强壮功：养气壮力，健身防病

修炼气功的最终目的就是强身健体、壮阳补阴、气血循环顺畅，最终达到身体和内心的共同提升。它的修炼不可以急于求成，否则定会事倍功半。

强壮功亦是气功功法之一。

1.强壮功的功法内容

强壮功主要包括姿势、呼吸、意守三个板块的内容。

（1）姿势

①自然盘膝坐。练功者将两小腿交叉，两只脚掌朝后外方向，臀部坐在垫子上，两条大腿放在两条小腿上。头部、颈部和躯干部位要坐正，臀部则是要稍微向后移，这样便于含胸。练功者的颈部肌肉要处于自然的状态，头部微微向前倾，双眼微闭，两条胳膊放松地置于身体两侧，十指交握，也可将一只手放在另一只手心上，将双手放在小腹前面的大腿上。

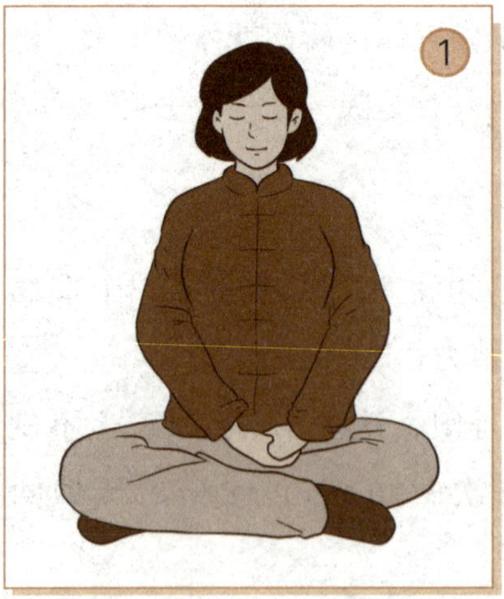

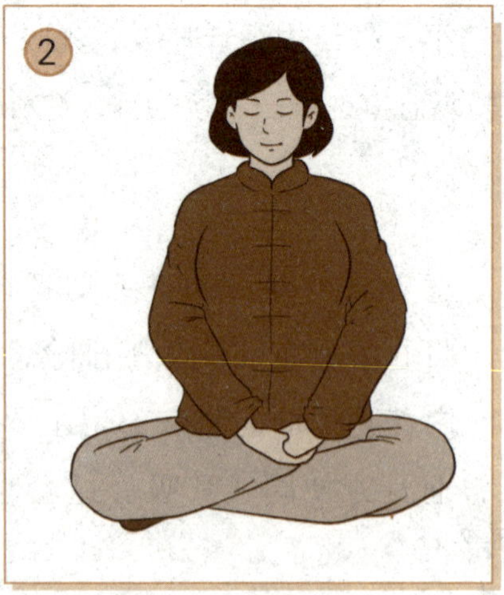

②单盘膝坐式。单腿盘膝而坐，将右小腿放在左小腿上方，右脚脚背紧贴在左大腿上，脚心朝上。或者是将左小腿放在右小腿的上面，左脚背部紧贴在右大腿上，脚心朝上。

③双盘膝坐式。双腿盘膝而坐，将右小腿放在左小腿的上方，然后再将左小腿搬起来放在右小腿的上方，使两条小腿交叉而坐，两个脚心朝上，放在两条大腿上。

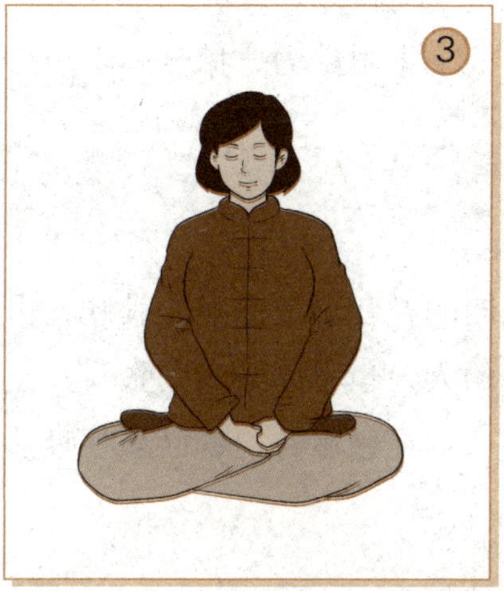

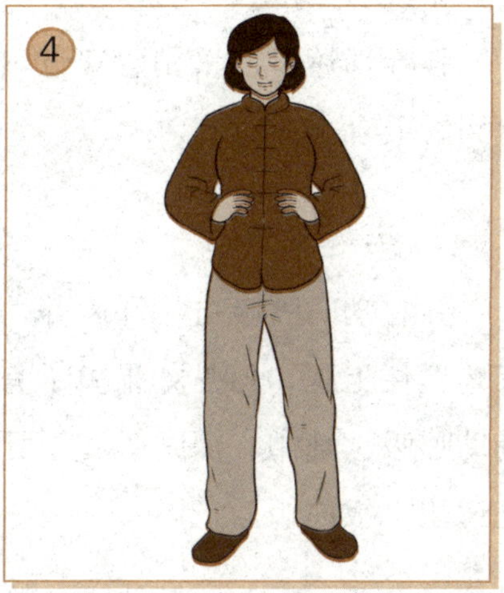

④站式。双脚张开，与肩同宽，两腿膝关节处微微弯曲，含胸挺背，头部微微向前倾。双眼微闭，肩部放松，双肘自然垂于身体两侧。小臂略微弯曲，拇指和其他四指分开，呈捏物的状态，放在小腹的前面。也可以将小臂抬起，双手放在胸前，呈抱球状。站式练习的环境没有太大的限制，在室内室外都可以，只是最好找一处比较安静、空气清新的地方练习，远离噪声，可以尽快地进入到安静的状态。

⑤自由式。没有固定的姿势，根据自己的周边环境进行。当人们的身心极度劳累的时候，就可以不按照规定的姿势，选择一个自己舒服的姿势，来做调息运动，使气体下沉于丹田内，做到放松身体，缓解疲劳，有益于身体健康。

（2）呼吸法

①静呼吸法。自然呼吸，这对于老年人来说可以强身健体，防止肺结核等疾病。

②深呼吸法。吸气的时候，胸部和腹部都有隆起，在练习的时候呼吸慢慢地加长加深。这样的呼吸方式可以治疗神经衰弱、便秘等疾病。

（3）意守法

强壮功还可以采用意守丹田的方法来集中精力，排除心中杂念，达到天人合一的状态。

2.注意事项

强壮功的呼吸方法和内养功是相同的，在鼻子呼吸的时候，舌头轻轻抵住上腭，但是如果鼻子有疾患的人，也可以将嘴巴张开一点，辅助呼吸。其中，深呼吸和逆呼吸不适合在饭后练习，而静呼吸法则是适用于饭前饭后。

气功锻炼注意事项

环境：选择适宜的气功锻炼环境

修炼气功首先要选择一个适合的环境，做到自然环境与内心境界的完美融合，不仅强健了身体，更修炼了内心，最终达到心气祥和、祛病防灾的养生效果，这是每一个练习者追求的目标。

人乃是万物之灵，生存在一定的环境当中，这个环境既可以是外环境，也可以是内环境。外环境包括自然环境和社会环境两种，内环境则是说人体本身的物质与功能的一种状态。内环境作为我们身体的一种刺激因素，无时无刻不在影响着人体的机能活动，其中就包含了练功活动。因此，如何选择或者创造一个良好的练功环境，保证练功的效果就成了练习者必须学习的一门重要功课。

首先，对于内环境来说，心情平和、躯体放松是至关重要的。因此，在练功之前一定要给自己创造一个适宜练功的身心状态。比如说将各项事务安排妥当，以免在练功的时候分心，使精神总是处于一种紧张的状态当中，影响入静。当遇有强烈的情绪变化时，应该等到情绪平稳之后再去进行练功。如果激动的情绪一时无法平静下来，就应该适时地取消练功。因为，在这样的情绪下，不但难以入静，而且极易出现偏差，给身体造成损害。当然除了心理准备外，也不能忽视对于身体的准备。练功前最好不去做那些剧烈的运动，在运动之后也应该在身体恢复常态之后再去练习。还有，在过度劳累、身体疲劳的时候也要选择先进行休息再去练功。在过于饥饿、饱食、酗酒的情况下，也要等到身体状况恢复正常后再练。

自然环境的选择：对于初学者来说，选择一个安静的环境练功，不仅能够在最大程度上减少来自外界的干扰，而且对于入静也是非常有利的。随着练习者入静能力的逐渐提高，就可以不必刻意追求环境的静谧，就可以慢慢地过渡为在喧闹的环境中也能够闹中取静。如果选择在街道两旁的草坪处或者是其他随时可能出现声响的地方练功，应该做好充分的精神准备，不要被突然出现的声响惊吓到。同时，在练功的时候，要尽量去选择空气清新的场所，避免污浊的空气给身体造成影响。在室内练功的时候可以打开窗户，便于通风透气。不要在雨天冒雨在室外练功。冬季在练习的时候要注意防寒保暖，避开风口。夏日练功则要注意不要在烈日下暴晒，防止中暑。

社会环境的选择：古人在练功治病的时候，大多是口授单传，因而练功者一般都是在密室中独居，潜心研究修炼，一日三餐都会由人来进行照顾。但是，在如今社会中，想要与世隔绝进行练功是几乎不可能的一件事情。当今，多数的授功都采用了集体教授的方式。这种环境有它自身存在的好处，练功者之间能够有更多的机会去互相交流学习心得和练功体会，练功者可以互相借鉴，取长补短。在对社会环境进行选择的过程中，寻找一位理论和实践都合格的人作为自己的师傅，对练习者来说都是非常重要的。当然，社会环境的选择还包括了良好的人际关系。练功者也是一个社会成员，与其他人都存在着密切的关系。例如，一起生活的亲人，一起工作的同事，每天打招呼的邻居等，与他们创造出一个良好的人际关系，是心情保持愉快的一个关键点，而心情的愉快也是练习气功时的一个重要条件。

强度：气功锻炼的次数和时间

气功，是一种用来预防疾病、增强体质的自我锻炼方法，练功时的功法、意念和呼吸都应该顺应昼夜交替和四时阴阳的变化。在修炼气功的时候最讲究的就是时间与次数的配合恰当，不要强度过大，急于求成，这样不但达不到想要的效果，反而会对身心造成或多或少的损害。

按照昼夜阴阳的变化，古人把一昼夜分为子、丑、寅、卯、辰、巳、午、未、申、酉、戌、亥十二个时辰。又将这十二个时辰分为六阳时和六阴时，从子时到巳时为六阳时，从午时到亥时为六阴时。阳主清气，阴主浊气，因而在行练气法的时候，六阳时为首选。《服气经·秘要口廖》中说："凡服气皆取阳时。"如果按照四季的交替、阴阳的变化来说，春夏为阳，秋冬为阴。练习者应该严格遵循"春夏养阳，秋冬养阴"的原则，使得体内的阴阳平衡，相生相长。具体来说，就是在春夏季节适宜练习一些静功，最好能够同时进行"搅海吞津法"和"存思冰雪法"，这样一来不仅滋阴养阳，而且还能使肝气不会发生内变；在秋冬季节，可以相应选择一些动功进行练习，加上"闭气发热法"和"存思火热法"，以生阳养阴，避免发生冬秋季节肺气焦满、肾气浊沉的现象。

根据传统的说法，早晨练功，应面朝东方，正所谓寅宾出日。此时，旭日东升，万物复苏，朝霞耀彩，空气也异常新鲜，并可以闻到有阵阵的清香之味随着吸气进入肺腑，换出身体内的浊气，吐故纳新。

当夕阳西下的时候，面朝正西练习谓之寅饯纳日。选择在这个时候练功，天气由发而收，心气逐渐趋向于平静，能够饮肺气肃降之威，抑

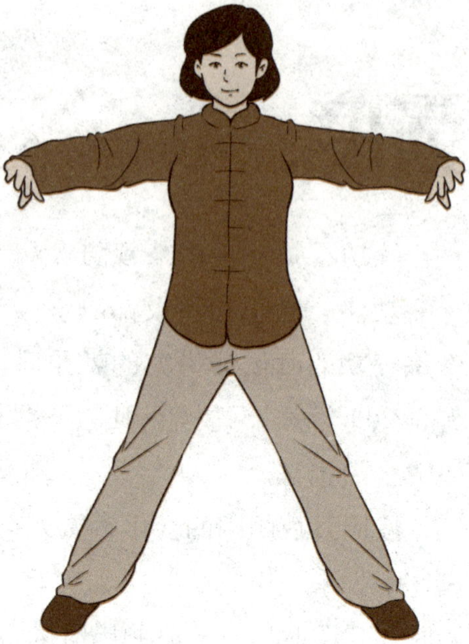

制肝脏的燥亢本性，让大脑从一天的兴奋之中逐渐地趋于宁静，由有为而变无为。

午时练功，练习者要面向正南。在正午时分，离火当空，天君当令，应当静坐而不适宜动。“居其所而众星拱之如北辰之极权。”静，便可以使得心血流通，慢慢地趋向平静，而后再恢复正常的速度，调整阴阳，归于平衡。

子时练功，练习者要面向正北，谓之取坎填离。金元时期的名医李东垣曾经说过：“夜半收心，静坐片时，此生发元气之大要也。”如果按照八卦的方位来讲，北方主壬癸水，在半夜面北进行练习，就能够取坎中之满，补离中之虚，从而起到消除疾病的作用。

一般而言，对于练习的次数并没有严格的要求和固定标准。不过，凡事贵在坚持，要想通过练习取得好的效果，就必须每天坚持。但这并不是告诉练习者练习越多越好，过多锻炼非但不能够促进身体健康，反而会给身体造成一些不必要的损害。所以，健身气功的锻炼要进行适当安排，具体可参照下面的三个方面来考虑：

（1）练习者要根据自己的时间和身体体质的强弱来安排。如果时间充裕，并且体质较好，一日练习多次也是可以的；如果练习者缺少时间或者是体质较弱，一天也可以选择锻炼一次。

（2）练习者可以根据自己在练习过程中的体会来确定练习的次数和运动量。如练习完成后，能够感觉到身体舒适、心情愉悦，身体稍稍有一些疲劳，那么证明这个安排还是比较适合自身的状况的。但是，如果在练习后身体不适，甚至不想再运动，这就反映了练习的次数过多或者是练习量过大。

（3）有些练习者患有慢性疾病或者是运动功能障碍，他们在进行运动后，疲劳的感觉很长时间都不易消除，因而每次练功的时间不宜太长。这样，就可以根据自己的生活规律，采用分上下午进行分散练功的方法来进行练习。

总结：找到不足，及时纠正偏差

对于每一个练习者来说，修炼气功都不是一件简单的事情，会在练习的过程中遇到或多或少的问题，或者动作出现偏差，或者动作不到位等。所以要对每一个做完的动作进行总结，以便以后的练习更加得心应手，这一点对于初学者就更加显得重要了。

气功疗法是练习者自己学习、自己掌握的一种练功方法，需要练习者不断地进行锻炼，才能够达到相应的效果。但是，在锻炼中一般都不会一帆风顺，严重的可以产生偏差，甚至对身体造成影响。

1. 不要照书练气功

绝大多数的练习者在进行气功练习的时候，都是按照书本当中的介绍来进行锻炼的。从表面上来看，练气功似乎是一件非常简单的事情，但是，气功中内在的奥妙很多时候是很难用语言表达清楚的。书上写的功法与练功实践中存在着相当大的差距。因而，气功需要在好的老师的悉心指导下才能练好。

2. 不要随便将多种气功混练

有的人认为，气功既然有这么大的功效，就一定是越多越好了。

其实不然，气功练得好坏要看效果，能促进身体健康、长寿，能够有助于人才是练得好，而不是一味地去追求形式上的多少。而且，不同的气功有不同的规定和不同的信息，因而如果不明所以，将两种“气不合”的功法混练，就非常可能出现偏差。所以，为了防止出现偏差，一定要专一，如果在一种功法的基础上还想去学习别的功法，一定要遵守老师的嘱咐去做。

3. 要找功德高、功夫深的老师学功

《说文解字》中说：“师，教人以道者之称也。”因此，为师者必道较深、功德高、功夫深才能够做到“教人以道”。虽然说“三人行必有我师”，但初学者找一个好的老师是非常重要的，不是说随便向一个人学习都可以。如果这个老师的德不够、道不深，无法准确地带动学生，学生出现偏差的概率就会很大。如果为师者无德，教授学生时的意念不正确，或者是心理有问题，同样会使得学生出现偏差。

4. 练气功要严格遵守所练功法的规定

气的物质力量非常大，可以对人体内的气血运行产生很大的影响，所以说，练气功是一件非常严肃认真的事情。如果不认真、不严肃，不去按照相应的规定去练功，只要是做错一点点就会出现偏差。不同的功法有不同的规定，一旦违反就可能出现偏差，所以练功人一定要严格地按照所练功法的规定练功，准确把握好这个功法的含义及重要性。

5. 练气功宜顺应自然

中医理论认为，自然界存在着三阴三阳、六气与金、木、水、火、土五行之气的变化，人体也存在着三阴三阳、六经之气与五脏之气的运动。因而，自然界的变化也会影响到人体三阴三阳之气和五脏

之气的变化。因此，“天人相应”，即人必须要去顺应自然界的各种变化。练气功的时候也是如此，意念应当似有似无，避免用意过重和执著于某一个动作，在放松、舒适的自然状态和先天的自然状态下练习是最好的。

6. 练气功要防止受惊吓

练功的时候应该选择安静、保险的地方练习，注意避免在练功的过程中受惊吓。如果在人多的场合练功，一声大喊或者是无意的一个触碰都有可能使得练功者受到惊吓而出现偏差。因此，在练功之前一定要预先排除可能存在的受惊吓的因素。另外，猫狗对气场比较敏感，在家练功的时候最好将猫狗送到别的房间或者是别的地方，免得受到它们的干扰。如果在家或在办公室练功，要提前向周围的人说明，防止打扰和恶作剧地开玩笑吓唬人。

7. 练气功要选好场地

因为天人相应的缘故，人体受天气与地气之间的相互影响很大。比如说在阴天的时候由于气压本身就很低，选择地气不好的地方练功，有心脏病的人就非常容易感到胸闷、气短甚至是心绞痛。虽然说一般的人对于天气和地气的影响并不敏感，但是环境的影响毕竟是客观存在的。因此，练气功时应该选择向阳、空气新鲜的地方，如果能够在松柏树和白果树旁练，效果会更好。如果不知道如何查“地气”，可以根据自己的亲身体验来选择，好的地气能够使人在练功后舒服；如果无论是坐着还是站着都感到不舒服、不自然，那么这个地方的地气可谓是糟糕透顶，就应该选择换个地方练。

8. 练功要制怒节哀

练功时要保持心境的平和，只有这样才能防止出现偏差，练好气功。过分的情绪变化都会影响到人体的气机，从而使之发生病理变化。比如说“怒则气上”、“恐则气下”、“惊则气乱”、喜伤心、怒伤肝、忧思伤脾、悲伤肺、惊恐伤肾等都说明了人的情绪可以影响到五脏六腑的气血和经络之气，练功的人受到了来自情绪的强烈变化就很有可能产生偏气而出现偏差。因此，练气功者要保持稳定的情绪，逐渐加强涵养性的修养，才能做到防止偏气的干扰。

9. 练气功要注意修德

道德是一个人练功的基础，根基的深浅几乎完全包含在其中。一个人只有先修德，练气先练性才能称得上是真正的练功。修德首先是让自己养成一个高尚的道德品质，不做亏心事，说真话办真事，言必信，行必果，尊师重道，尊老爱幼，不争名利，不贪钱财，不去追求所谓的功名利禄，甚至能够尽自己所能去做一些善事。人在做了好事之后，心情是愉快的，心胸开阔，体内的生理状态也处在一种和谐自然的状态下，不仅对人体有好处，对练气功也是有益的。因此，如果每个练功者都能够有这种生理和心理状态，出现偏差的状况就会少很多。

由以上九个方面可以看出，出现偏差的主要原因就是急于求成，一味地去追求呼吸的深长缓慢或者是过度看重意守的强度，盲目地去追求某一种感觉，结果总是造成呼吸的不畅快，胸闷气短，甚至是出现呼吸紊乱、头昏脑涨、精神紧张等状况。

一般来说，偏差的形成，总是经过由微至显、由轻到重的过程，刚开始出现的时候，纠正起来很方便，耗时也短，但是一旦形成，纠正起来就比较费力了。因此刚开始练功的时候，一定要仔细深入地体会，一步步总结经验，找到自身的不足，及时进行纠正，防止形成偏差。

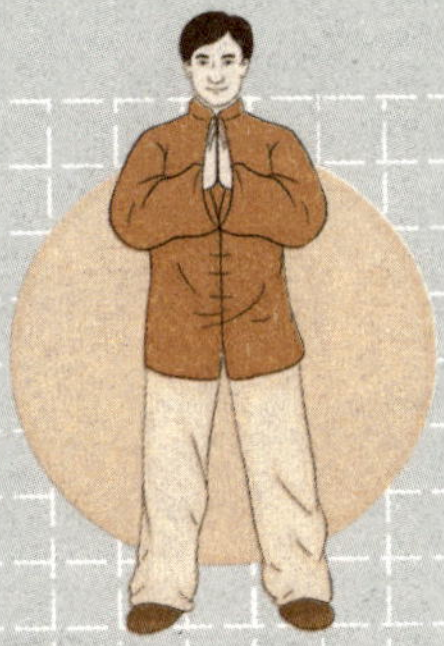

图解八段锦五禽戏六字诀易筋经
——最传统的养生术

第二章

八段锦——治病强身术

作为一个健身养生爱好者，你对于八段锦的了解有多少？练习八段锦的时候有哪些技巧？长期练习又会有怎样的功效？这些问题是每一个练习者在练习之前都需要充分掌握的内容。下面，就让我们走进八段锦，了解一下其治病强身的精髓吧！

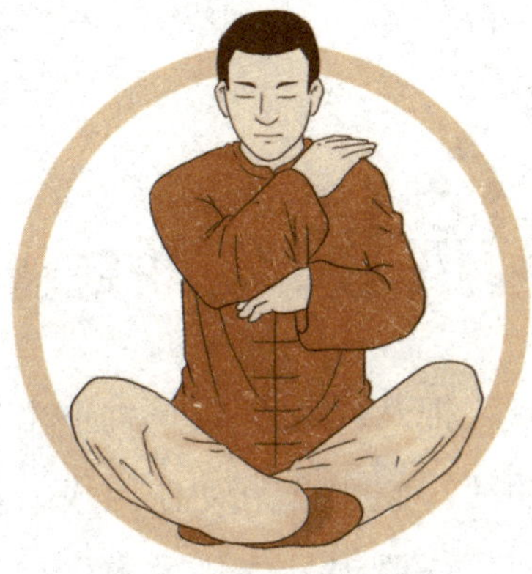

◎ 初识八段锦

◎ 八段锦立式动作图解

◎ 八段锦坐式动作图解

初识八段锦

源远流长：讲述八段锦的传说

经常有人把八段锦当成一种拳术，其实八段锦是一种动作优雅的养生健身功法。它由八节动作组成，每节动作都优雅而飘逸，因此而得名八段锦。八段锦是中华民族代代智慧的传承，有着悠久的历史，那么历史上关于八段锦的描述是怎样的呢？

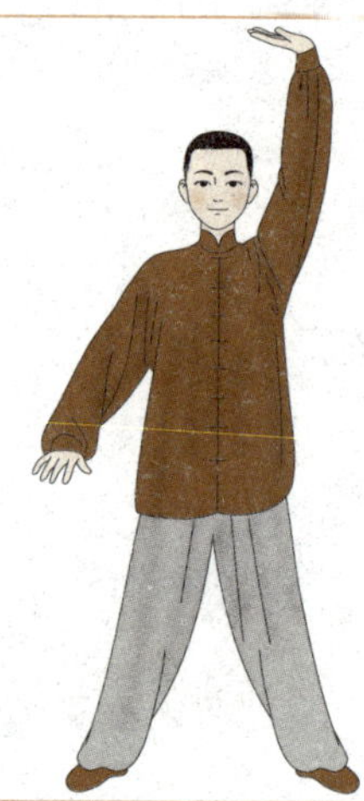

① 站式八段锦

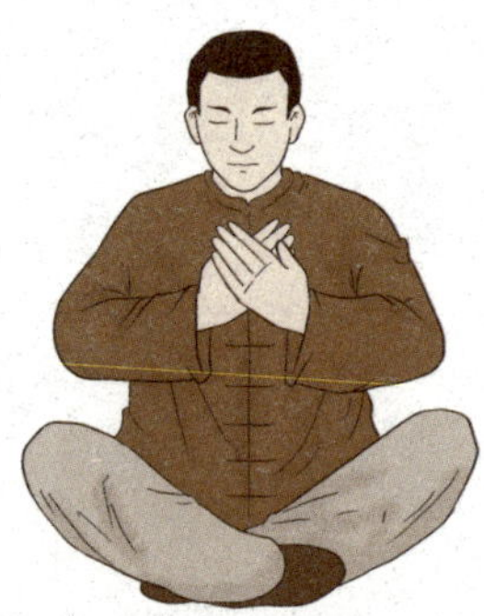

② 坐式八段锦

早在12世纪，八段锦就形成了，分为站式八段锦和坐式八段锦。站式八段锦又被称为武八段，动作多为马步式或者是直立式，经常被称为北派，比较适合青壮年和健壮的人士练习；坐式八段锦又被称为文八段，动作大部分是坐着完成的，在练习的时候很注重凝神行气，人们经常把它叫做南派，比较适合老年人或体质较弱的人练习。

八段锦有着悠久的历史，被广泛地流传。因为八段锦简单易练习，所以很受人们的喜爱。关于八段锦的起源，很多书中都有相关的记载。宋代洪迈所著的《夷坚志》是最早记载八段锦的书籍，魏晋时期许逊的《灵剑子引导子午记》中也记载了八段锦的练习方法。因为八段锦的最早记录出现在宋朝，所以很多人认为八段锦是在宋朝的时候被编创出来的。实际上，八段锦的起源可以追溯到远古时代。传说在4000多年前，当时洪水泛滥，中原地区的人们的身体因为常常受雨水潮湿的侵害，筋骨变得不健壮，气血淤积不通。看到这个情况，一位智者就发明了一种类似于舞蹈的动作。习练这套动作的人疾病开始减轻，于是广泛地流传开来。这种奇特的舞蹈渐渐地变成了现在我们所称的引导术，也就是八段锦。

还有一段关于八段锦的记载称：宋朝的时候，著名的将军岳飞在视察军营的时候，看见自己的士兵因为远离家乡，士气低落。于是岳飞就命令一位将军去编造一种功夫，让士兵们集体操练。很快这个将军就把这套功夫拟定出来了，因为这套功夫是由八个动作组成的，所以被称为八段锦。

关于八段锦被何人在何时、何地编创，现在也不得而知。但是八段锦能够流传到现在是历代的养生爱好者和习练的人共同的功劳，是所有人的智慧和劳动结晶。所以我们要更加珍惜经无数人传承下来的八段锦。

八段锦简单易学，动作没有难度，也不会发生危险，适合各种人群作为强身健体的气功长期练习。八段锦不仅可以帮助人们增强体质，消除疾病，还可以开发和增长人们的智慧。

因为我国一直很重视民族体育事业，在20世纪后期，由唐豪、马凤阁等人编著的《八段锦》被陆续出版。随后，八段锦再次在人民群众中流传开来，练习八段锦的人群大大增加。20世纪80年代，大专院校开始把八段锦列入民族体育传统项目，开设相应的课程，八段锦的理论和内涵得到了丰富和推广。现在，八段锦已经成为普通老百姓日常强身健体的功法，更加大众化。

以形导气：八段锦的养生秘密

八段锦在练习的时候十分注意形神合一，意气相合，在反复的练习过程中达到意想不到的效果。人们只知道练习八段锦可以强身健体，却不知道它亦可以提高人们的思想境界，提高素质。

八段锦不但在练习的时候动作优美，好像在跳舞一般，而且还可以强身健体，达到养生的效果。因此，它也是一套不错的医疗康复体操。八段锦到底有哪些效果呢？它的养生秘密到底是什么呢？一起来看一下吧！

（1）可以调理身心，还可以有效地预防心脑血管相关的疾病。练习八段锦的时候动作柔和而舒缓，能够让身体得到充分的放松，调节紧张的精神。如果坚持练习八段锦，还能够让筋骨得到充分的舒展，消除血液淤积的情况，让气血得到修养。八段锦能够改善人体血管的弹性，让心肌收缩得更有力，这些已经得到了现代医学研究的证实。另外，研究表明，八段锦的基础姿势之一的站桩能够增加腿部的力量和平衡能力，让下肢血液能够快速地回流到躯干和头颈，让心、脑、肾等身体的重要器官的血液循环能够加强，能够有效地预防心脑血管疾病。

（2）可以疏通气血，有效地防治关节筋骨等疾病。在练习八段锦的时候要求松中有紧，紧中有松。通过松与紧的配合，频繁转换，让人体的阴阳能够得到协调，还可以有效地润滑关节，让气血得到流通，筋骨得到强化。不仅如此，练习八段锦还需要一定的体力消耗，如果能够坚持练习，可以改善神经系统、心血管系统、消化系统、呼吸系统和运动器官。

（3）可以让全身得到锻炼，起到保护肝脏的作用。练习八段锦的时候，基本动作是以脊柱为中心，带动全身进行运动的。因为脊柱的两侧分布着支配肢体脏腑的神经根，所以当脊柱得到锻炼的时候，这些神经根也得到了相应的锻炼。通过对脊柱的拉伸、刺激和疏通任督二脉，使身体得到整体的协调，能够让全身得到锻炼。

（4）强身健体、延年益寿的同时还可以有效地预防头痛、消化不良、眩晕、神经衰弱、肩周炎、腰腿痛等病症。现代社会，因为生活节奏快、工作压力大等原因，经常会出现四肢乏力、精神不佳、腰酸背痛等状况，如果能够坚持习练八段锦，可以改善人们的精神状况，使疾病得到好转，还能提高工作效率。

基础练习：八段锦的要领要记牢

众人皆知，八段锦是一项讲究意形合一的拳术，所以在练习的时候就需要掌握一些要领，例如身心要放松、动作要连贯、练习与养生相结合等，这些对于一个初学者来说都是需要牢记的。所以练习八段锦并不是一朝一夕的事情，需要长期坚持才能达到效果。

在练习的时候，一定将八段锦的要领记牢，这样可以大大地降低错误率，使八段锦锻炼健身功效充分地发挥出来。那么，八段锦要领都有哪些呢？

1.身体自然放松，动静结合

在练习八段锦的时候，精神和身体两方面都要放松。放松精

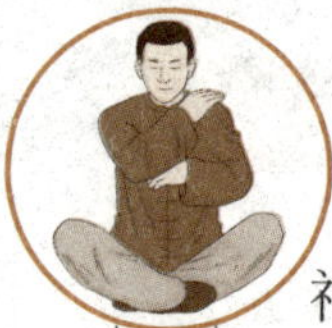

神主要是指把心理和生理上的紧张都要消除；身体的放松是指放松关节、肌肉和脏腑。放松是从内到外、由浅入深的锻炼过程，让身体从里到外都得到放松。静就是在练习八段锦的时候，要能够排除一切杂念，让动静相结合。全身放松有利于让身体处于一个“静”的状态，入静也可以促进身体放松，两者相辅相成，缺一不可。

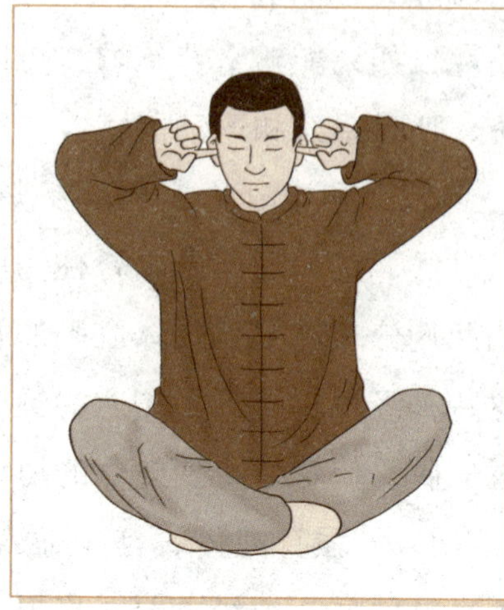

自然，是指在练习的时候，身体、呼吸、意念要顺其自然。过于使用意念会导致气血淤积造成精神紧张。练习的时候，需要我们慢慢体会。

2.动作要准确灵活

在练习八段锦的时候，姿势和方法要正确。在练习初期，要注重基本身形的锻炼，主要对预备势的站桩进行锻炼即可，不同的人根据自己不同的身体状况进行不同程度上的锻炼。在进行身形锻炼的时候，要注意体会身体各个部位的要求和要领，将关节肌肉的酸痛克服，为学习掌握其他的动作打好基础。学习动作的时候要注意姿势的准确。

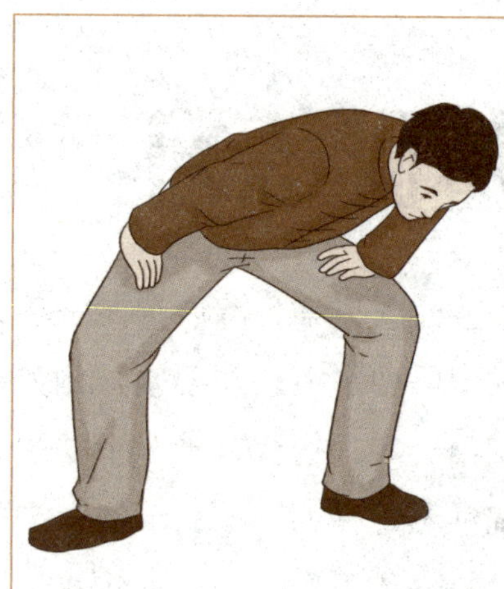

在练习的时候，还要注意动作的灵活性。根据自身的情况灵活掌握动作的幅度和用力的大小、姿势的高低等。

3.练养相互兼容

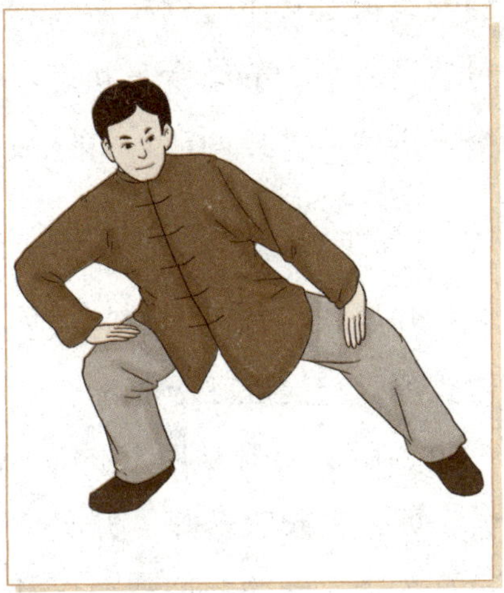

练，就是把形体运动、呼吸和心理的调节进行有机结合的锻炼过程。养，就是通过练习，让身体处于舒适放松、呼吸柔和、意念放松的状态。在练习初期，可以采用自然呼吸，等到动作逐渐熟练以后，再结合自身的状况对呼吸频率进行调整。对于意念的把握，在初学的时候，应该把重点放在动作的准确和要点上，不要过分追求意念，要循序渐进。

练和养是相互作用的，不应该将二者分开。练习的时候要处理好“意”“气”“形”三者的关系。在练习八段锦的时候要注意和日常的生活相互结合，保持乐观的精神状态。

4.循序渐进

在练习八段锦的初期，有些人会过于急躁。在刚开始练习的时候，要努力克服因为练功带给身体的不适感，根据自身的情况一点点地提高，不可强求。

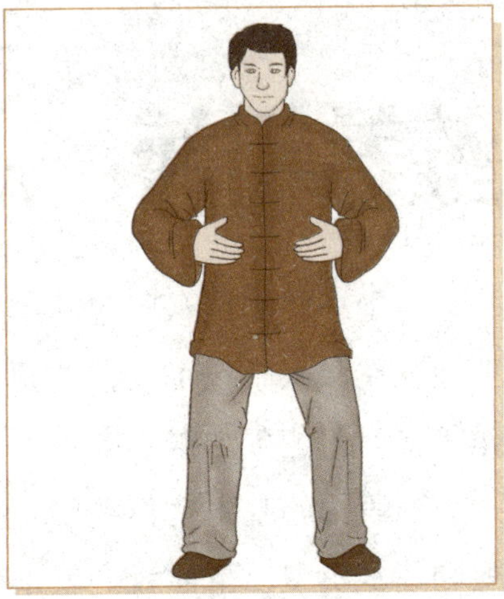

在练习的时候一定要注意坚持和积累，不要一遇到困难就放弃。

5.动作要求

八段锦是以肢体动作为主的导引术，它能够通过锻炼肢体达到强壮筋骨、调理脏腑、疏通经络、调和气血的功效。动作要求势正招圆。整套八段锦做下来看似横平竖直、柔和缓慢，但是其中方圆相应、松紧结合，当八段锦练习熟练以后，就会自然进入到松静结合等状态。在刚刚练习的时候，首先要求动作的工整，再要求动作圆活；先体会柔和缓慢，再体会动静相兼。

6.呼吸调整

开始练习八段锦的时候要求自然呼吸即可，在熟练以后才要求逆腹式呼吸与提肛呼吸相配合。具体的做法是：吸气的时候注意提肛、收腹、膈肌上升。呼气的时候膈肌下降、松腹、松肛。做动作的时候，要遵循起吸落呼、开吸合呼、蓄吸发呼的呼吸原则，当每段动作进行松紧、动静的调整变化时，要采用闭气。

7.控制意念

在练习八段锦的时候，不同的练习阶段，意念的活动也不一样。对于八段锦的初学者，他的意念主要应该放在动作要点和动作规格上，在一点点提高的时候，意念主要在动作的风格特点和呼吸的配合上，不断对动作的质量进行改进；在动作熟练以后，意念活动随呼吸、动作的协调而越来越自然，做到形与神合，意与气合。

练养相兼：八段锦基本动作说明

对于一些初识八段锦的练习者来说，首先应该掌握八段锦的动作要领，在深入掌握了动作要领、练习纯熟之后，对于那些较复杂的动作的练习才能更加得心应手。

八段锦的基本动作主要是手部和下半身的协调。主要分为基本手型和基本步型，下面我们就来介绍一下。

1.基本手型

（1）握拳

把拇指放入无名指根部的内侧，其他的手指弯曲放在掌心上。

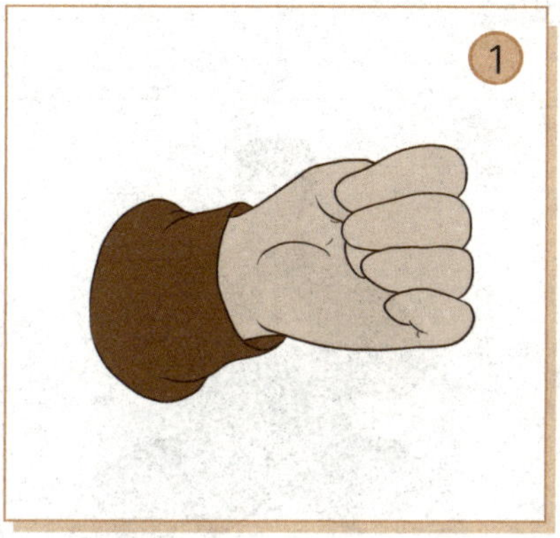

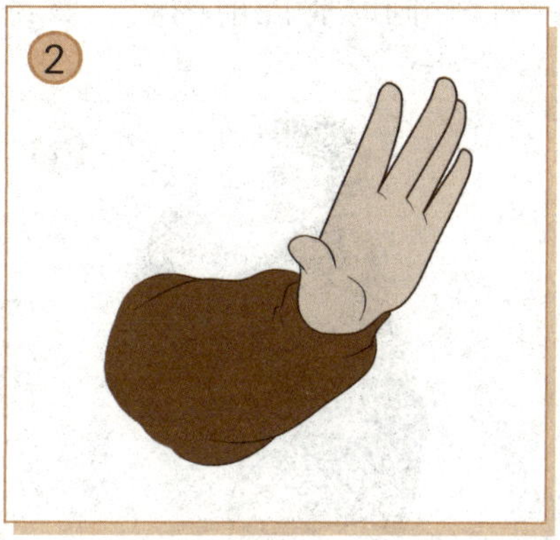

（2）掌

掌一：将五指张开，手指略微分开，手指稍稍弯曲，掌心微合。

掌二：将大拇指与食指分开呈现八字状，食指完全竖起，其他三根手指弯曲，掌心微合。

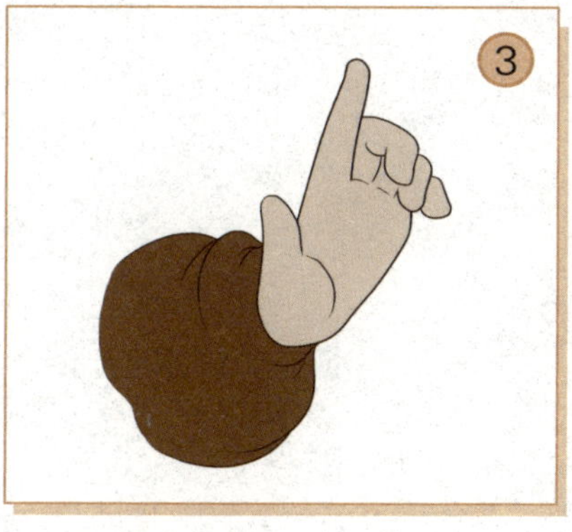

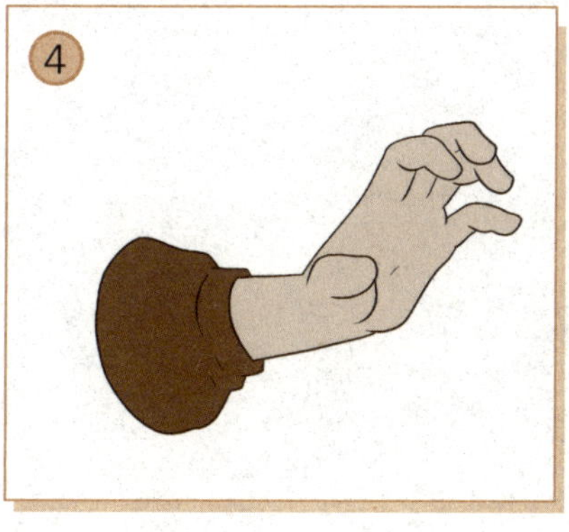

（3）爪

手腕伸直，并拢五指，把大拇指的第一个指节和其余四指的第一、第二指节屈收扣紧。

2. 基本步形

马步：两腿平行分开站立，两脚之间的距离是脚长的2~3倍；下蹲，脚尖平行向前，不要撇开；屈膝，膝盖不要超过脚尖，大腿与地面平行，同时胯向前内收，臀部勿凸出。

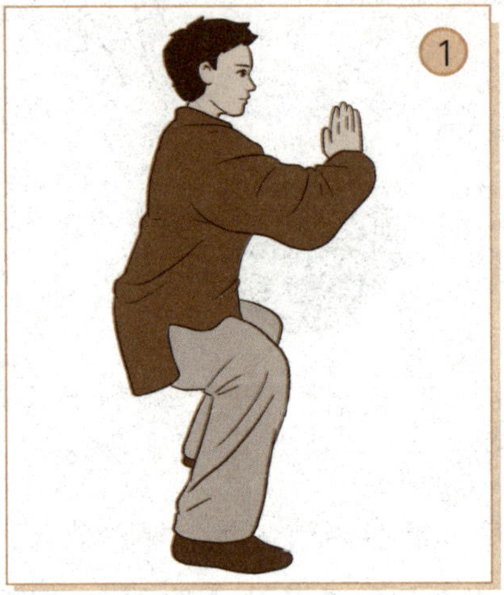

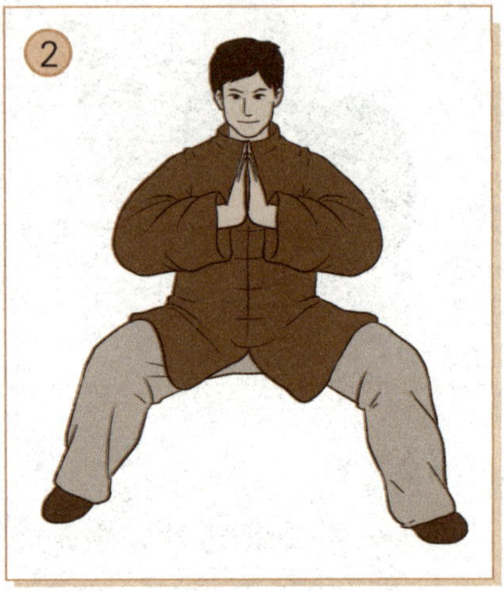

八段锦立式动作图解

预备势 宁神静气安抚你的五脏六腑

【招式简介】

两足分开平行站，横步要与肩同宽，

头正身直腰松腹，两膝微屈对足尖，

双臂松沉掌下按，手指伸直要自然，

凝神调息垂双目，静默呼吸守丹田。

预备势是养生气功八段锦的起式，也是后面练习的准备工作。它可以让你心态平和，头脑冷静，同时还能够安抚你的五脏六腑。

【要领说明】

1.练习的时候，要注意头向上顶，下颌略微向内收，舌头抵住上腭，双唇微闭；上身保持端正，沉肩坠肘，胸部宽舒，收髋敛臀。

2.缓缓地呼吸，使得气沉丹田，调息6～9次。

3.使全身的肌肉、关节、韧带以及内脏都处于自然、舒展的状态。

4.外旋的时候，双臂动作应呈抱球状，而肩、肘、腕则呈圆弧状。

【基本功效】

虽然预备势的动作简单易学，但却具有神奇的功效，不仅可以凝神静心，而且还能够很好地调理五脏。

【分解动作图示】

动作 1

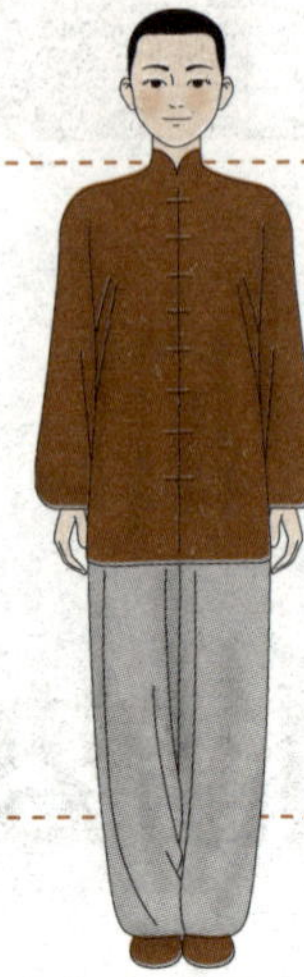

身体直立，双脚并拢，双臂自然垂于身体两侧，目视正前方。

动作 2

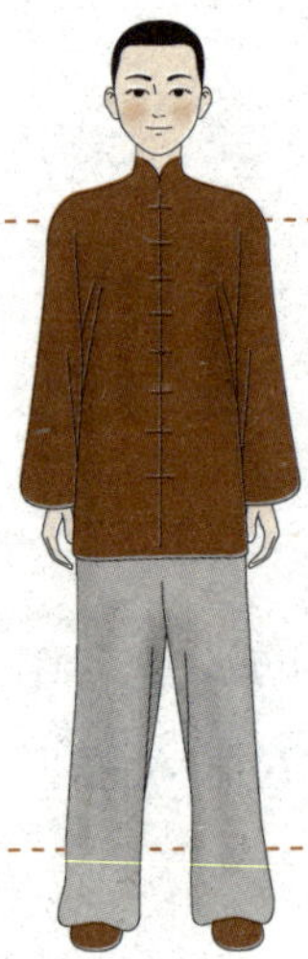

身体重心移向右腿，同时松腰沉髋，左腿向左侧迈出一步，两脚间距离与肩同宽，脚尖朝前，目视正前方。

动作 3

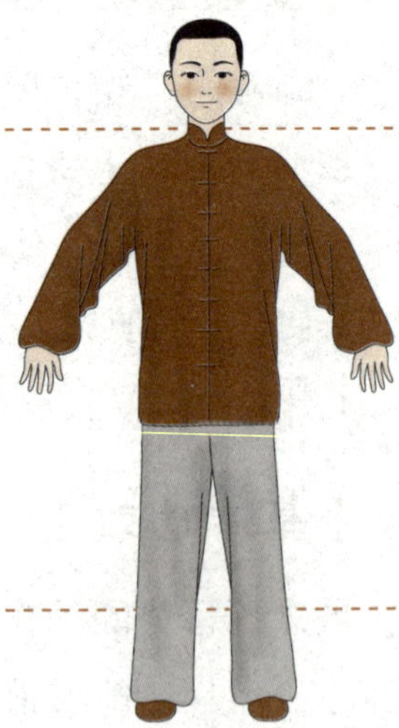

两臂内旋，双掌掌心向后，分别向身体两侧摆起，约与髋部同高，目视正前方。

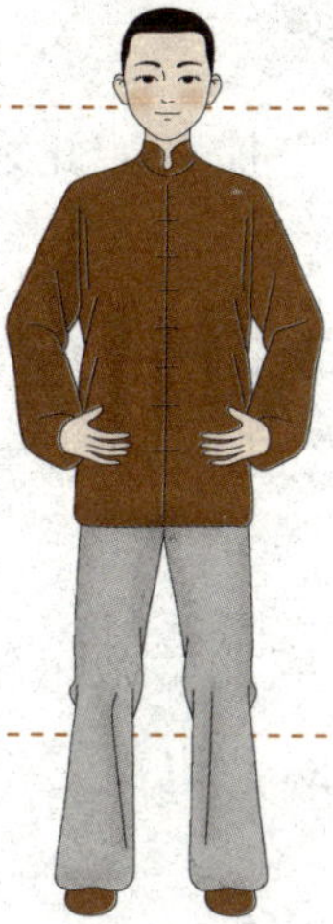

动作4

两臂继续往上提，两膝微屈，两臂随即外旋，向前合抱于腹前呈圆弧形，掌心向内，指尖相对，约与脐同高，双手距离约10厘米，目视正前方。

【纠偏说明】

1.站立的时候，塌腰，八字脚：双脚应该平行站立，大约与肩部同宽，收髋敛臀，膝关节不要超过脚尖。

2.双手呈抱球状时，拇指上翘，双腿呈跪状：拇指应该放平，使指尖相对，双膝应是微微弯曲。

第1式 双手托天理三焦，松筋活骨调气血

【招式简介】

十字交叉小腹前，翻掌向上意托天，

左右分掌拨云式，双手捧宝式还原，

式随气走要缓慢，一呼一吸一周旋，

呼气尽时停片刻，随气而成要自然。

中医认为，伸懒腰可以使胸腔伸展，从而锻炼五脏六腑。而八段锦的第1式“双手托天理三焦”就是根据伸懒腰这个动作的医理而来的。它可以有效地疏理人体的三焦，使全身的气血得以顺利通畅。

【要领说明】

1.当双掌向上托起并上举的时候，掌根一定要上撑，如此才能打开手臂上的阴经，才能抻拉整个后背。

2.手臂上举的时候，要注意用两臂将耳朵夹紧，因为三焦也是走耳部的。若练习者年纪较大，手臂上举的时候，可以慢一些，并根据自身的实际情况调整上举的高度。

3.双掌向上托起并上举，举到最高点的时候，应该稍微定住，屏息一会儿。屏息可以让气机在五脏六腑中鼓荡一圈，也就是“内按摩”，利用气机按摩我们的五脏六腑。

【基本功效】

为什么说此式具有疏理三焦、松筋活骨、调和气血的功效呢？这还得从“三焦”说起。“三焦”到底指什么呢？人体的五脏六腑之间存在着一个系挂，它就类似于一个立体的“网”，将心、脾、肝、大肠、小肠等脏器连接在一起。中医将这个系挂称为“水道”，也就是这里所说的“三焦”。

三焦对人体十分重要，常被称作“孤府”。它既属于一个相对独立的部分，但又没有具体指一个部位。《黄帝内经》中将三焦叫做“决渎之官，水道出焉”，也就是交通枢纽的意思。

三焦必须通畅，否则，人体内就会气血不畅，出现淤滞。淤滞就西医里所说的“肿瘤”，也就是我们现在常说的癌症。人们总是“谈癌色变”，而癌症与三焦的关系密切。肿瘤早期从三焦这个系统里出现，然后又通过三焦这个渠道进行转移。

所以，调理三焦就显得十分重要。在日常生活中，多做“双手托天理三焦”这个动作，可以有效地抻拉手臂、肩背，使三焦通畅、气血调和；同时，还能够锻炼肘关节、肩关节和颈部，很好地防治肩背病、颈椎病、癌症等疾病。

【分解动作图示】

动作1

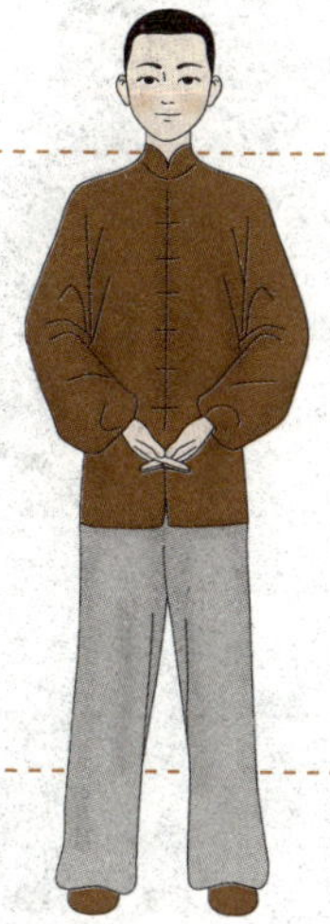

接预备式动作4。双臂外旋微下落，十指交叉，掌心向上，放于腹前，目视正前方。

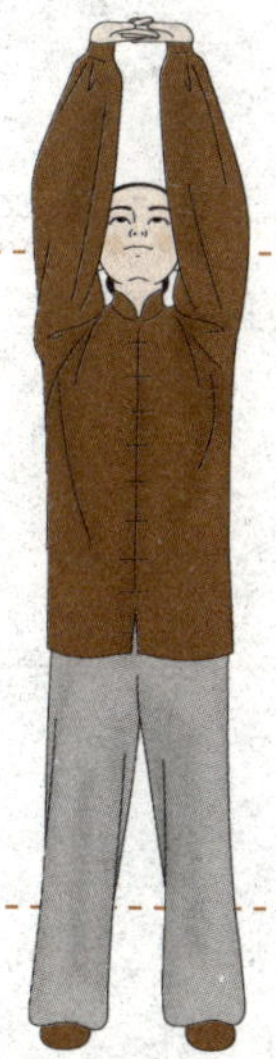

动作2

双腿缓缓挺膝伸直，两掌随之上托至胸前，然后双臂内旋，掌心向上，托起双手，头向后仰，目视双手。

动作3

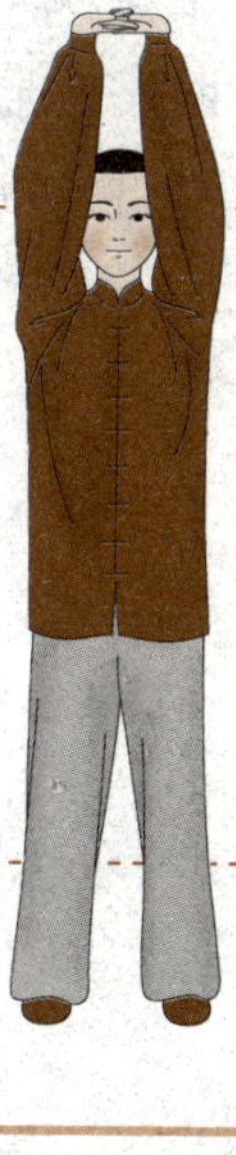

双臂继续向上托，肘关节伸直，不耸肩，同时头摆正，下颌内收，动作略停，目视正前方。

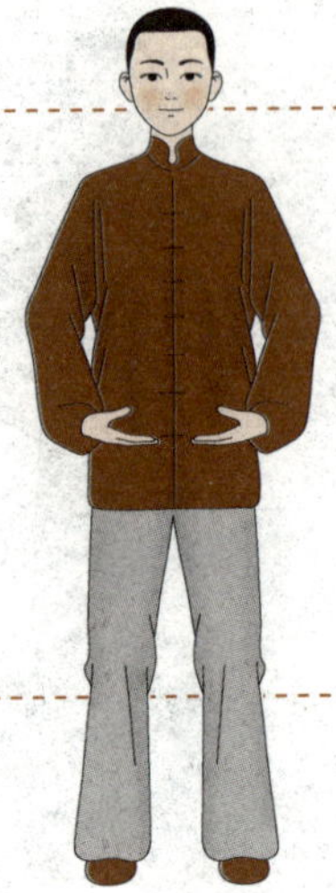

动作4

身体重心缓缓下移，两膝微屈，十指分开，两臂分别向身体两侧下落，两掌捧于胸前，掌心向上，十指相对，目视正前方。

【提示】本式托举、下落为1遍，应做6遍。练习过程中，两掌上托时要打开身体，稍有停顿，保持拉伸，就像伸懒腰一样。

【纠偏说明】

1.上身倾斜：要谨记保持上身平直挺立，不可随意倾斜。

2.眼睛乱瞟：练习此式的时候，应该保持正头平视，也就是说，眼睛看向正前方，不可来回乱瞟。

第2式 左右开弓似射雕，舒活颈肩促协调

【招式简介】

马步下蹲要稳健，双手交叉左胸前，
左推右拉似射箭，左手食指指朝天，
势随腰转换右式，双手交叉右胸前，
右推左拉眼观指，双手收回式还原。

此式是八段锦的重要组成部分，左右手好像拉弓射箭式，招式优美；可以很好地抒发胸气，疏理肝气，从而达到防治疾病的目的。对于那些长期伏案工作、压力较大的白领人士，练习此式可以增加肺活量，充分吸氧，增强意志，精力充沛。

【要领说明】

1.侧拉的手应该五指并拢，手臂约与肩部持平。

2.推出手成八字掌的时候，一定要记住沉肩坠肘，屈腕竖指。

3.老年人或是体弱多病者可以自行调整马步的高度，千万不要逞强去苛求完美。

【基本功效】

中医认为，展肩扩胸，可以刺激督脉与背部腧穴，所以坚持练习此式，可以很好地锻炼手部与手臂的肌肉，增强手腕与手指的灵活性。并且，此式对于矫正不良姿势，比如弯腰驼背、肩部内收等，甚至对于肩颈疾病也有十分明显的疗效。

【分解动作图示】

动作1

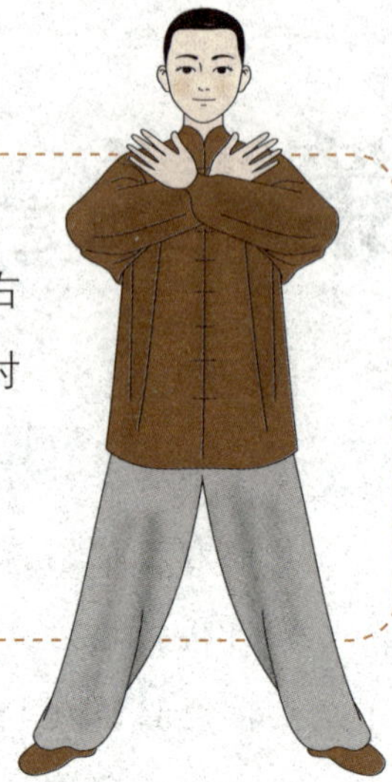

接双手托天理三焦动作4。身体重心向右移，左脚向左侧迈开一大步，两腿伸直，同时双手向上交叉于胸前，手心向内，右手在内，左手在外，目视正前方。

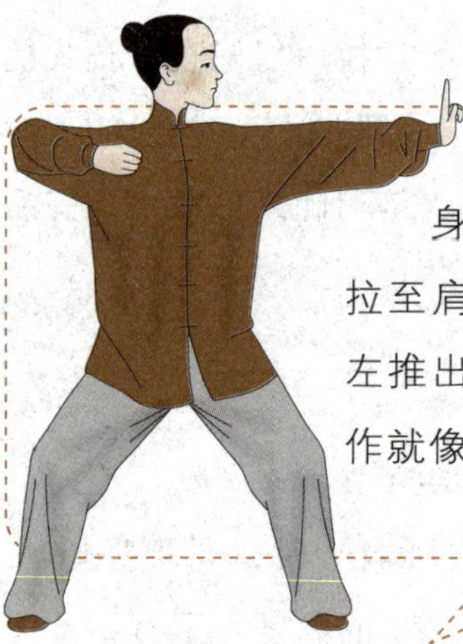

动作2

身体缓缓下蹲呈骑马状，右手屈指成爪，拉至肩前，左手随之成八字掌，左臂内旋，向左推出，与肩同高，立腕，手心向左，整个动作就像拉弓射箭一样，稍停，目视左手。

动作3

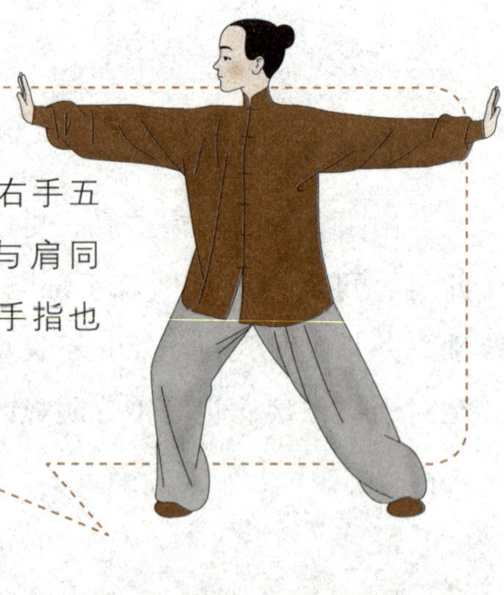

上身稍起，重心向右移，同时右手五指展开成掌，向上、向右划弧至与肩同高，指尖向上，掌心斜向前，左手手指也展开成掌，掌心斜向后，目视右手。

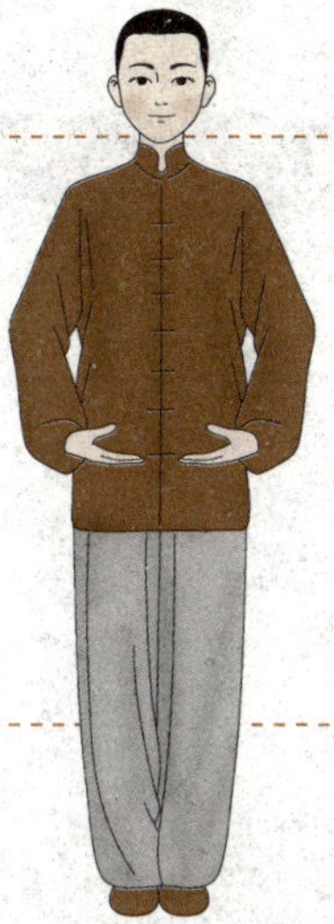

动作4

身体重心继续向右移，左脚趁机收回右脚内侧，并步站立，同时双掌分别由两侧下落，指尖相对，掌心向上，捧于腹前，目视正前方。

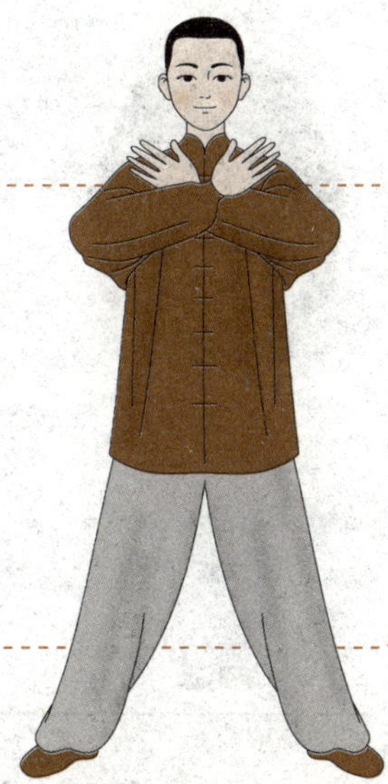

动作5

身体重心向左移，右脚向右侧迈开一大步，两腿伸直，同时双手向上交叉于胸前，手心向内，左手在内，右手在外，目视正前方。

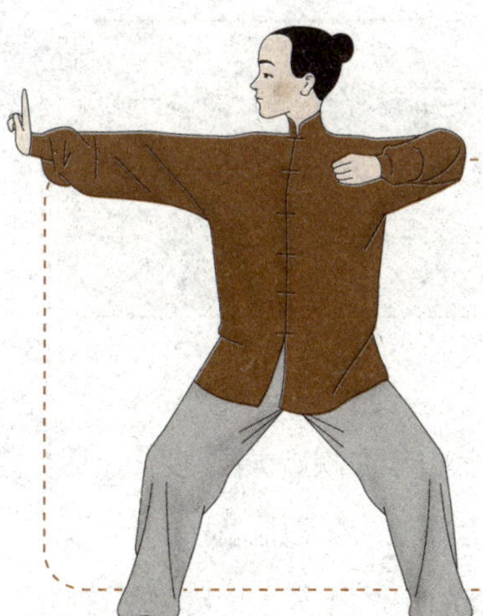

动作6

身体缓缓下蹲呈骑马状，左手屈指成爪，拉至肩前，右手随之成八字掌，右臂内旋，向右推出，与肩同高，立腕，手心向右，整个动作就像拉弓射箭一样，稍停，目视右手。

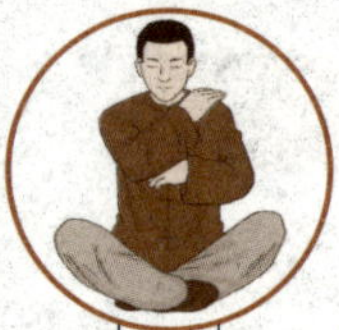

动作7

上身稍起，重心向左移，同时左手五指展开成掌，向上、向右划弧至与肩同高，指尖向上，掌心斜向前，右手手指也展开成掌，掌心斜向后，目视左手。

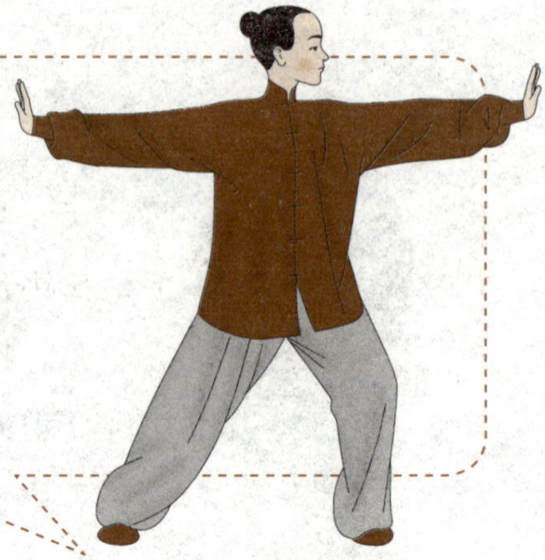

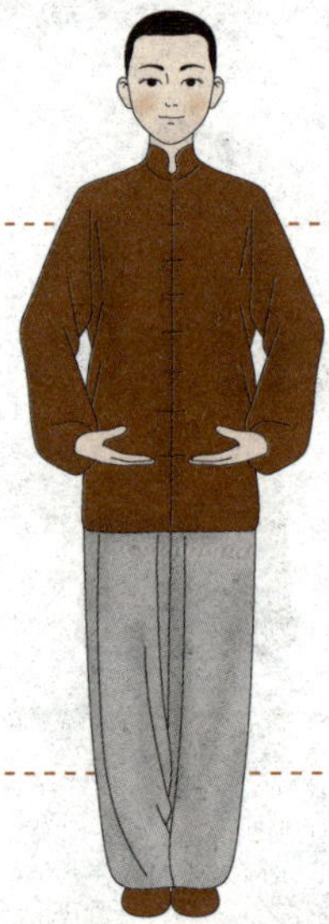

动作8

身体重心继续向右移，左脚趁机收回右脚内侧，并步站立，同时双掌分别由两侧下落，指尖相对，掌心向上，捧于腹前，目视正前方。

【提示】侧拉之手应五指并拢，臂约与肩平。当推出手成“八字掌”时，切记沉肩坠肘，屈腕竖指。对于年老或体弱者来说，应自行调整马步的高度，不要过于苛求完美。

【纠偏说明】

1.端肩、弓腰、八字脚：当双手在胸前交义的时候，肩部要沉，肘部要坠，上身保持挺直，不能向前倾或是向后仰，双脚脚跟向外撑。

2.身体向前倾、双肩向上耸：在做侧拉动作的时候，身体应该保持挺直、放松，中心落在双脚上，沉肩坠肘，打开胸腔。

第3式 调理脾胃须单举，运化血液促吸收

【招式简介】

双手重叠掌朝天，右上左下臂捧圆，

右掌旋臂托天去，左掌翻转至脾关，

双掌均沿胃经走，换臂托按一循环，

呼尽吸足勿用力，收式双掌回丹田。

脾胃是人体的后天之本，气血生化的源泉。中医认为，脾主升发清气，胃主消降浊气。通过练习此式，不仅可以帮助练习者运化血液，促进吸收，而且还能够有效地预防肩部疾病，是八段锦养生中不可缺少的一部分。

【要领说明】

1.手掌在上托的时候，力达掌根，舒展胸部展开身体，腰脊挺直。

2.双手用力的时候吸气，双手下落的时候呼气；手上举的时候吸气，手下沉的时候呼气。

3.如果练习者患有肩周炎，那么在做这套动作的时候，一定要缓慢，不可以心急气躁。

【基本功效】

此式练习，通过上肢的一松一紧、一上一下的对拉，可以很好地刺激腹部与胸部等部位的相关经络以及穴位，从而达到调理脾胃、肝脏的效果。与此同时，还能够有效地锻炼脊柱内各椎骨间小关节及小肌肉，增强脊柱的稳定性与灵活性，对于防治肩颈疾病有很好的效果。

【分解动作图示】

动作1

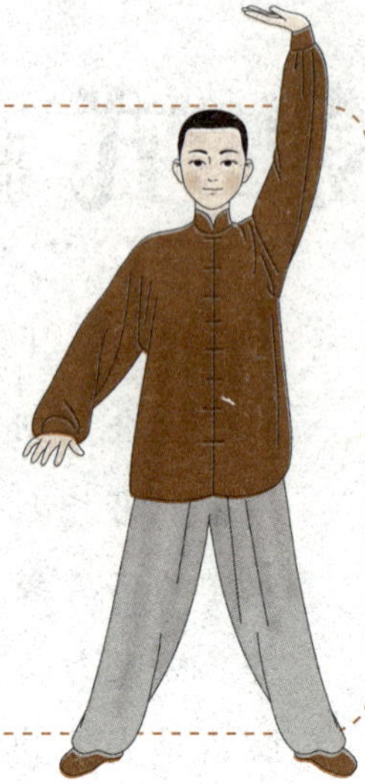

接左右开弓似射雕动作8。左腿向左侧跨一步，两脚距离比肩稍宽。两腿缓缓挺膝伸直，左掌随之向上托，左臂经面前外旋上穿，随之内旋上举到头左上方，肘稍屈，掌心向上，掌指向右，力达掌根，同时右掌微微上托，右臂随之内旋下按至右髋旁，肘微屈，掌心向下，掌指向前，力达掌根，稍停，目视正前方。

动作2

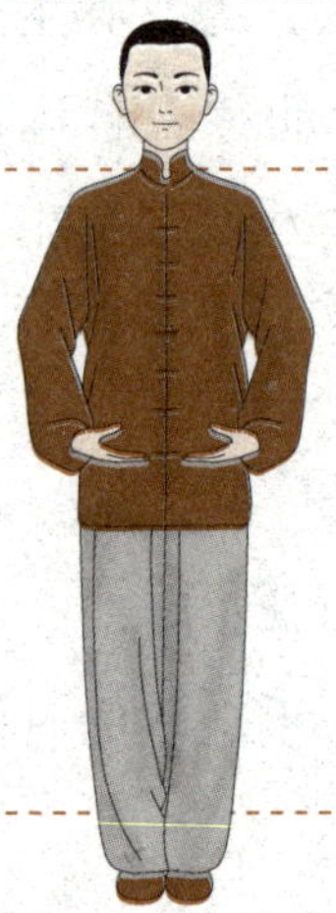

放松腰部，重心缓缓向下移，两腿微屈，同时左臂屈肘外旋，左掌随之经面前下落于腹前，右臂外旋，并向上捧于腹前，两掌指尖相对，掌心向上，距离大约为10厘米，目视正前方。

动作3

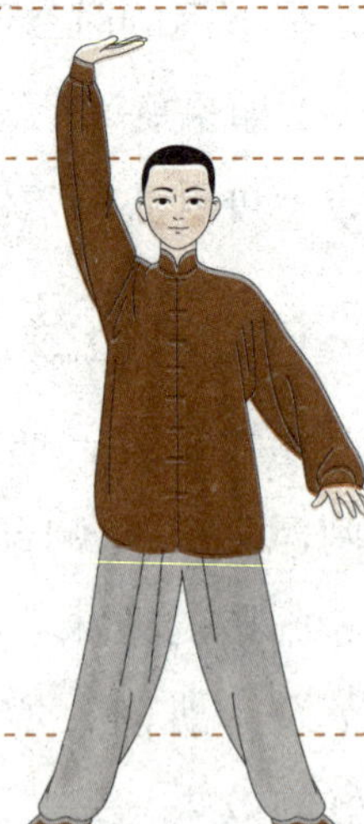

两腿缓缓挺膝伸直，右掌随之向上托，右臂经面前外旋上穿，随之内旋上举到头右上方，肘稍屈，掌心向上，掌指向左，力达掌根，同时左掌微微上托，左臂随之内旋下按至右髋旁，肘微屈，掌心向下，掌指向前，力达掌根，稍停，目视正前方。

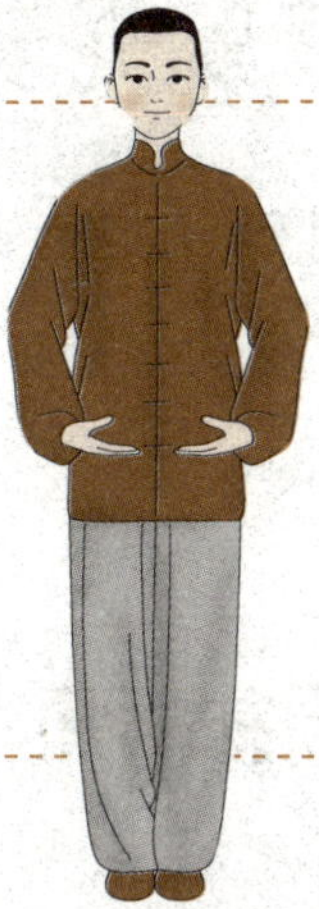

动作4

放松腰部，重心缓缓向下移，两腿微屈，同时右臂屈肘外旋，右掌随之经面前下落于腹前，左臂外旋，并向上捧于腹前，两掌指尖相对，掌心向上，距离大约为10厘米，目视正前方。动作1至动作4共做3遍。

动作5

两膝微屈，同时两臂外旋，两掌按于髋旁，掌心向下，目视正前方。

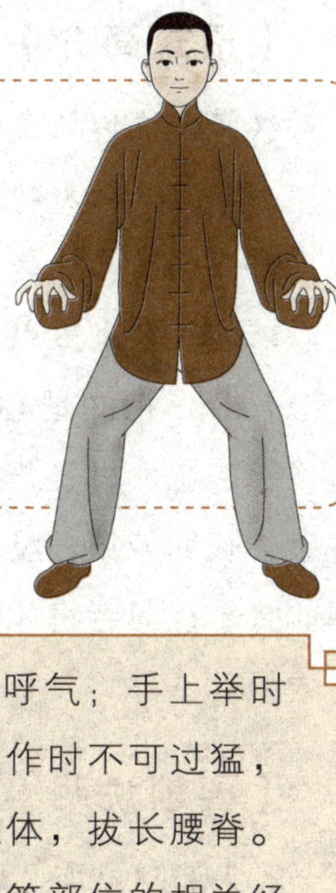

【提示】双手用力时吸气，双手下落时呼气；手上举时吸气，手下落时呼气。肩周炎患者做此套动作时不可过猛，要舒缓。手掌向上托时，力在掌根，舒胸展体，拔长腰脊。通过上肢的一上一下的对拉，可刺激胸、腹等部位的相关经络，达到调理脾胃的作用。

【纠偏说明】

1.手臂僵硬，掌指方向不正确：在练习的时候，身体保持挺直，舒展胸廓，以肩力带动双手向上举或是向下按，与此同时肘关节应该自然弯曲，左掌掌心向上，掌指向右，右掌掌心向下，掌指朝前。

2.指尖的距离过大或过小：当双手捧于腹前的时候，双手指尖的距离应该适当，约为10厘米。

第4式 五劳七伤往后瞧，防治劳损祛病痛

【招式简介】

双掌捧抱似托盘，翻掌封按臂内旋，
头应随手向左转，引气向下至涌泉，
呼气尽时平松静，双臂收回掌朝天，
继续运转成右式，收式提气回丹田。

五劳，指的是心、肝、脾、肺、肾五脏的劳损；七伤，则是指喜、怒、忧、思、悲、恐、惊的七情伤害。五劳七伤，好比今天的亚健康，长期劳顿，没有及时休养生息，终究造成损伤的累积。通过练习此式，练习者将体会到缓缓地做几个动作，就能达到养生保健的神奇效果。

【要领说明】

1.头部向上顶，肩部向下沉，转头不转体。

2.配合适宜的呼吸法，头部向后转的时候吸气，还原的时候呼气。

3. 如果练习者患有颈椎病，那么在做这一式的时候，就应该循序渐进，转头的动作不宜过快，幅度不可过大，倘若病情比较严重，那么就请慎做。

【基本功效】

中医认为，通过上肢伸直、外旋、扭转的运动，可以很好地扩张牵拉胸腔、腹腔内脏，与此同时，“瞧”的转头动作还能够较强地刺激颈部大椎穴，从而增加颈部与肩关节的运动幅度，达到防治眼肌疲劳，防治肩部、颈部、背部等疾病的目的。此外，此式还能够有效地改善身体的血液循环，缓解神经疲劳。

【分解动作图示】

动作1

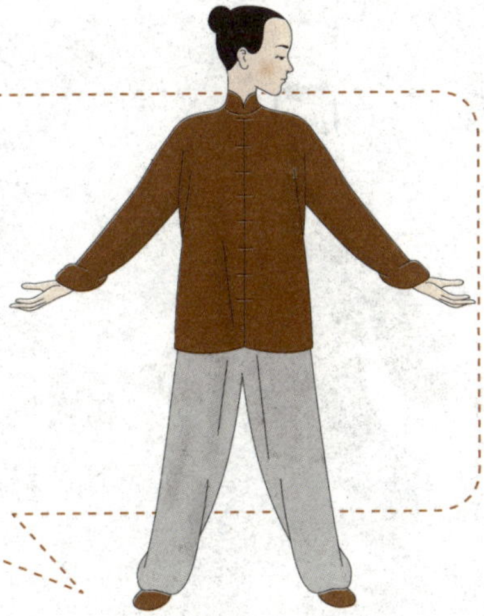

接调理脾胃须单举动作5。两腿缓缓挺膝伸直，同时两臂向身体两侧伸展，接着两臂充分外旋，掌心向后，头向左后转，稍停，目视左斜后方。

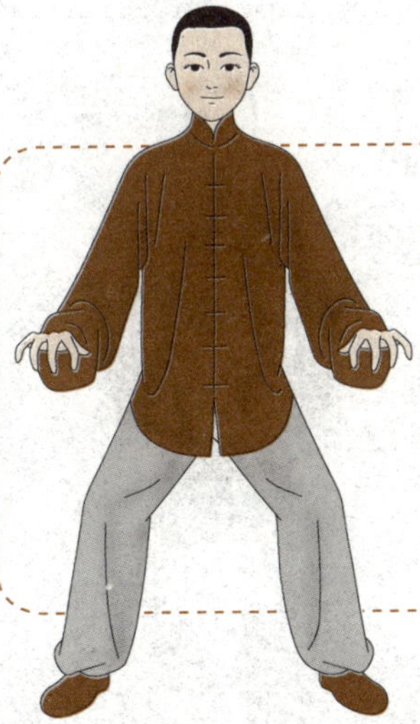

动作2

松腰沉髋，重心缓缓向下移，两膝微屈，同时两臂内旋，两掌按于髋旁，掌心向下，目视正前方。

动作3

两腿缓缓挺膝伸直，同时两臂向身体两侧伸展，接着两臂充分外旋，掌心向后，头向右后转，稍停，目视右斜后方。

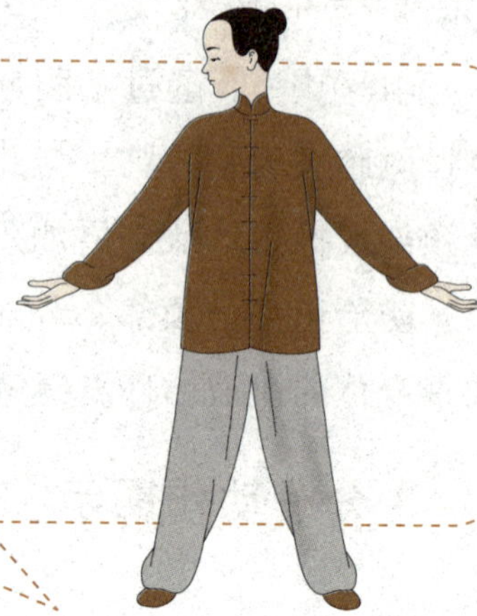

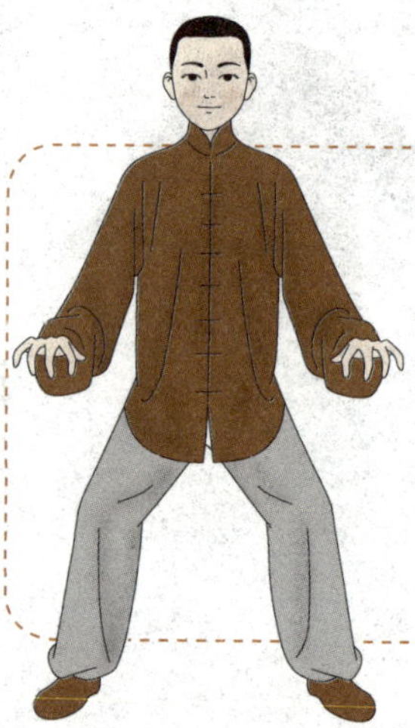

动作4

松腰沉髋，重心缓缓向下移，两膝微屈，同时两臂内旋，两掌按于髋旁，掌心向下，目视正前方。动作1至动作4连做3遍。

动作5

两腿微屈，两掌随之捧于腹前，指尖相对，掌心向上，目视正前方。

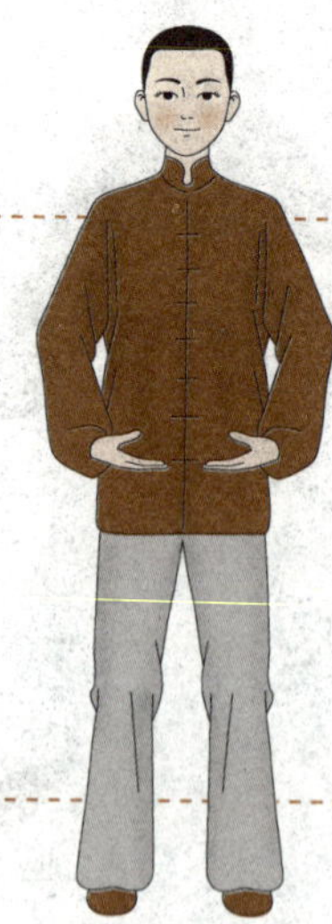

> 【提示】练习过程中要配合呼吸法，头向后转时吸气，还原时呼气。年老体弱或患有颈椎病者，练习时要循序渐进，运作要柔和，切忌过快、过猛。病情较严重者应慎做。

【纠偏说明】

1.上体前倾或者后仰，转头速度太快：双臂向外旋转的时候，足趾抓地，上身保持中正，头部均匀地转动。

2.手臂僵直，掌指方向不对：在双掌下按的时候，手臂微微向内旋转， 撑圆按于髋旁，掌心向下，指尖向前。

第5式 摇头摆尾去心火，疏经泻热防病强身

【招式简介】

马步扑步可自选，双掌抚于膝上边，
头随呼气宜向左，双目却看右足尖，
吸气还原接右式，摇头斜看左足尖，
如此往返随气练，气不可浮意要专。

心火者，思虑过度，内火旺盛。要降心火，须得肾水，心肾相交，水火既济。通过此式练习，可以使心火下降，肾水上升，从而达到养生保健的目的。

【要领说明】

1.在蹲马步的时候，要保证重心落在双腿之间。

2.在摇转的时候，由腰部的力量引导上身移动，并且脖颈与尾闾对拉伸长。

3.年老体弱或患有关节疾病的人，可以以个人的实际情况为依据，调整练习的难度。

4.配合适宜的呼吸法，上身向左后方或右后方摇的时候吸气，从后方向前摇的时候呼气。

【基本功效】

中医记载，双腿向下蹲，摆动尾闾，可以很好地刺激脊柱与督脉，对于疏经泻热、去除心火有着神奇的疗效。而且，通过练习摇头摆尾的动作，还可以增强颈部、腰部、髋部等关节的灵活性与力量。

【分解动作图示】

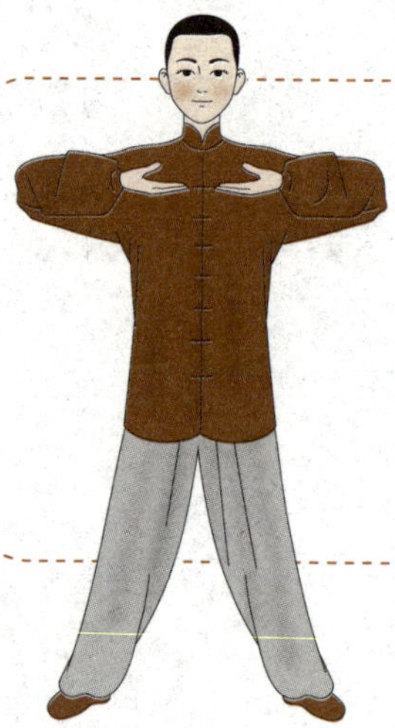

动作1

接五劳七伤往后瞧动作5。身体重心向左移，右脚向右横跨一大步，两腿膝关节自然伸直，两掌平行向上提至约与肩同高，目视正前方。

动作2

两臂外旋，两掌继续上提至头上方，两肘微屈，掌心向上，指尖相对，目视正前方。

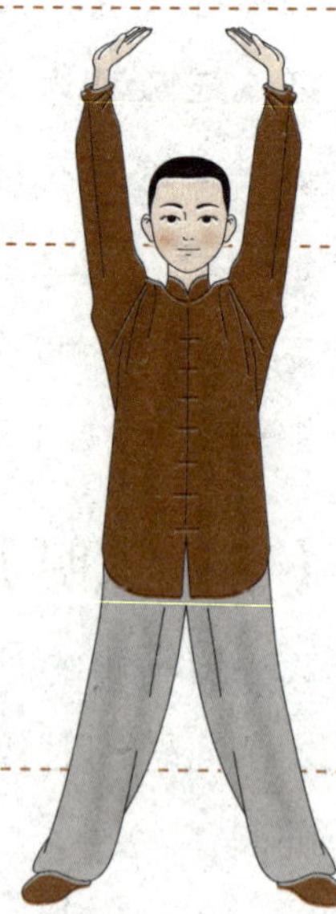

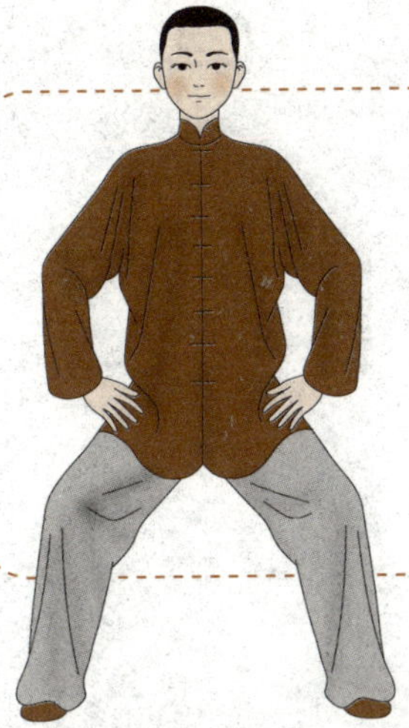

动作3

上身下移，两腿缓缓屈膝并半蹲成马步，同时两臂向两侧下落，两掌扶于大腿上方，肘微屈，拇指向后，小指侧向前，目视正前方。

动作4

身体重心稍向上提，再缓缓右移，上半身先向右倾，随之俯身，目视右脚。

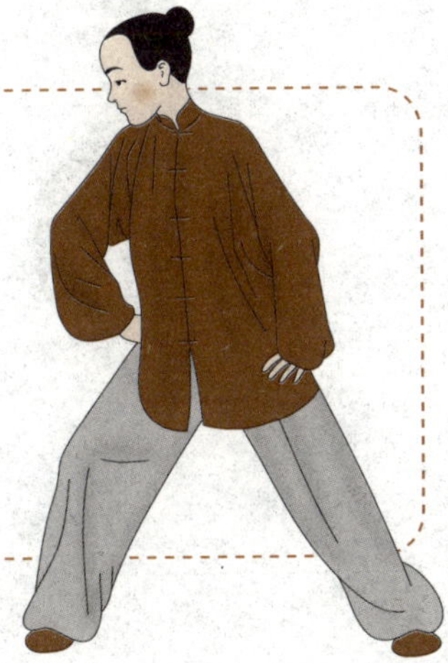

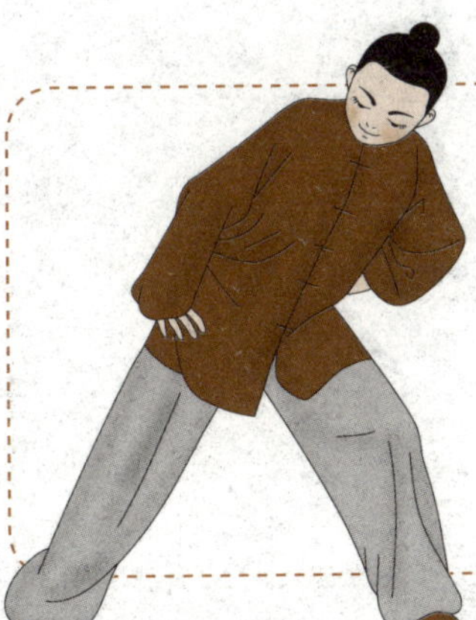

动作5

身体重心缓缓向左移，同时身体由右向前、向左旋转，目视右脚。

动作6

重心右移，同时头向后摇摆，上体尽量保持直立，然后把头摆正，下颌微收，目视前方。

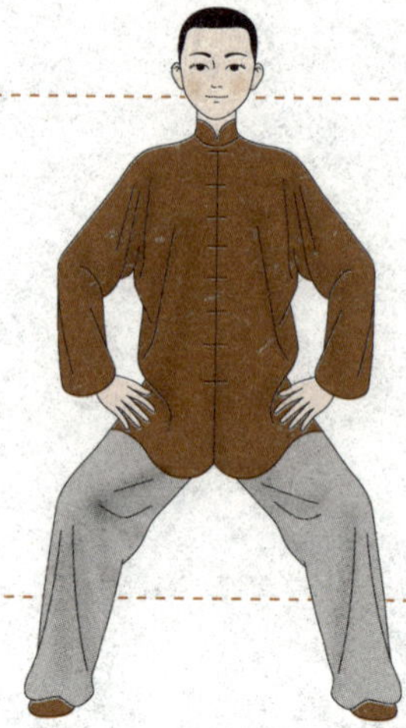

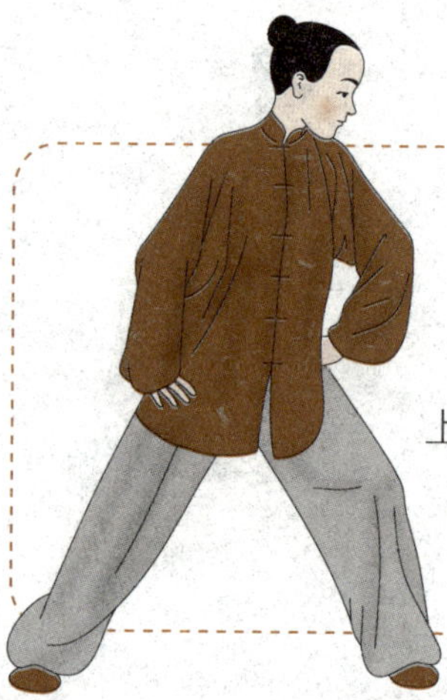

动作7

身体重心微微向上提，再缓缓向左移，上半身先向左倾，随之俯身，目视左脚。

动作8

身体重心缓缓向右移，同时身体由左向前、向右旋转，目视左脚。

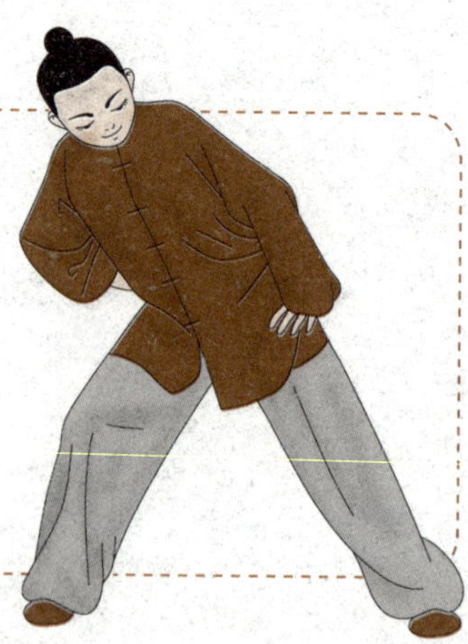

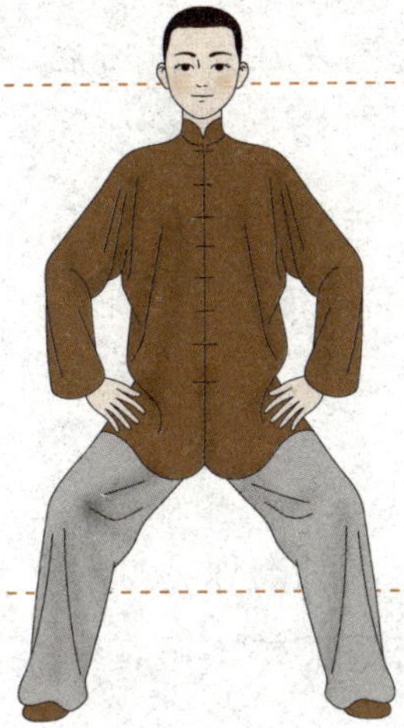

动作9

身体重心由右向左移，并蹲成马步，同时上体直立，头向后摇，然后摆正，下颌微收，目视正前方。动作4到动作9共做3遍。

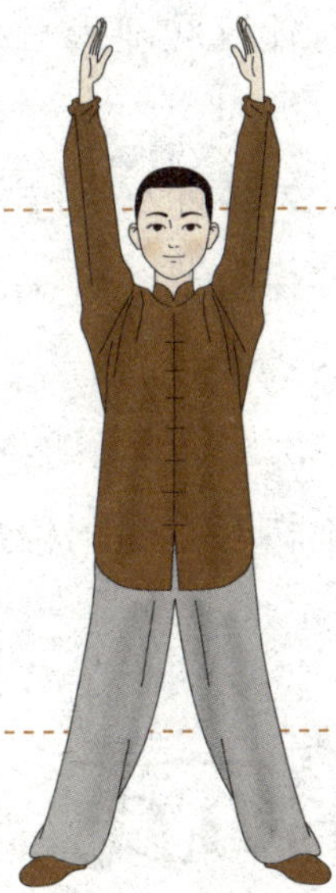

动作10

身体重心向左移，右脚收回，双脚成开立步，距离约与肩同宽，同时两掌向外经身体两侧向上举，手指向上，掌心相对，目视正前方。

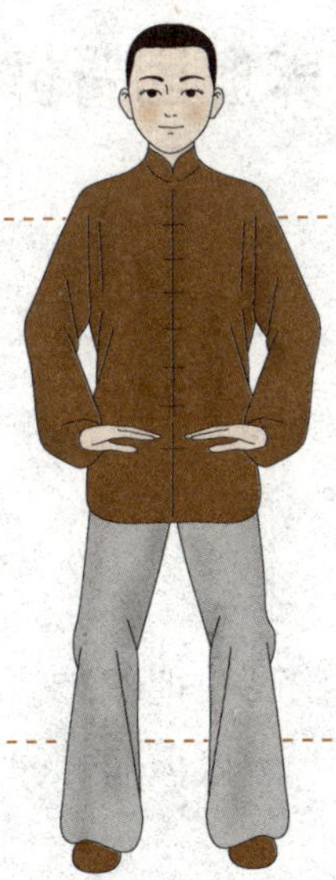

动作11

松腰沉髋，重心缓缓向下移，两腿微屈，两掌经面前下按至腹前，指尖相对，掌心向下，目视正前方。

【提示】练习时应配合呼吸法，当头身向左后方或右后方摇时吸气，从后方向前摇时呼气。摇转时，腰部力量要引导上体进行移动，且脖颈和尾闾对拉伸长。对于年老体弱及关节有疾患者来说，可根据个人情况调整练习难度。

【纠偏说明】

1.脖颈僵硬，上体前倾幅度过大：颈部拉长，肌肉保持放松；倘若身体以腰部为轴俯身，那么上身的前倾幅度与腿部差不多在一条直线上即可。

2.膝直、塌腰、撅臀：在头部摇转的时候，左膝不要超过脚尖，右膝保持弯曲，头部低于水平，颈部肌肉保持放松，从胸部到腹部都有一种紧张感。

3.头、尾不能同时规正：颈部向后旋转，尾闾向前旋转，颈部向后旋转的速度稍稍慢于尾闾向前旋转的速度即可。

第6式 两手攀足固肾腰，补气养血固肾健腰

【招式简介】

两足横开一步宽，双手上提膻中前，
平分左右向后转，吸气藏腰撑腰间，
式随气走定深浅，呼气弯腰盘足圆，
手势引导勿用力，松腰收腹守涌泉。

此式前屈后伸，双手按摩腰背下肢后方，能够很好地拉伸人体的督脉与足太阳膀胱经，从而有效地调理人体机能，增强体质，是养生保健的重要组成部分。

【要领说明】

1.双臂向外旋转，双手随之向后插于腋下时，全身要放松，动作要缓慢。

2.反复摩运的动作应适度用力，到脚面的时候，一定要松腰沉肩，双膝保持挺直。

3.配合适宜的呼吸法，也就是当手向上举的时候吸气，当身体向前俯、握足的时候呼气；直腰之后，仰头的时候吸气，再直腰的时候呼气。

4.年老体弱或是患有疾病的人，应该以自身的实际情况调整练习幅度，千万不要强求。

【基本功效】

通过练习，双臂向前屈，向后伸展，可以有效地刺激脊柱、督脉及命门穴等，坚持练习，对防治泌尿生殖系统慢性病有很大的帮助，从而达到固肾壮腰的效果。此外，还能够很好地刺激肾、肾上腺及输尿管，从而改善其功能。

【分解动作图示】

动作1

接摇头摆尾去心火动作11。两腿挺膝直立，同时两臂向前上方举起，指尖向上，掌心向前，肘关节伸直，目视正前方。

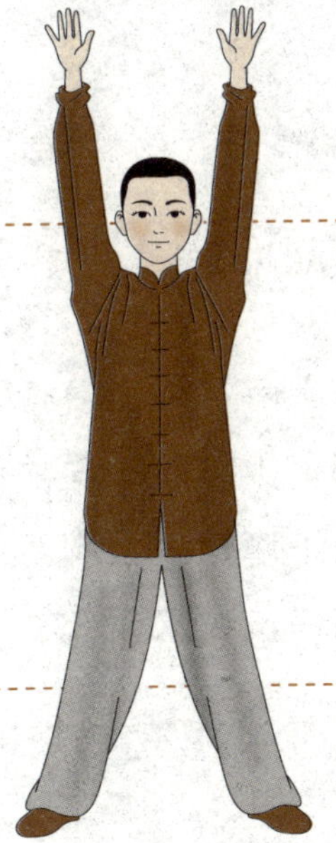

动作2

两臂外旋至掌心相对，缓缓屈肘，两掌下按至胸前，指尖相对，掌心朝下，目视正前方。

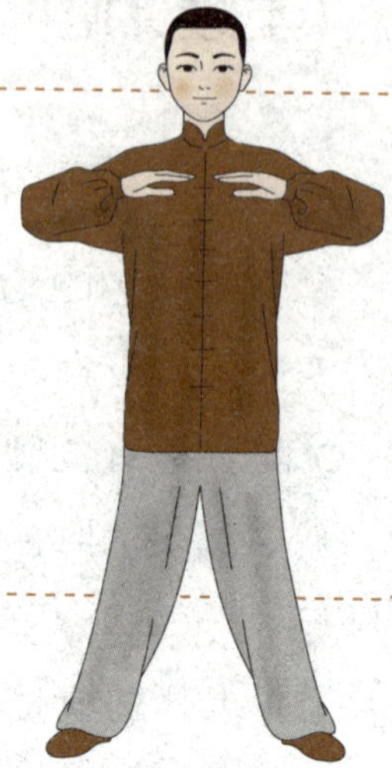

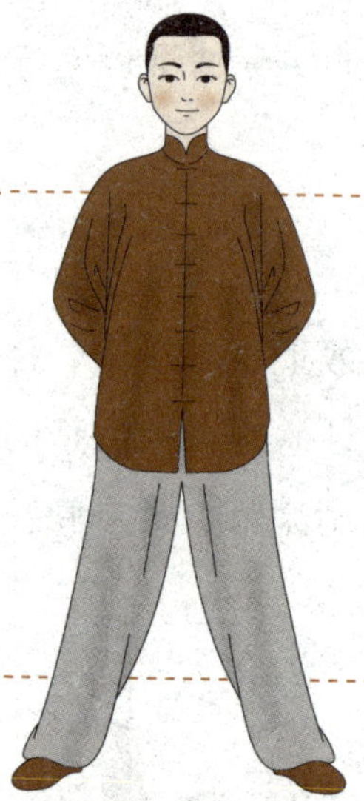

动作3

两臂外旋至两掌心向上，然后双手顺腋下往后插，至背部停，目视正前方。

动作4

两掌由上沿脊柱两侧向下摩运至臀部，上体随之向前俯，两掌继续沿腿后向下摩运，过脚两侧置于脚面，抬头，稍停，目视前下方。

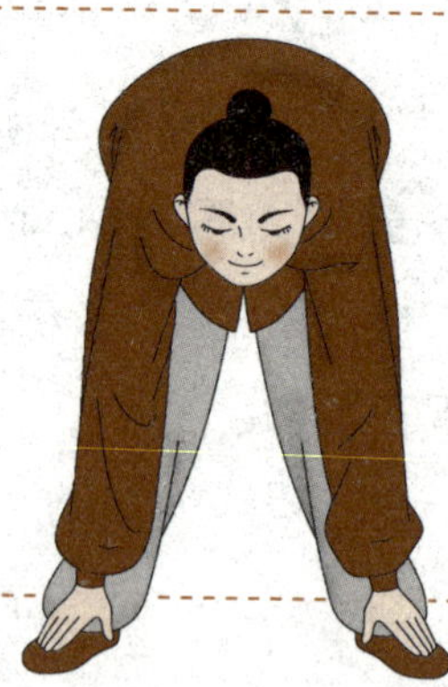

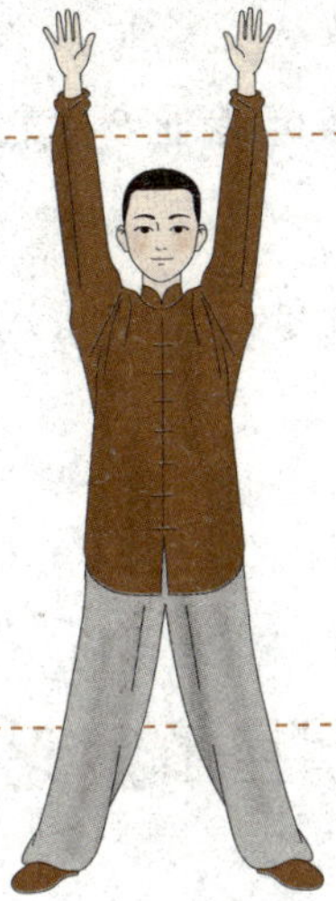

动作5

两手掌沿地面向前伸，手臂随之带动上体起立，两臂伸直向上举，手尖向上，掌心向前，目视正前方。

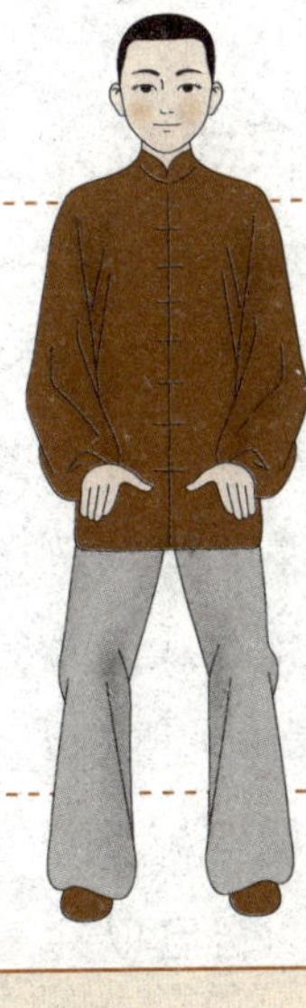

动作6

松腰沉髋，重心缓缓下移，两膝微屈，同时两掌向前下按至腹前，指尖向前，掌心向下，目视正前方。

【提示】练习时应配合呼吸法，即手上举时吸气，身体前俯、握足时呼气；直腰后仰头时吸气，再直腰时呼气。对于年老体弱者来说，要根据自身情况灵活掌握，不可强求。

【纠偏说明】

1.塌腰撅臀、八字脚：双手向腋下后插的时候，身体应该自然挺立，双脚脚尖向前，脚跟稍稍向外撇。

2.在反复摩运的动作中，低头屈膝：正确的做法应该是，头部自然抬起，双膝挺直，如果感觉在挺膝情况下摩运至足背难度比较大，也可以将双手悬空着完成后面的动作。

3.起身时，身体先动，臀部后跟：正确的做法是以手臂带动身体移动。

第7式 攒拳怒目增力气，疏肝明目解疲乏

【招式简介】

马步下蹲眼睁圆，双拳束抱在胸前，
拳引内气随腰转，前打后拉两臂旋，
吸气收回呼气放，左右轮换眼看拳，
两拳收回胸前抱，收脚按掌式还原。

此式在八段锦养生中有着不容小觑的作用。有很多人，尤其是那些长期静坐卧床少动之人，由于缺乏运动，导致身体出现气血瘀滞、眼部问题等麻烦。而坚持练习此式则可以帮助人们解决这一健康问题，找回自己以往健康快乐的生活。

【要领说明】

1.在出拳的时候，应该气发丹田，肩部下沉，肘部下坠，力达拳面，怒目圆睁，眼睛看向拳头；在收拳的时候，应该旋转手腕，五指用力抓握。

2.马步的高低可以以自身实际情况为依据灵活掌握，特别是年老体弱或是患有疾病的人。

3.配合适宜的呼吸法，左手出击的时候先吸气再呼气；左手收回右手出击的时候再吸气、呼气，收拳复原的时候要慢慢地呼气。

【基本功效】

中医认为，“肝主筋，开窍于目”，而本式中的“怒目瞪圆”能够有效地刺激肝经，调理肝血，从而达到强健筋骨、舒肝明目的效果。此外，双腿下蹲，双手攒拳、抓握、旋腕等动作可以很好地刺激手足经脉及穴位，长期坚持练习，可以使全身肌肉结实，富有力量。

【分解动作图示】

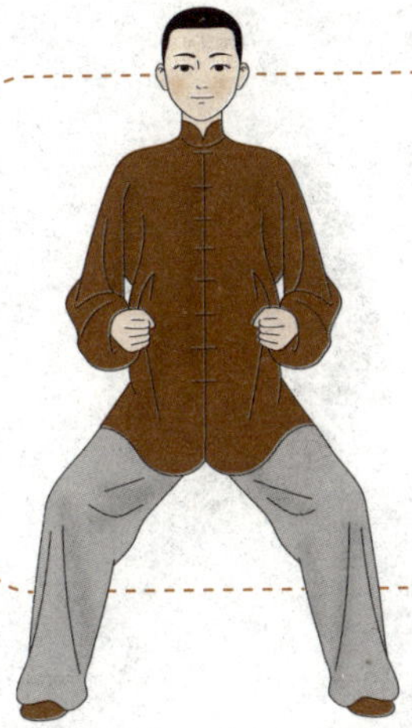

动作1

接两手攀足固肾腰动作6。身体重心向右移，左脚向左侧横跨一步，双腿屈膝并半蹲成马步，同时双手握拳，拳眼向上，目视正前方。

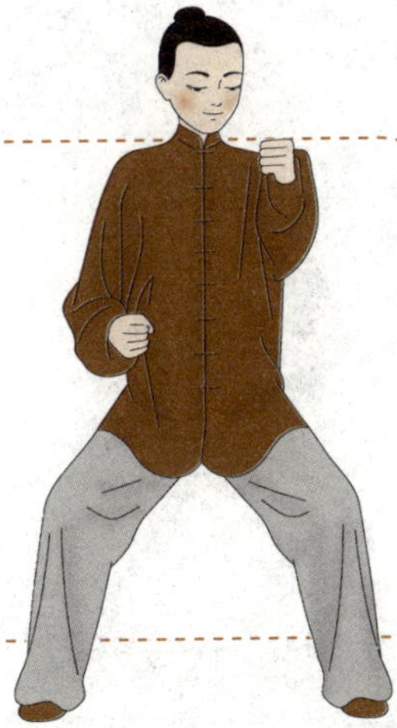

动作2

左拳缓缓用力向前上方出击，约与肩同高，拳眼朝上，同时瞪目，目视左拳击出方向。

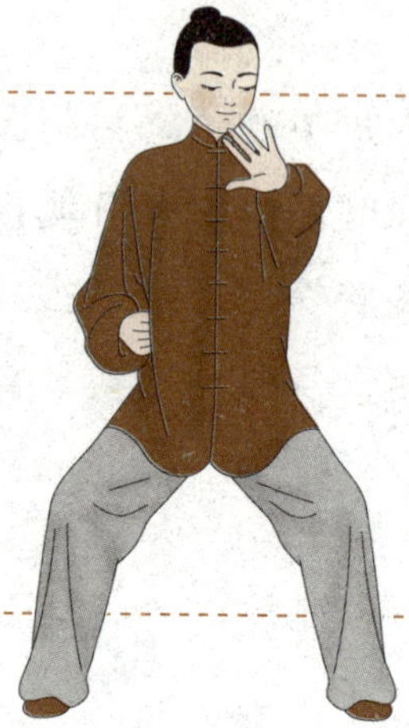

动作3

左臂内旋，左拳随之变为掌，虎口向下，目视左掌。

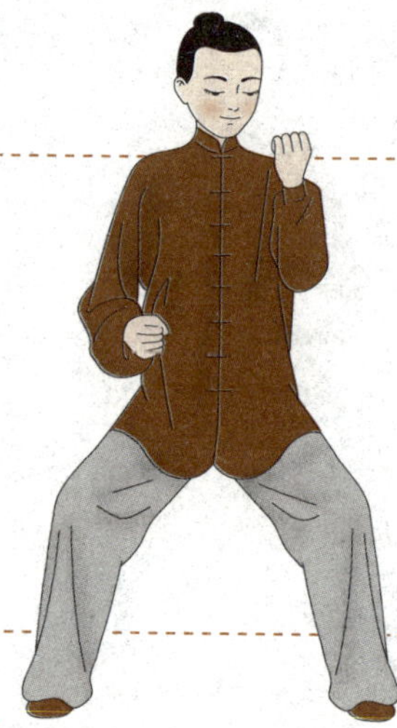

动作4

左臂外旋，屈肘，同时左掌向左缠绕，变掌心向上、向后握拳，拳眼向左，目视左掌。

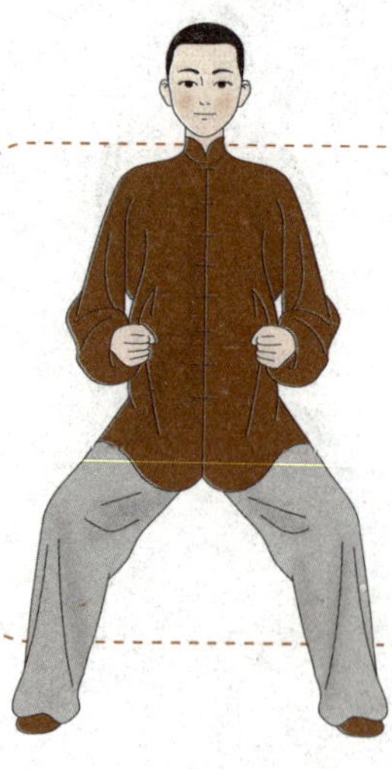

动作5

屈肘，左拳收回并内旋放回腰间，拳眼朝上，目视前方。

动作6

右拳缓缓用力向前上方出击，约与肩同高，拳眼朝上，同时瞪目，目视右拳击出方向。

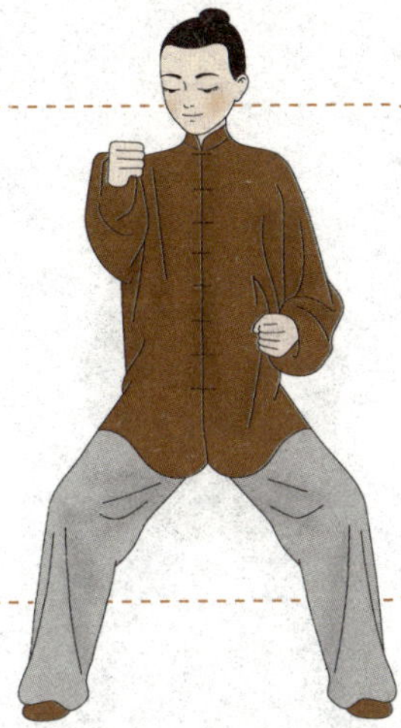

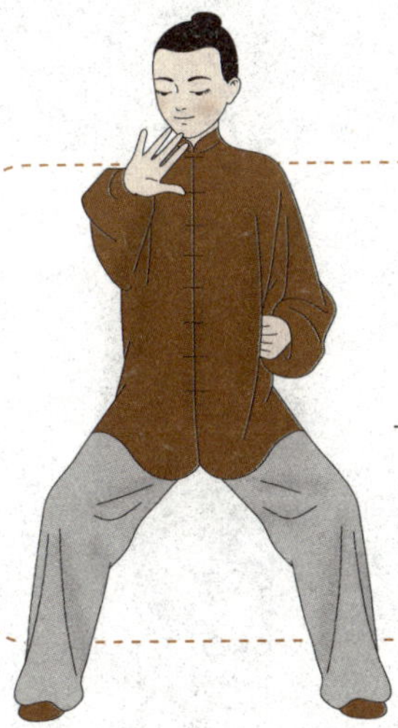

动作7

右臂内旋，右拳随之变为掌，虎口向下，目视右掌。

动作8

右臂外旋，屈肘，同时右掌向右缠绕，变掌心向上、向后握拳，拳眼向右，目视右拳。

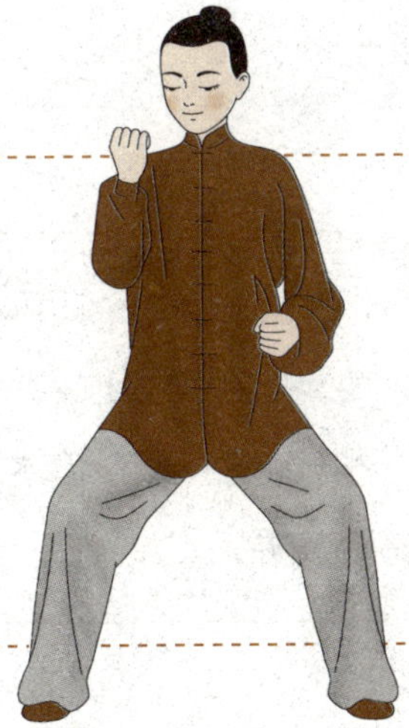

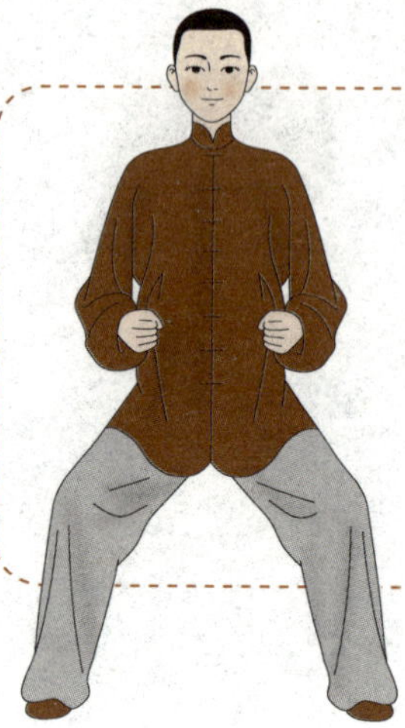

动作9

屈肘，右拳收回半内旋至腰间，拳眼向上，目视正前方。动作1至动作9共做3遍。

动作10

身体重心向右移，左脚随之收回，双脚并步站立，同时两拳变掌，双手自然下垂于身体两侧，目视正前方。

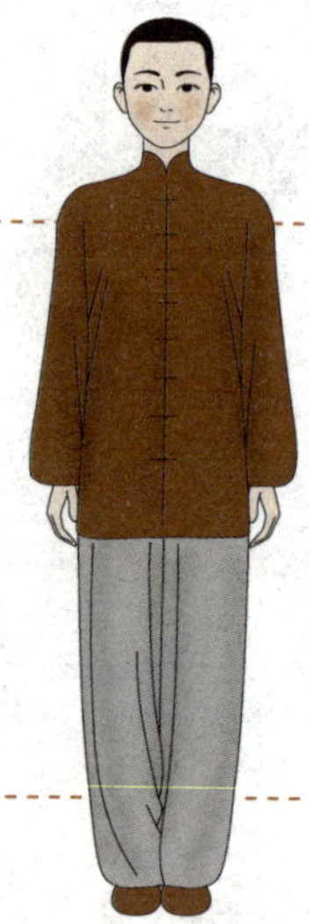

【提示】练习时应配合呼吸法，左手出击时先吸气再呼气，左手收回右手出击时再吸气、呼气。收拳复原时要缓缓呼气。对于年老体弱者来说，马步的高低可根据自身情况灵活掌握。

【纠偏说明】

1.上体前倾、端肩、掀肘：在出拳的时候，身体应该保持自然挺直，肩部下沉，肘部弯曲，前臂贴肋向前送出，力达拳面。

2.拳回收时，抓握无力，旋腕不明显：正确的做法是保持集中的精力，五指伸直，充分地旋转手腕，然后再屈指用力握固。

第8式 背后七颠把病消，按摩足跟消百病

【招式简介】

两腿并立撇足尖，足尖用力足跟悬，
呼气上顶手下按，落足呼气一周天，
如此反复共七遍，全身气走回丹田，
全身放松做颠抖，自然呼吸态怡然。

俗话说得好，“百步走不如抖一抖”，此式下落震荡导致全身的抖动，非常舒服，可以有效地防治各种疾病。此式简单易学，轻轻松松就完成了养生保健的功效。

【要领说明】

1.脚跟提起的时候，双脚并拢伸直，脚趾抓地，提起肛部，收紧腹部，肩部下沉，肘部下坠。

2.脚跟下落的时候，咬牙，使身体颤动，动作从容，落地之后，身体挺直，垂臂收功。最好不要在地面太硬的地方练习，否则，在脚跟下落的时候，很容易震痛。

3.配合适宜的呼吸法，也就是脚跟提起的时候吸气，脚跟下落的时候呼气。

【基本功效】

在此式中，足趾抓地，可以很好地刺激足部经脉，从而调节脏腑功能；颠足能够刺激脊柱与督脉，使全身脏腑气血畅通无阻；颠足之后站立，可以有效地锻炼小腿的肌肉力量，从而提高人体的平衡能力；落地震足，能够刺激下肢及脊柱各关节，有利于放松全身的肌肉，有效地缓解紧张。

【分解动作图示】

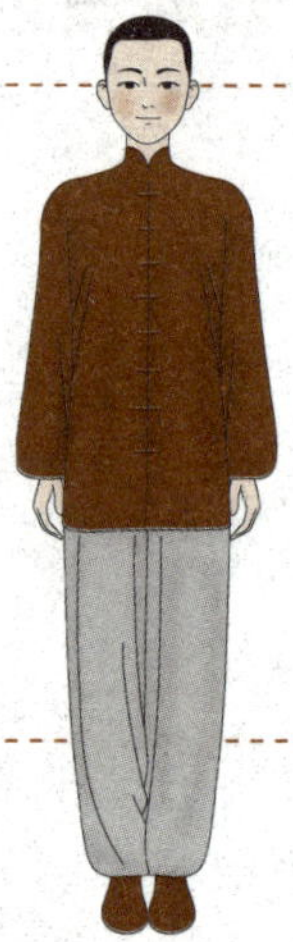

动作1

接攒拳怒目增力气动作10。双脚脚后跟向上提，同时头向上顶，稍停，目视正前方。

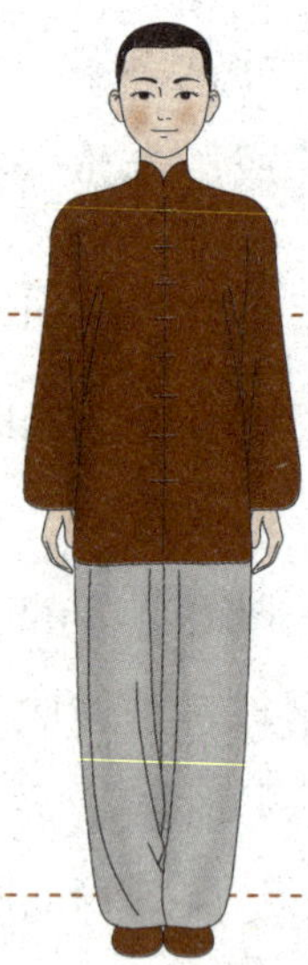

动作2

双脚脚跟落地，轻震地面，目视正前方。

【提示】练习时应配合呼吸法，即脚跟提起时吸气，脚跟下落时呼气。脚跟向上提起时，两脚要并拢，脚趾尽力抓地，提肌收腹，沉肩坠肘。而当脚跟下落时，要咬牙，颤动身体，动作从容。忌在地面太硬的地方练习，否则易致脚跟下落时震痛。

【纠偏说明】

1.脚跟上提时，端肩且身体僵硬：正确的做法是，双脚并拢足趾抓地，提肛收腹，肩部下沉，百会上领。

2.脚跟落地时，牙开口张：正确的做法是，肩部放松，手臂下沉，双膝微微弯曲，身体下落的时候上下牙齿咬合。

收势 养心调息保健康

【招式简介】

气息归元守丹田，静养一会儿再还原。

收势是八段锦的最后收功动作，但却不容小觑。虽然此式十分简单，但却是前面各式的收尾，如果草草了事，必然会使前面的努力大打折扣，因此该式在八段锦养生中也是非常重要的。

【要领说明】

1.双臂向内旋转侧摆的时候，大约与髋部同高，掌心向后。

2.身体放松，呼吸自然，体态安详。

【基本功效】

收势可以使气息归元，肢体的肌肉放松下来，并且使人保持轻松愉快的心情，从而促进身心健康。

【分解动作图示】

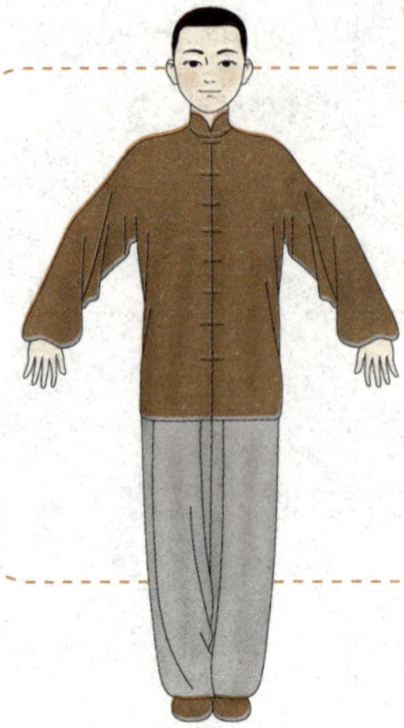

动作1

接背后七颠把病消动作2。双臂内旋，朝身体两侧摆起，十指分开，掌心向后，目视正前方。

动作2

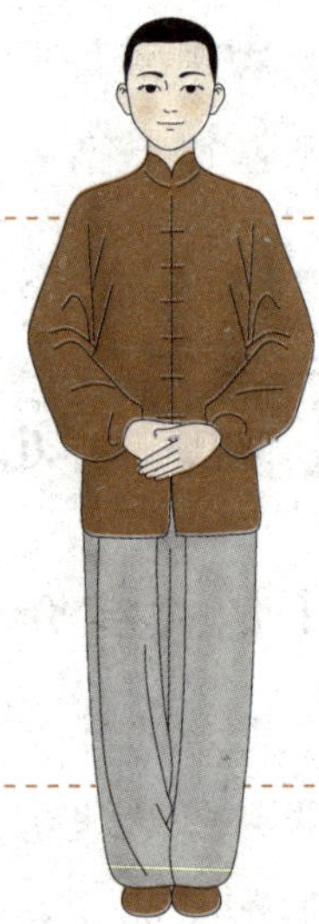

两臂屈肘，两掌相叠于丹田处。女右手在内，男左手在内。目视正前方。

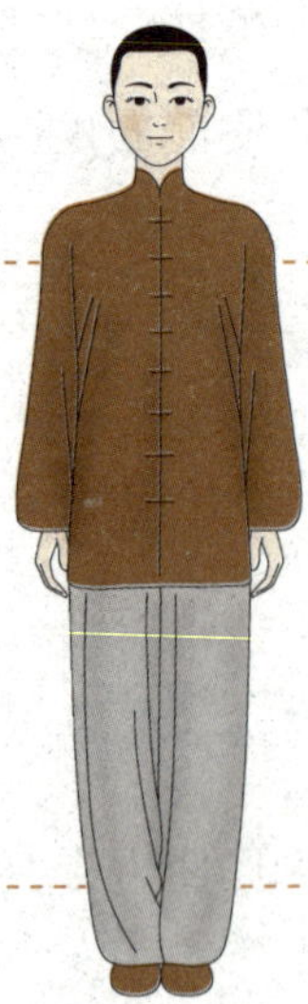

动作3

两臂自然下垂，两掌轻贴腿外侧，日视正前方。

【提示】收功时身体要放松，呼吸要自然，体态宜安详。双臂内旋侧摆时，掌心要向后，约与髋同高。

【纠偏说明】

心浮气躁，急于走动：收功之后应该保持心平气和，适当地做一些调理活动，比如搓手、甩手等小动作。

八段锦坐式动作图解

把握基础，冥思静心记口诀

练习坐式八段锦一定要打好基础、熟记口诀，这样才能更好地掌握八段锦的精华，熟练地运用八段锦。

1.坐姿

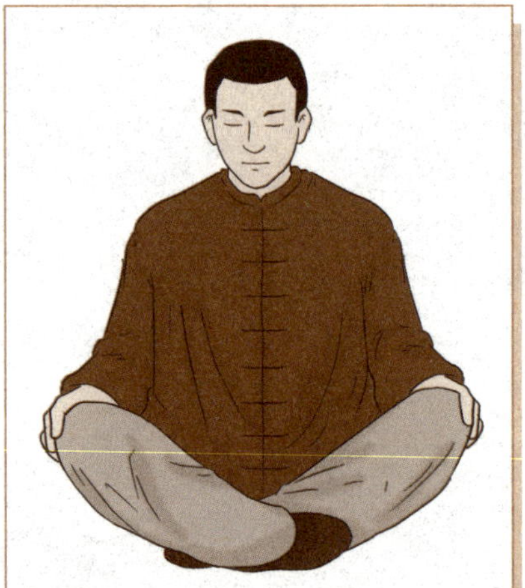

坐式八段锦以“因时因地因人”为练习的基本原则，姿势较为灵活。对于练习场地没有要求，不管是凳子上还是在地上，不管是侧卧还是仰卧都可以。

2.意念

练习八段锦的基本要求是意守丹田、心神宁静。因为人体的五脏六腑都聚集在腹部，而丹田正好位于腹部的中心位置，因此意守丹田对练习八段锦很有益处。

3.呼吸

坐式八段锦主要是腹部呼吸法。主要的方法就是用鼻子呼吸的时候，要用舌头抵住上腭；用口呼吸的时候，要把舌头放平，呼、吸为一次，以自然、均匀、细长的呼吸为佳。刚开始接触八段锦时，呼吸的次数一般为3～5次，熟练之后可以增加到 8～9次。另外，呼吸的时候，要注意空气是否清新。

第1式 干沐浴，畅通经脉促循环

【招式简介】

医学研究证明通过对某些部位的按摩能够有效地改善相关部位的功能。干沐浴通过对头部、眼部、鼻部、手部、胸部、臂部、膝部等部位的按摩能够使全身血液循环变得通畅，防止疾病的入侵。

【要领说明】

1.在进行浴头的时候一定要做到位，在捋的时候，一定要从太阳穴附近捋到头顶，再从头顶向下捋到颈部，这样才能够达到降血压的效果。

2.在浴眼的时候一定不要忘记太阳穴附近的按摩，因为太阳穴附近的毛细血管很多，在此处进行按摩能够预防风寒的侵袭，对治疗头痛头晕很有效果。

3.浴鼻的时候，如果天气较冷可以增加次数，这样可以预防感冒，杜绝咳嗽。

4.在浴腿的时候，如果不方便可以将大腿和小腿分开来进行。因为腿是足三阳经和足三阴经的经络要道，浴腿可以预防腿疾。

【基本功效】

干沐浴可以让人体从上到下的重要部位都能够得到锻炼。如果能够长期练习，可以促进相应的部位血液循环、畅通经脉，使关节变得灵活，对消化不良等症有改善的作用。

浴头可以让脸色红润，不生皱纹，还可以防止脱发。浴眼可以让眼部气血畅通，保持眼部不下垂，对预防近视、远视都有一定的效果。浴鼻可以预防感冒，避免伤风。浴腿可以防止腿疾，加强行走能力。浴膝可以保持膝部的温暖，预防关节炎。

【分解动作图示】

1.浴头

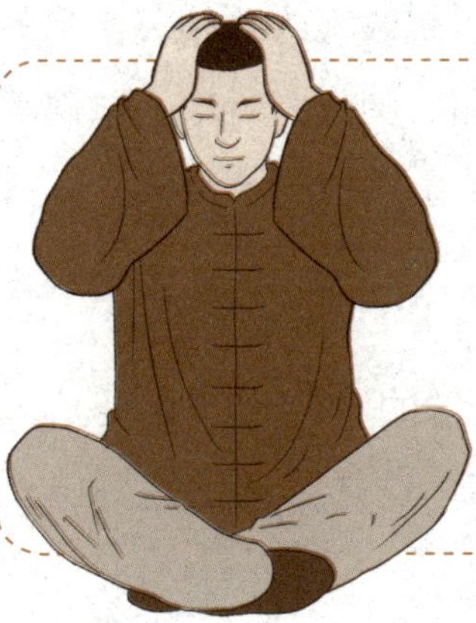

动作1

把双眼轻轻闭上；用掌心按住前额，稍用力从上擦到下颌，双掌掌心向内扣住头部放在双耳上，轻轻摩运到头顶，再次回到前额。一共做10次。

动作2

用手指的指甲或者是十指的指腹对头部的发根进行轻轻的按摩，进行10~20次。

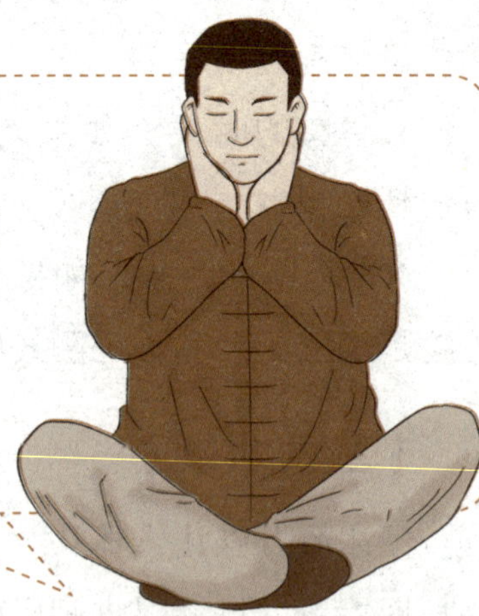

动作3

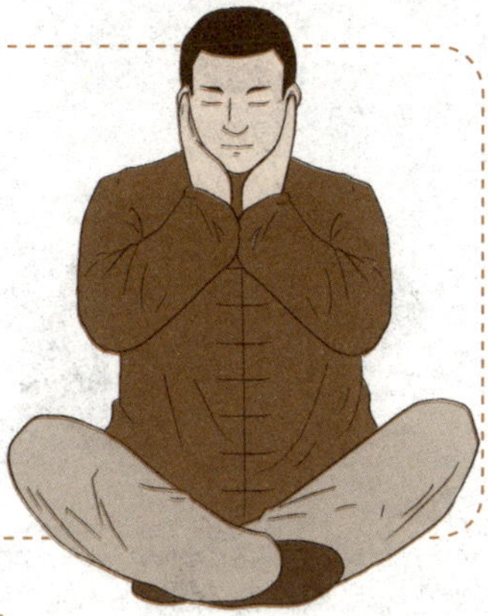

用双手的拇指在太阳穴附近进行捋，从太阳穴捋到头顶后，接着五指并拢向下捋到颈部，这是一次。一共进行10次。

2.浴眼

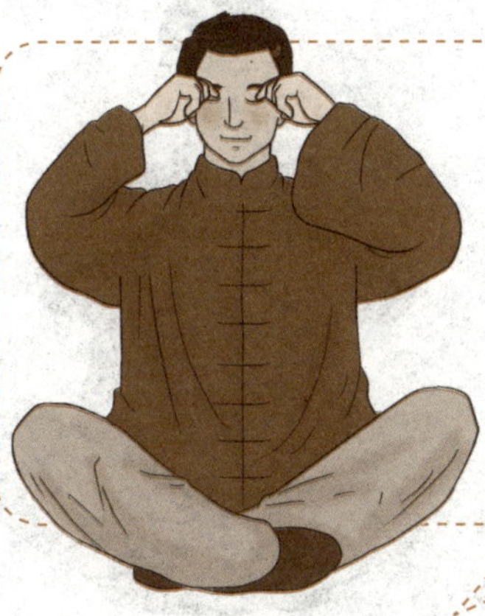

动作1

轻闭双眼，将双手握成空拳，双手拇指弯曲，用双手拇指的指背擦上下眼皮各10次。

动作2

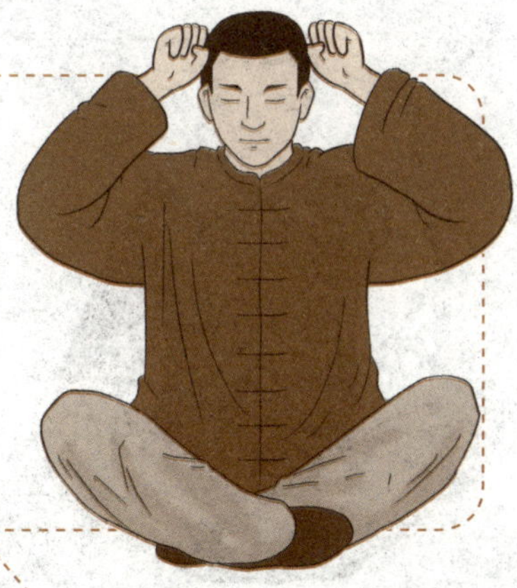

用双手的拇指按住两边的太阳穴，旋转，揉10次，然后再换方向揉动10次。

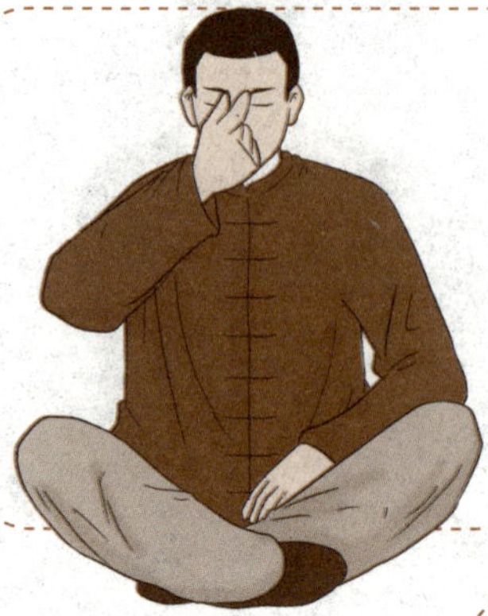

动作3

用右手的拇指和食指捏住两眉毛中间的部位，稍用力揪十几次，同时用左手从头后的发迹向下捋到颈部十几次。然后换手做。

3.浴鼻

动作

将双手的拇指微微弯曲，其余四指握成空拳，在鼻梁的两侧，从眼部以下到鼻孔的两侧，用拇指进行上下摩擦10次，往返记为1次。

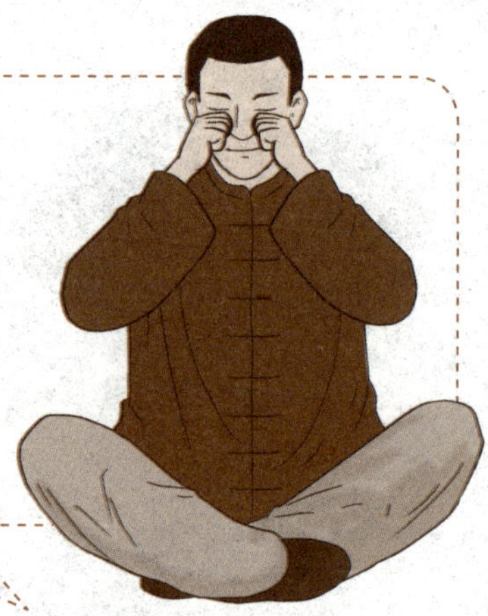

4. 浴臂

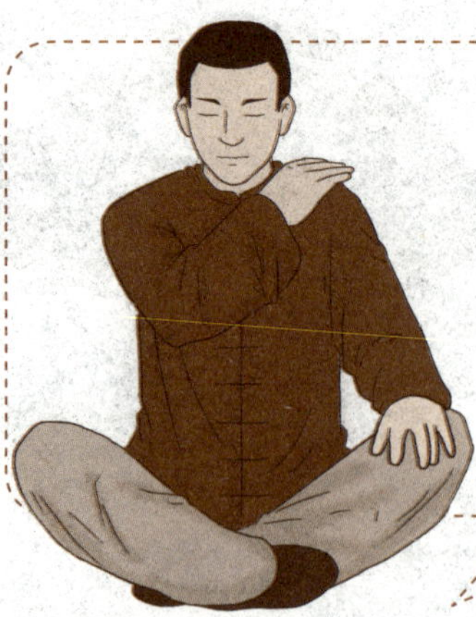

动作

用右手紧紧按住左手的手腕内侧，顺着手臂的内侧用力擦到肩膀的位置，再顺着手臂的外侧下擦到左手的手背，进行十几次。换手操作。

5. 浴手

动作

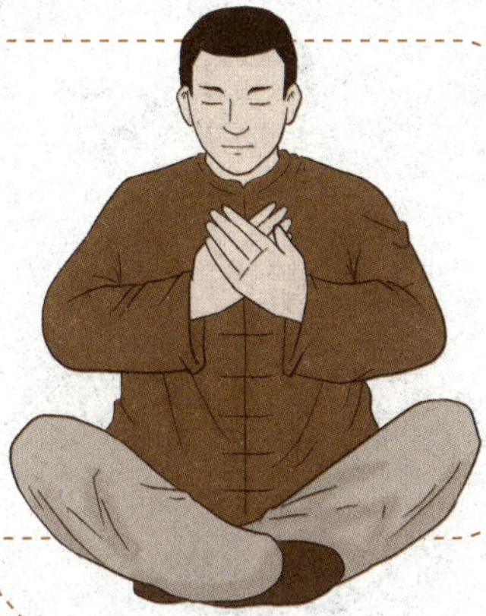

双手呈掌状，搓热。先用左手握住右手的手背，用力地擦一下，再换手操作，互擦十几次。

6. 浴胸

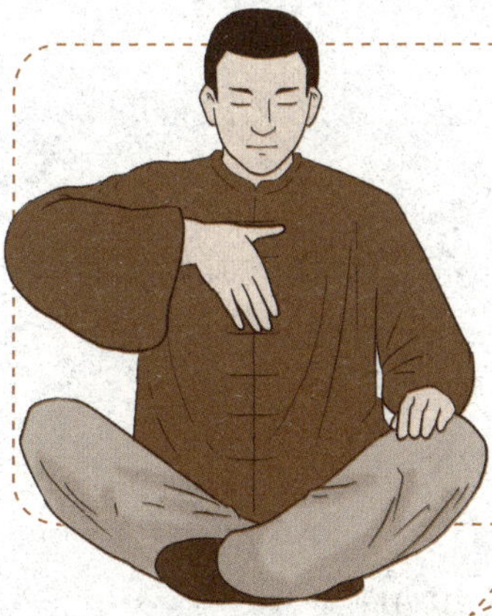

动作

用右手按住右乳，手指方向朝下，用力向下推到左大腿根部，然后用左手按住左乳，用力向下推到右大腿的根部。一左一右为1次，此动作进行十几次。

7.浴腿

动作

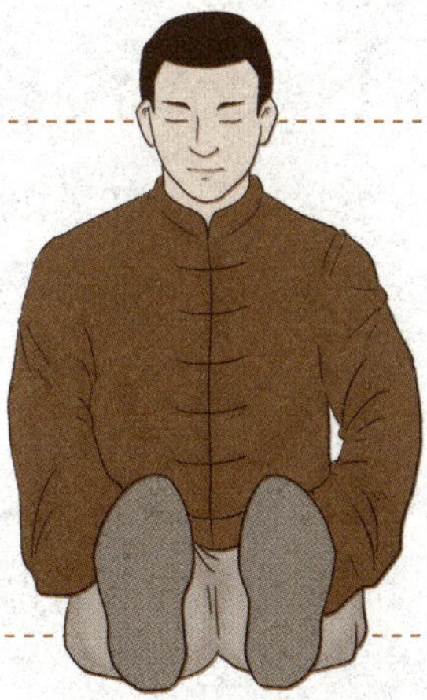

用双掌紧紧握住一侧的大腿，用力从大腿腿根擦到脚踝的位置，然后再擦回到大腿腿根的部位，反复进行十几次，换腿操作。

8. 浴膝

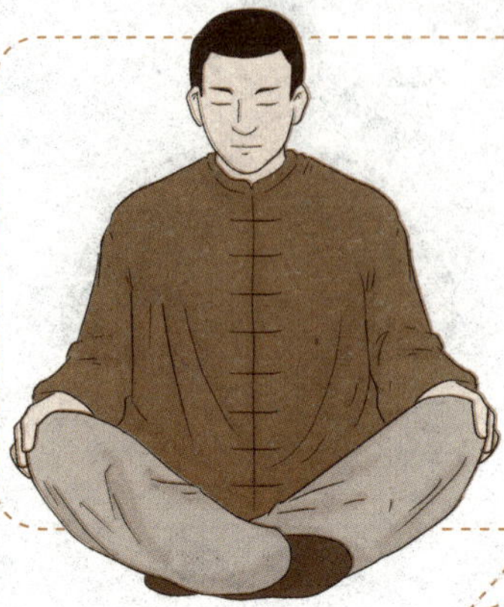

动作

双腿的膝盖用双掌紧紧握住，先向外旋转十几下，再向内旋转十几下。

【纠偏说明】

1.浴胸时左右顺下来：一定要注意浴胸时左右是交叉进行的，从左乳推到右大腿腿根；从右乳推到左大腿腿根。

2.浴膝的时候方向不一：在浴膝的时候，注意双膝的旋转方向要直，同时向外或者向内进行旋转。

第2式 转眼睛，保养眼部防近视

【招式简介】

医学证明，转动眼珠能够促进眼部的血液循环，缓解眼部疲劳，能够对眼部起到保健的功效。

【要领说明】

在转动眼睛，每次完成的时候，要注意停下来休息一下，这样才能让眼睛附近的肌肉得到适当的锻炼。一味地转动眼球只会让眼睛感到疲劳，不会达到锻炼的效果。

【基本功效】

如果每天早、晚能够练习两遍，坚持下来，能够明目、护目，让眼部周围的肌肉组织得到锻炼，可以保养眼部的皮肤。还可以预防近视和远视。

【分解动作图示】

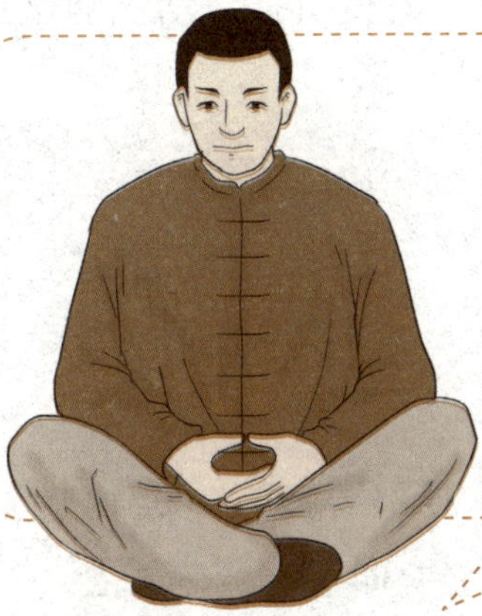

动作

自然端坐，凝神，将腰部挺直，头部不要偏移，双眼向左转动5～6次，停下，目视前方，双眼再向右转动5～6次，稍停，目视前方。

【纠偏说明】

1.腰部弯曲：要谨记练坐式八段锦腰部一定要挺直不要倾斜。

2.头部左右偏移：在转眼睛的时候，头部一定要正，不可歪斜。

第3式 轻击牙齿，加强消化好吸收

【招式简介】

牙齿是骨头的末梢，与筋骨有着密不可分的关系，与胃、肠、脾、肾、肝也有着很密切的关系。八段锦中的轻击牙齿可以让牙齿变得坚固，在咀嚼食物的时候，能够让牙齿的作用充分发挥。

【要领说明】

在轻击牙齿的时候，嘴部要充分地放松，上下牙之间的敲击力度不宜过大，练习时，要凝神静心，在敲击的时候，上下牙之间因为敲击带动的震动能够让牙部组织得到锻炼，坚固牙齿。

【基本功效】

让牙齿和其相关组织得到锻炼，通过减少肠胃负担，增强消化系统的功效。

【分解动作图示】

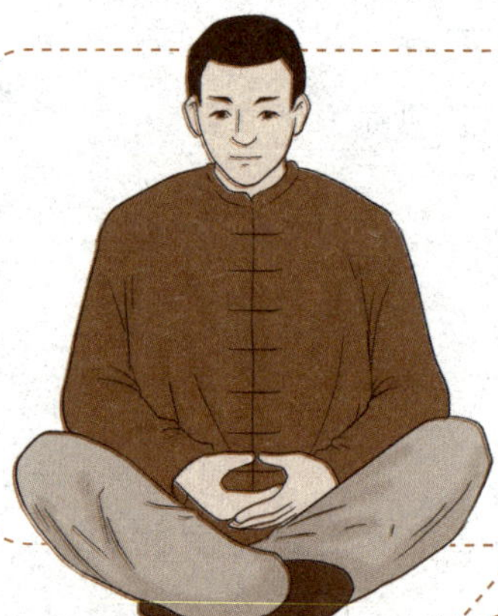

动作

自然坐立，腰部要挺直，凝神静心，放松嘴部，轻轻叩击上下牙齿三十几次。

【纠偏说明】

敲击力度过大：上下牙齿应该轻轻进行叩击，让上下牙处于一种放松的状态。

第4式 漱口，增津补液养肾精

【招式简介】

津液中富含多种营养物质，具有很好的滋润作用。津液深入血液中能够促进血液循环，滋养肾经。古人在造字时，取“舌尖上的口水”为“活”字也是这样的道理。八段锦通过漱口的方式，让口中的津液增加，达到含津补液的效果。

【要领说明】

练习时，在津液充满口腔的时候，要分三次咽下，便有练津化气、练气化神、练神还虚的功效。

【基本功效】

八段锦这个动作能够解毒、增强免疫，促进肠胃蠕动，改善消化不良。还可以滋养肾经，促进血液循环。

什么是津液呢？人体内正常分泌的液体，既轻又稀薄的被称为津，有黏性的称为液。如果津液出现不足或者是失衡的状况，气血的运行就会产生阻碍，身体就会出现皮肤发黄、皱纹增多、视力模糊、便秘等症状。身体的肺经就会出现气血不顺，肺液不能够通过呼吸或者是排汗的方式把含有废物的水分排出体外。因此，津液也是身体健康状况的指标。漱口动作能够有效地促进口中津液的分泌，对体内的津液有着补充的作用。

【分解动作图示】

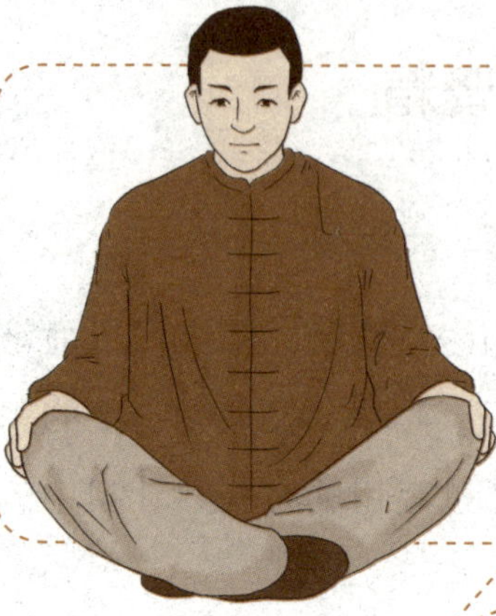

动作1

身体坐直，双手自然放于两侧。

动作2

将嘴轻轻闭上，上下牙互相咬住，双腮鼓起，口中好像含着东西一样，双腮和舌头做漱口的动作，做30次，这时口中会慢慢产生津液，等到津液充满口腔时，分3次慢慢咽下。

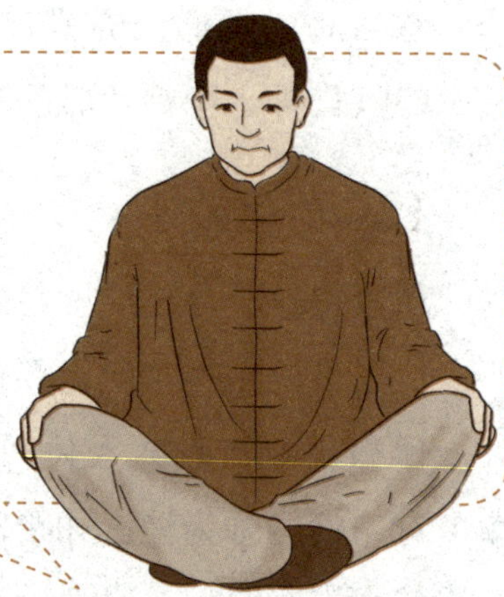

【纠偏说明】

1.双腮扁平：双腮要充分鼓起才能够产生大量的津液，帮助消化系统消化食物。

2.在吞咽津液时一口咽下：津液中含有丰富的营养物质，分三口将津液咽下才能够保证这些营养物质被充分地吸收。

第5式 敲玉枕，头脑清醒防耳疾

【招式简介】

“敲玉枕”是八段锦重要的一步。头后枕骨内是十二经络的聚集之地，也是小脑所在的地方。通过“敲玉枕”能够使头脑保持清醒，增强记忆力。

【要领说明】

掌心按住两耳的耳孔时，可以闭眼凝神，呼吸要平稳，可以有效地让大脑处于一种安静的状态。

【基本功效】

枕骨是十二经络的聚集之所，同时也是小脑所在的地方。通过敲击枕骨可以清醒头脑，增强记忆力，特别是在早起、晚睡、劳累一天之后，两耳内有前庭等神经系统经过大脑，所以可以通过开闭的动作，加强震感，有效地预防耳疾。

【分解动作图示】

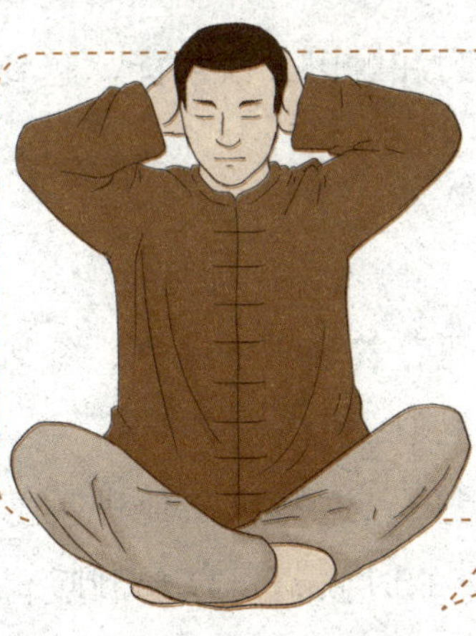

动作1

双手的掌心紧紧按住左右两耳的耳孔，两手的中间三指轻轻敲打后头的枕骨(小脑部)十次左右，然后手指紧紧按住后头的枕骨不动，掌心按住耳孔后再骤然离开，连续开闭十几次。

动作2

两手的食指或者中指插入耳孔内，旋转3次，再突然离开，重复次动作3~5次。

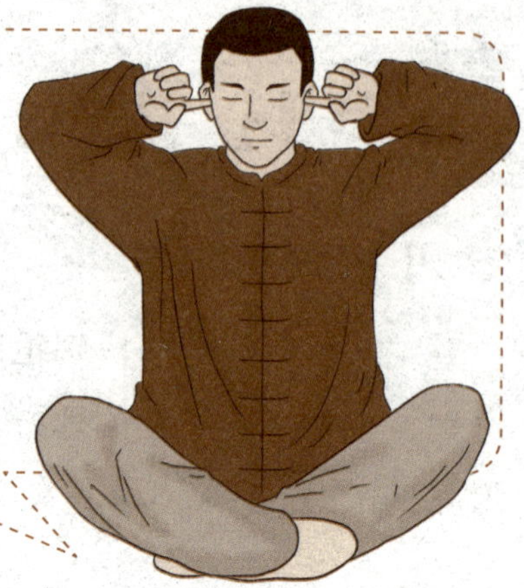

【纠偏说明】

食指插入耳孔忘记旋转：双手的食指或者中指插入耳孔的时候，注意要旋转3次再离开，这样能够起到对耳孔进行按摩的效果。

第6式 轻揉腹部，胃肠功能得加强

【招式简介】

如果肠胃不适或者患有慢性肠胃病，可以做相关的揉腹动作进行调节。八段锦的第6式，就是根据这点而来的。揉腹可以增加腹肌和肠平滑肌的血流量，增加胃肠内壁肌肉的张力和淋巴系统功能，起到促进排便的作用。

【要领说明】

1.坐式八段锦轻揉腹部这一式，男女之间有着轻微的区别，练习者在练习的过程中要稍加注意。

2.女性在做此动作的时候要先把双手搓热，这样可以促进手部的血液循环，用温暖的双手对胃部进行按摩的时候，可以起到暖胃的功效。

3.揉腹的时候，动作要缓慢，不要过快，让自己觉得舒服自然就好，在揉腹的过程中，找到自己的规律。

4.揉腹的时候，精神要放松，不要过度紧张，更不要胡思乱想，胡乱发挥。

【基本功效】

腹部是大部分消化道所在的地方，也就是说，消化吸收都要在这里发生。腹腔的消化道包括下食道、胃、十二指肠、空肠、回肠、盲肠和阑尾、升结肠、横结肠、降结肠、乙状结肠和直肠，其他重要器官有肝、肾、胰、脾。所以对腹部的按摩更加重要。

因为轻揉腹部能够刺激末梢神经，通过按摩让腹部的毛细血管畅通，加速脂肪的消耗，是很好的减肥方法。同时揉腹可以让人保持心情愉悦，睡前进行按摩可以帮助入睡，减少失眠状况的发生。轻揉腹部还可以增加前列腺素的分泌，防止胃酸分泌增加，可以有效地预防胃溃疡，还可以促进排便，能够有效地预防便秘的发生。

【分解动作图示】

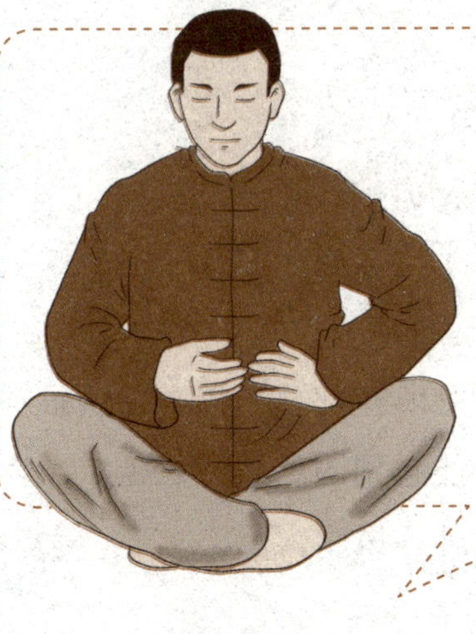

动作1

男性做法：把左手放在左大腿的根部或者叉住腰部，如果练习者是仰卧的话，手的位置不受限制，右手轻轻揉动，从心窝左下方开始经过肚脐下的小腹向右揉，最后回到原处，此为一次，进行30次左右，然后换手进行。

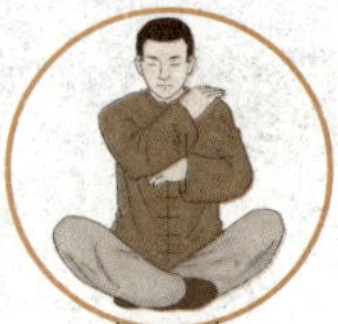

动作2

女性做法：先把双手搓热，左手叉腰，注意手部的大拇指在前面，食指在后面，用右手的掌心从心窝的地方开始，向左下方进行旋转揉擦，旋转一圈为一次，进行几十次；反之，右手叉腰，用左手的掌心从脐处下右下方进行旋转，经过小腹回到原处为一次，进行几十次。

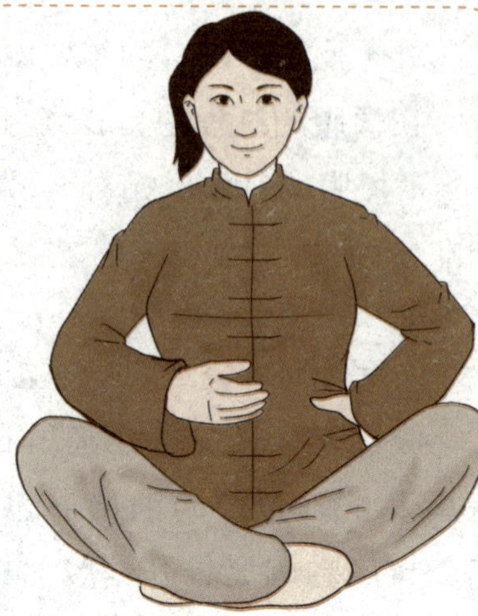

【纠偏说明】

1.揉的时候过快：在揉动的时候要注意不宜太快，要慢慢地进行揉动。

2.一直不间断地揉：在揉的过程中要注意歇一歇，如果过于急躁，效果反而不好。

3.叉腰的时候不注重动作的准确：叉腰的时候，要注意大拇指在前，食指在后。

第7式 搓腰眼，疏通带脉防腰病

【招式简介】

中医学认为，腰眼居“带脉”，为肾脏所在部位，用掌搓腰眼和尾闾，不仅能够疏通带脉、强健腰脊，更能起到固精益肾、延年益寿的作用。此招式就是介绍如何对腰眼部位进行按摩。

【要领说明】

在搓腰眼之前保持手部的温度，因为腰眼是肾脏的所在，肾脏喜热怕寒，让手掌保持温热能够收到更好的效果。

在按摩腰部时，速度要缓慢，精神要集中，不可左顾右盼。

找准腰眼的位置，保证动作的准确性。

【基本功效】

现代医学研究证明，搓腰眼可以让局部皮肤里丰富的毛细血管扩张，促进血液循环，加速代谢物质的排出，还能够刺激神经末端。对神经系统的温和刺激，有利于恢复病损组织，提高腰肌的耐力。

腰部连接着身体的各个部位，太阳膀胱经和督脉都经过腰部。腰眼位于腰部第三椎棘突左右3~4寸的凹陷处，是肾脏所在的部位，肾脏怕寒，长期按摩可以温熙肾阳，促进腰部的血液循环。

对腰眼和尾闾进行按摩还能够达到疏通带脉的作用。带脉起到总束诸脉的作用，对纵行的诸经脉进行约束，达到协调和柔和的作用，对男女生殖器官尤为重要。

【分解动作图示】

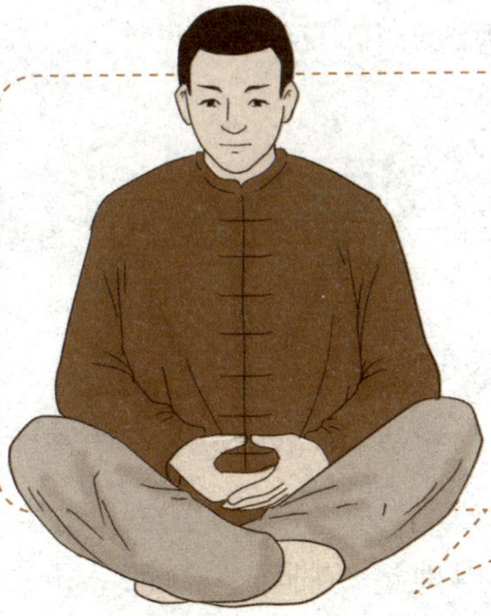

动作1

身体坐直，全身放松。

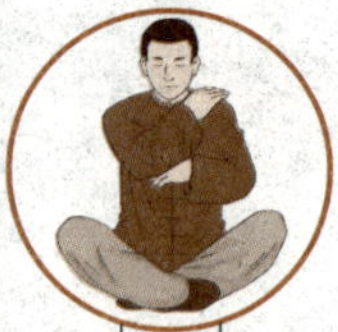

动作2

把两手搓热，紧紧按住腰眼的地方，用力搓至尾闾部位，然后再向上搓到双臂后屈正对着的地方，进行30次左右。

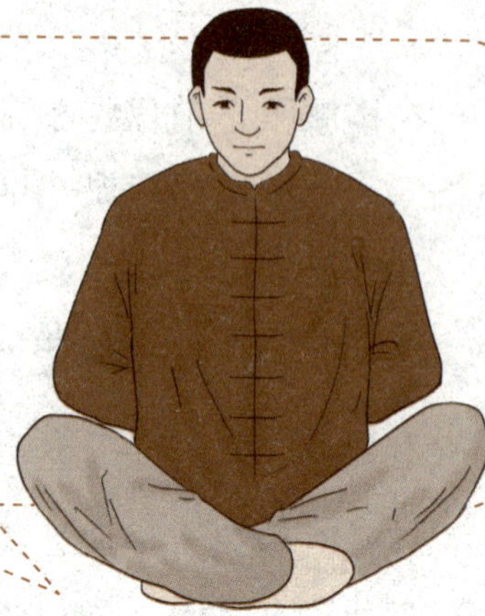

【纠偏说明】

1.身体倾斜：在搓腰眼的时候保持身体处于挺直的状态。

2.按摩的时候速度过快：在按摩时要用力慢慢地对腰部进行按摩。

第8式 搓脚心，疏肝明目降虚火

【招式简介】

中医认为搓脚心有利于活血通络，强身健体。坐式八段锦的最后一式为搓脚心，可以让虚火旺盛者降火气，达到疏肝明目的效果。

【要领说明】

1.在饭后1个小时内不要进行按摩，对一个部位的按摩不要连续超过5分钟。

2.如果出现口干、疼痛的现象属于正常现象。

3.按摩后由于毛细血管处于扩张状态，不要用凉水洗或者用冷毛巾擦拭按摩的部位。

4.在对脚心进行按摩的时候也可以适当地运动脚趾，脚趾上也有很多连接身体各处的神经，大踇趾是肝、脾两经的通路，多活动大踇趾可以疏肝健胃，第4趾属胆经，能够矫正女性的宫体位。

【基本功效】

脚的健康不仅关系着人体的健康，更关系着人的寿命。脚心处的穴位很多。脚心穴位病理在人体上的反射较多，比如左脚的脚心穴位反映着腹腔神经丛、肾上腺、肾脏、心脏、脾脏、胃、十二指肠等；右脚的脚心穴位反映着腹腔神经丛、胆囊、肾上腺、肾脏、肝脏、胃等。因为人的脚掌上分布着很多血管，所以医学家把脚掌称为人的“第二心脏”。脚掌上的涌泉穴是足少肾经的起点，经常按摩能够活肾经内气，强身健体，防止身体老化。

搓脚心能够使脚部的毛细血管扩张，促进脚部的血液循环，给脚部带去更多的养料和氧气，加速脚部的新陈代谢，使脚部的力量增加，行动矫健。

脚部有很多神经直通大脑，搓脚心能够刺激脚部的神经，让大脑得到放松。不管是脑力劳动者还是体力劳动者，每天睡觉之前，搓一搓脚心，能够缓解疲劳，提高睡眠质量。

经常对脚心处的涌泉穴进行按摩还能够起到滋阴补肾的作用。

【分解动作图示】

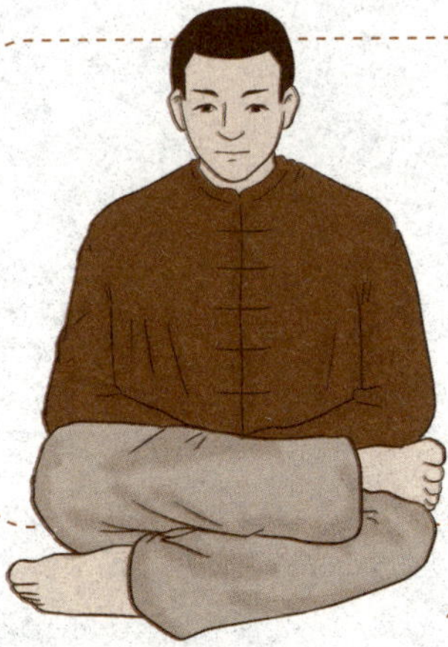

动作1

身体坐直，把右脚放在左脚的膝盖处，全身放松。

动作2

把双手搓热，搓脚心80次左右。换脚揉搓。

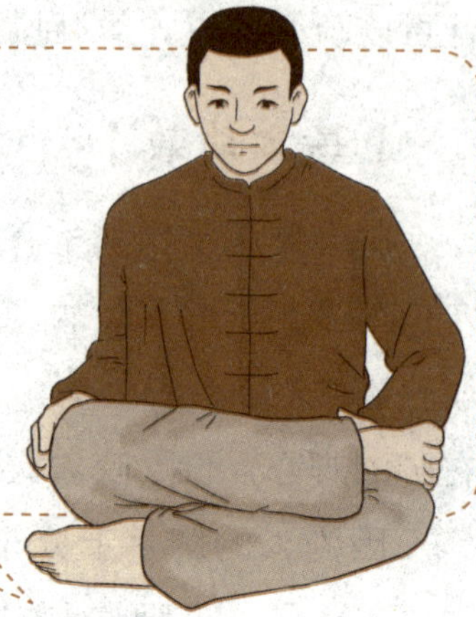

【纠偏说明】

1.身体倾斜：在练习招式的时候，身体坐直最佳。

2.搓脚心的时候过于紧张：在搓脚心的时候，要做到自然、放松，让自己处于最舒适的状态。

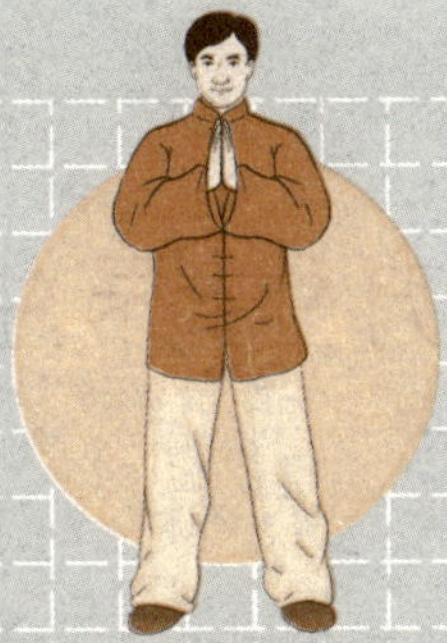

图解八段锦五禽戏六字诀易筋经

——最传统的养生术

第三章

五禽戏——仿生养生术

五禽戏又称“五禽操”“五禽气功”“百步汗戏”等，是优秀的民族健身功法之一，同时也是我国古代体育锻炼的一种重要方法，具有疏通筋骨、防病治病、延年益寿的功效。如练虎戏可养肝，练鹿戏可养肾，练熊戏可养脾，练猿戏可养心，练鸟戏可养肺。下面就让我们来了解一下五禽戏吧！

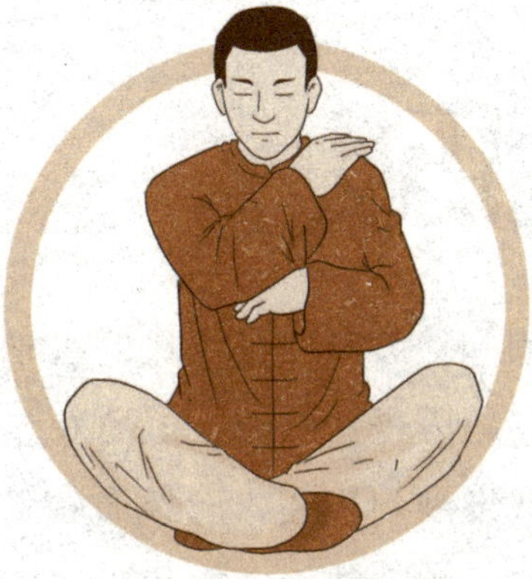

◎ 初识五禽戏

◎ 五禽戏动作图解

初识五禽戏

追溯历史，探寻五禽戏的秘密

众所周知，五禽戏是古代的医学大家华佗创立的，一直受到人们的推崇，其原因是什么呢？五禽戏包括哪些方面？

五禽戏发展到现在，已经形成了很多流派，并且每一个流派都形成了自身的风格和特点。有的为了扩大流派的影响力，还冠以华佗的名字。然而，无论怎样变化，这些流派都是依据“五禽”动作，再结合自身的练功方法、练功体验来编写“仿生式”导引法。其主要以活动人体筋骨、疏通气血为宗旨，以达到防病治病或健身延年的效果。其中，在五禽戏的各种运动中，有的偏重于肢体运动，以模仿“五禽”的动作为基础，以达到健身强体的功效。有的偏重于外功型，通过相应的招式，可以达到身心合一的境界。

截至目前，人们所说的五禽戏都包括模仿“五禽”的生态理念，它的内涵主要以内气运行为主，侧重意念的锻炼，表现类别为内功型。如五禽气功图，它主要以刚为主，通过相应的拍打、按摩以达到治疗疾病的功效。另外，也有人通过学习五禽拳或五禽散手的招式进行自卫御敌。也有人通过学习五禽舞来训练身体的柔劲，塑造出窈窕的身姿。

现在，你是否已对五禽戏有了初步了解？除了了解上述特点，还应对五禽戏的记载情况了然于胸。追寻历史，五禽戏的动作编排是按照《三国志·华佗传》的记载进行的。其顺序为虎、鹿、熊、猿、鸟；五禽戏中的各个动作、招式都非常简单。相关的数量沿用了陶弘景在《养性延命录》中的描述，一共分为10个动作，每戏有2个动作。同时，在各个招式的开始和结束都增加了调息与引气归元要素。这样做，真正体现了形、意、气的合一，也符合练习者的练习规律。

值得一提的是，五禽戏的动作都模仿了虎的威猛、鹿的安舒、熊的沉稳、猿的灵巧、鸟的轻盈等特征，将“五禽”蕴含的神韵，形神兼备，意气相随，且内外和谐统一。总之，系统地了解五禽戏的渊源，可对五禽戏达到更深的理解。同时，对练习者自身进行养精调气、舒筋活络等，都能起到很好的作用，也有助于更好、更快地达到祛病强身的效果。

形似神往，解密五禽戏养生密码

五禽戏是一种外动内静、动中求静、动静兼备、有刚有柔、刚柔并济、练内练外、内外兼练的仿生功法。五禽戏的练习者需要做到哪些呢？长时间坚持练习五禽戏可以达到什么样的功效呢？

五禽戏是一种导引术，它要求将意守、调息和动形进行协调和配合。意守可以使练习者的精神宁静，精神宁静了就可以培育出真气；调息可以行气，可以将经脉进行调和；动形则可以起到强健筋骨、活动关节的作用。由于五禽戏是模仿五种禽兽的动作，所以根据意守的不同部位和做到的不同动作，就可以起到不同的作用。

虎戏就是在老虎的基础上，将虎的形象、神气、延伸爪牙捕猎和摇头摆尾的动作表现出来。要求要意守命门，所谓的命门，就是指元阳所在之处，精血之海，元气之根，水火之宅。如果能够很好地做到意守命门，就可以起到益肾强腰、壮骨生髓的作用，而且还可以通督脉二穴、祛风邪。

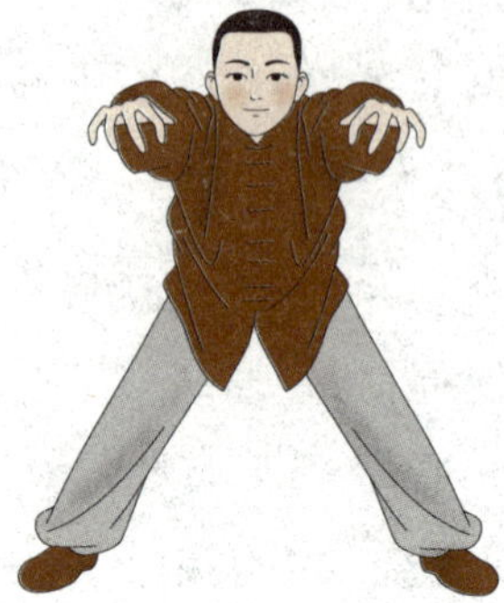

鹿戏就是模仿鹿的形象。而鹿长寿而性灵的原因之一就是善于运用尾闾。尾闾是任、督二脉的通会之处，练习鹿戏的时候如果能够做到意守尾闾，可以让气脉在身体内游走，起到通经络、行血脉、舒展筋骨的作用。

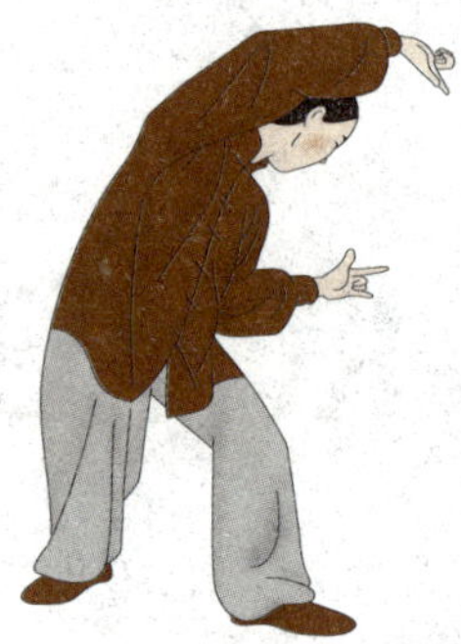

猿戏也就是模仿猿的形象。由于猿的特性就是机警灵活，好动，所以在练习猿戏的时候，就是要重在锻炼肢体的灵活性，同时还要有意识地锻炼抑制思想活动的能力，以便达到思想清静，身体轻健的目的。练习的时候要求意守脐中，以求形动而神静。

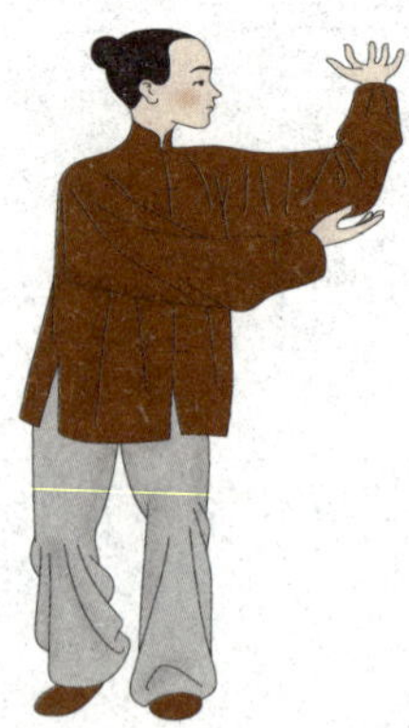

熊戏也就是模仿熊的形象。由于熊虽然身体庞大，略显笨拙，但是力气很大，外静而内动。练习的时候要求意守肚脐内的中宫，以便能够更好地调和气血。练习熊戏的时候，要将重点放在内动而外静上面。这样一来，就可以使头脑虚静，意气相合，真气贯通，并且还可以起到健脾益胃的效果。

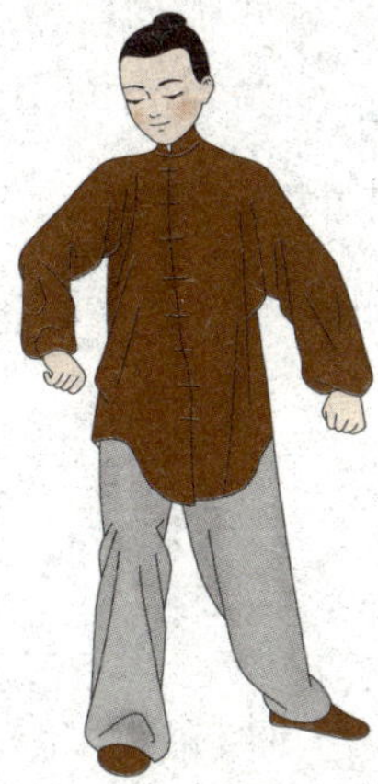

鸟戏也被人们称为鹤戏，也就是说鸟戏就是模仿鹤动作轻翔舒展的形象。因此，在练习鸟戏的时候要意守气海，气海乃是任脉的一个主要穴位，为生气之海。经常练习鸟戏就可以有效地调达气血，疏通经络，并且活动筋骨和关节。

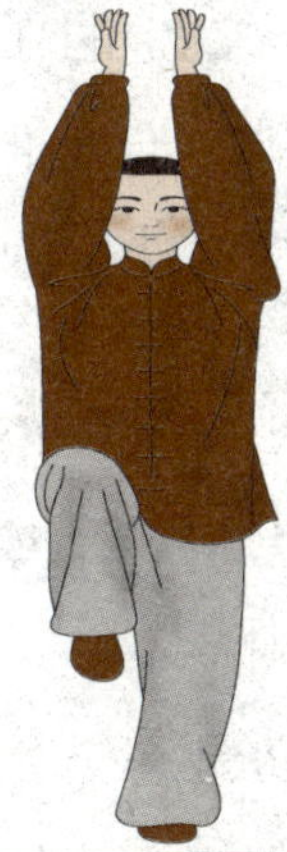

由此看来，五禽戏的五种动作各有侧重，是一个不可分割的整体，是一套很系统、很全面的功法，如果能够坚持不懈地练习，不间断，就会起到养精神、调气血、益脏腑、通经络、活筋骨、利关节的作用，可以有效地帮助我们祛病健身。

在这里还要提醒一下练习者，在练功的时候，首先要将整个身体放松下来，保持思绪的平稳和乐观。因为乐观轻松的情绪可以保证气血通畅和精神振奋；而全身放松则可以避免练习时出现肢体僵硬和紧张的情况。练习过程中一定要保持呼吸的平静自然，最好采用腹式呼吸法，均匀和缓。在吸气时，紧闭嘴唇，舌尖轻抵上腭。吸气时则用鼻子，呼气用嘴。在整个过程中要排除杂念，保持精神的专一，严格按照各戏意守的要求，将意志集中在要求意守的部位，保证在练习的过程中意、气相随。

形、神、意、气，把握习练要领

在平时练习五禽戏的时候，一定把握好“形、神、意、气”四个环节。到底要怎样才能达到这种境界呢？动作要领又是什么呢？

五禽戏中的任何一个动作都要求将其神韵和含义在自己理解和感悟的基础上惟妙惟肖地表现出来，从而达到放松身心、愉悦心情、锻炼身体的最佳目的。

1.形——练习的姿势

形，也就是练习时的姿势。古人曾经说过：“形不正则气不顺，气不顺则意不宁，意不宁则神散乱。”这就是在告诫我们在练习过程中，姿势是一个非常重要的环节。在开始练习的时候，一定要摆正姿势，挺胸抬头，体态自然，使得整个身体的各个部位都得到放松，产生舒适的感觉。当然，放松并不仅仅是指肌肉的放松，而且在精神上也要进行放松，做到呼吸平稳，逐渐调匀，慢慢地进入练习的状态当中。在开始练习五禽戏时，根据动作的名称和含义，准确、到位地做出与名称相对应的动作造型，合乎规范，尽量达到“演虎像虎”、“学猿似猿”的程度。特别是对一些动作来说，起落、高低、轻重、缓急、虚实都要了解分辨得清清楚楚，动作不要僵硬呆滞，要做到柔和灵活，以便最大程度地达到 “引挽腰体，动诸关节，以求难老”的功效。

2.神——练习的神韵

神，也就是说练习者的神态和神韵：养生之道重在“形神合一”。练习健身气功之前，首先要做到的就是“惟神是守”。只有让“神”守住“中”，才能做到“形”全于“外”。所谓的“戏”，也就是玩耍、游戏的意思，这也就是五禽戏不同于其他健身气功功法的地方所在。在练习中，不要只是拘泥于练习，把握住“五禽”的神态，将练习的说法抛到脑后，当你真正进入玩耍、游戏的意境的时候，五禽戏的神韵才能够淋漓尽致地展现出来，动作和形象才有可能达到逼真的效果。虎戏，就要效仿出虎的威猛气势和虎视眈眈的眼神；鹿戏，则要效仿鹿的轻捷舒展和自由奔放的神态；熊戏，注重效仿熊的憨厚刚直和沉稳的步履；猿戏则要体现出猿的灵活敏捷和轻松活泼的神情；鸟戏则要效仿出鹤的昂首挺立和轻盈潇洒的姿态。

3.意——练习的意境

意，也就是意念和意境。《黄帝内经》一书中曾经指出：“心为五脏六腑之大主，心动五脏六腑皆摇。”里面提到的“心”就是指的大脑，这就告诉人们，在日常生活中，人的思维活动和情绪的变化都会对五脏六腑的功能产生一定的影响。因此，在练习的过程中，要排除杂念，将工作、生活和学习中的一切不利于身体健康的情绪和思想抛开，为自己练习五禽戏创造一个美好的内环境。

开始练习之后，可以添加一些自己的意念，微向腹部的下丹田处集中思想，做到心静神凝。每当练习时，一定要想象“五禽”的神态，逐步让自己踏入“五禽”的意境，栩栩如生地模仿这五种动物的不同动作。

练习“虎戏”时，要将自己想象成在深山老林当中称霸的威猛老虎，伸展自己的肢体和爪牙抓捕食物。

练习“鹿戏”时，把自己想象成为在广袤草原上自由嬉戏的梅花鹿，和自己的伙伴恣意地嬉戏，伸足迈步。

练习“熊戏”的时候，将自己想象成为山林中缓缓前行的黑熊，转腰运腹，自由自在地到处游荡。

练习“猿戏”的时候，想象自己是在花果山中灵巧活泼的一只灵猴，正在攀树跳跃，摘桃献果。

练习“鸟戏”时，将自己想象成为江岸边的仙鹤，正在伸筋拨骨，准备展翅飞翔。这样一来，意随形动，气随意行，就可以轻松地达到意、气、形的合一，从而进一步疏通经络，调畅气血。

4.气——明确方法，调整节律

气，也称为调息，是指在练习的时候对呼吸的一种锻炼。就是练习者在练习的过程中有意识地调节自己呼吸，静心去体会、掌握并运用能够与自己的身体状况和能够与动作变化相适应的呼吸方法。相对于初学者来说，最重要的是要准确地学会动作，明确各个动作的含义，准确并舒适地完成动作。等到身体完全放松、情绪安宁后，再开始调整呼吸的节律。古人曾经说过“使气则竭，屏气则伤”，我们都应该引以为戒。在练习五禽戏的时候，呼吸和动作尽量要做到与下面这些规律配合：起吸落呼，开吸合呼，先吸后呼，蓄吸发呼。练习者可以根据姿势的变化和动作对于劲力的要求等，来选择自然呼吸、腹式呼吸、提肛呼吸等呼吸形式。但是，不论你选择了哪种呼吸方式，都要求呼吸平稳通畅，松静自然，切记不能憋气。同时，呼吸的“量”和“劲”都不能太过、太大，不急不缓，慢慢地达到缓慢、细匀、深长的程度，才能够促进身体的健康。

练习五禽戏 要注意的事项

在五禽戏的练习过程中，一定要记住一些最基本的动作要点，否则只会出现事倍功半的效果，或者是根本没有一点效果。首先要做到全身的放松，保持乐观的心情，跟随自己的动作，调整呼吸，针对这个问题，此节做出了更加简明、扼要的说明。

在练习五禽戏的过程中特别要注意以下两个方面：

1.由浅入深

五禽戏的练习包括了起势、收功等共12个动作。虽然说动作简单易学，但要想把这套动作练得纯熟，将每一个动作都做到细化、精化，就必须经过长时间认真的练习。因而，初学者首先要做的就是掌握动作的姿势变化和运行路线，搞清整套动作的来龙去脉，伙同他人一起练习，边模仿边练习，在最短的时间内融入集体的练习当中，初步做到“摇筋骨，动肢节”就可以了。

随后，在练习中就要多多注意一些动作的细节，可以选择上、下肢分解的方法来进行练习，然后再过渡到以腰为轴，进行整套动作的完整练习，使动作符合规范，并逐渐向熟练的程度转变。此时，就要有意识地将动作和呼吸、意识、神韵结合起来，深入理解动作的内涵和意境，真正达到“形神兼备、内外合一”的境界。特别需要指出的是，练习者应该耐着性子练习，不可以急功近利，动作还没真正搞清，就想追求内在的体验，这样是完全不能够实现的，甚至会适得其反。练习时只要坚持由简到繁、由浅入深、循序渐进、逐步掌握的步骤，就能够打好基础，防止出现偏差。

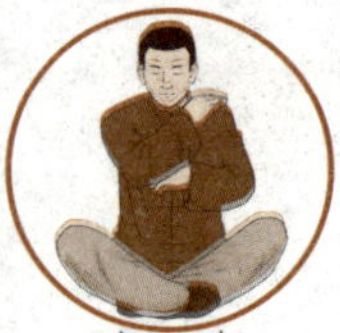

2.因人而异

在练习的过程中，各类人群要根据自己的身体状况进行练习，尤其是中老年人和患有各种慢性疾病的人，都要把握动作的速度、步姿的高低、幅度的大小、锻炼的时间、练习的遍数和运动量的大小。练习时要遵循在练习后产生精神愉快、心情舒畅、肌肉略感酸胀的原则，适当练习，不要影响正常的生活和工作。

内外兼修，五禽戏的基本动作说明

五禽戏是一项内外兼修的养生运动，不仅锻炼了体魄，还提高了练习者自身的素质修养，那么如何做才能达到内外兼修的效果呢？基本动作是怎样的呢？

在练习五禽戏的过程中，一定要注意姿势的规范性和准确性，以便在最大程度上达到五禽戏的保健作用，因而在练习之前就需要练习者将这套功法的动作进行一个总体上的了解，方便练习者更好地进入状态。

1.基本手型

（1）虎爪

五指尽量向四周张开，将虎口尽力撑圆，两手的第一、二指关节向内弯曲扣入。

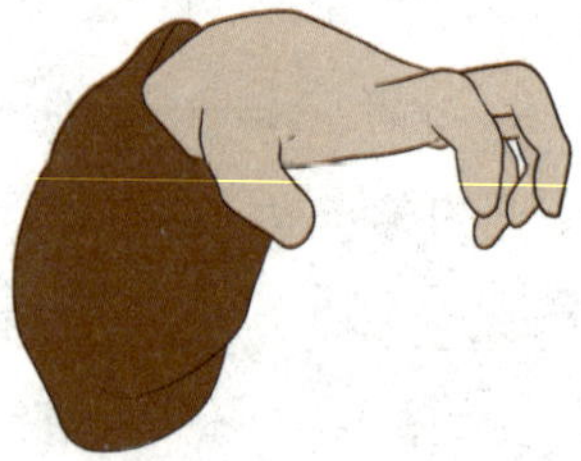

（2）鹿角

拇指向外侧伸直，食指和小指也自然伸直，剩下的中指和无名指向内弯曲扣入。

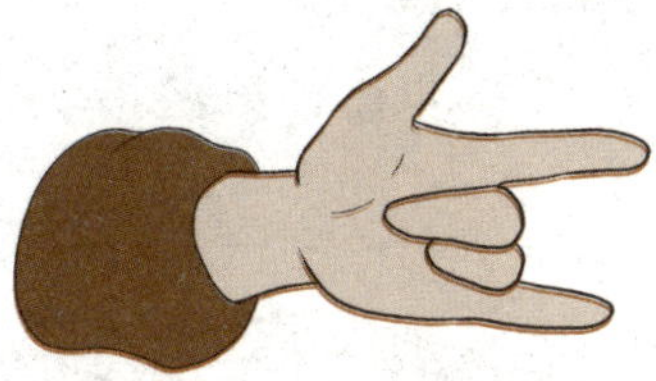

（3）熊掌

拇指压在食指指端上，剩余四个手指头弯曲并拢，将虎口撑圆。

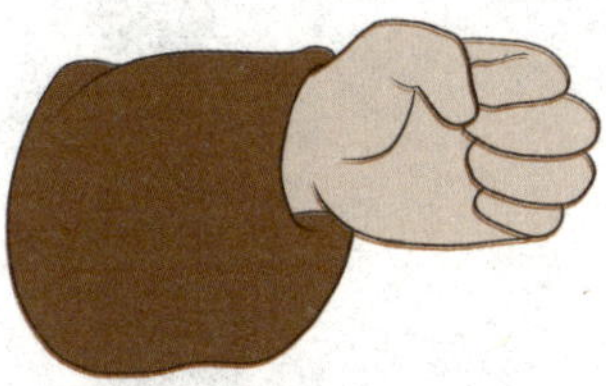

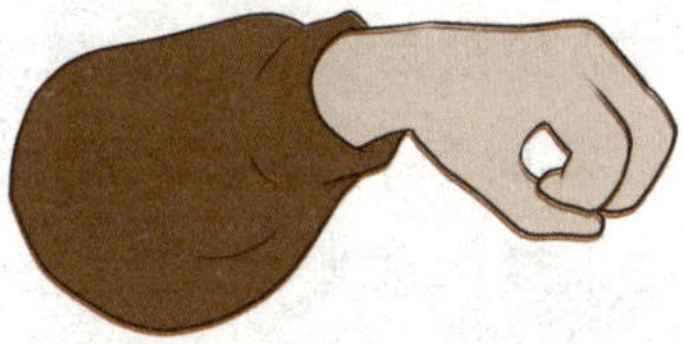

（4）猿钩、握固

猿戏的基本手型有两种，即猿钩和握固。猿钩指将五指的指腹捏拢，将手腕弯曲。

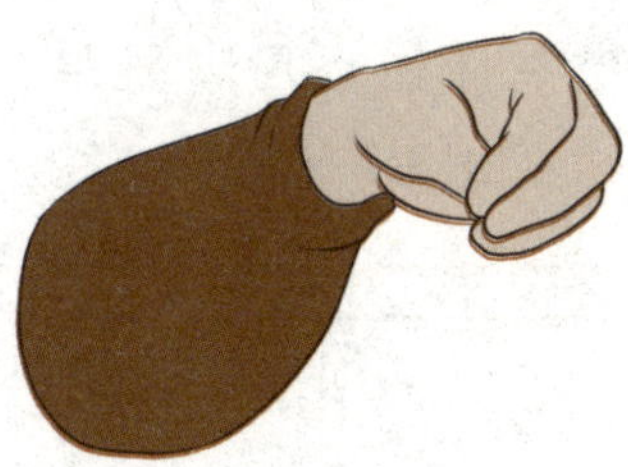

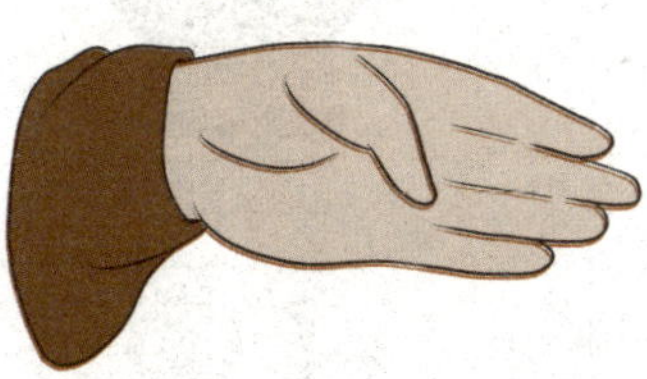

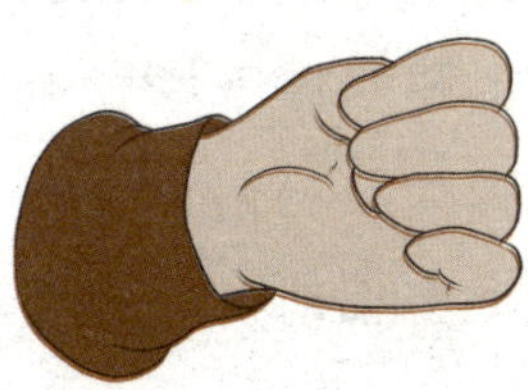

（5）鸟翅

五指伸直，无名指、中指并拢向下，其余手指向上翘起。

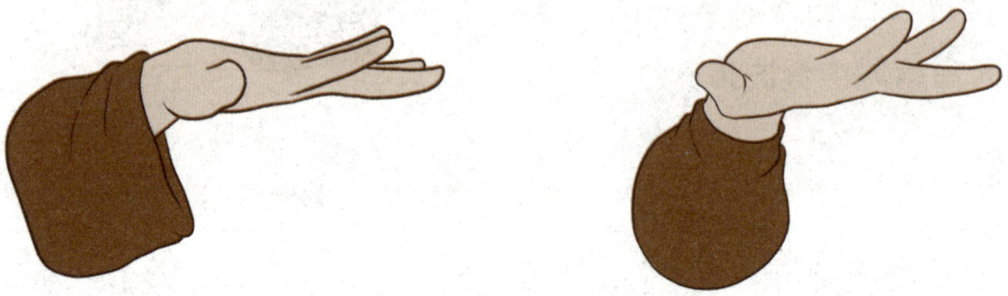

2.基本步形

（1）弓步

两腿前后分开，一脚向前迈一大步，横向保持自己舒服的宽度，右（左）腿向前弯曲下压，大腿斜向地面，最好做到膝盖与脚尖上下相对，脚尖微微向内扣；左（右）腿则只需要自然伸直，用脚后跟着地，保证整个脚掌着地。

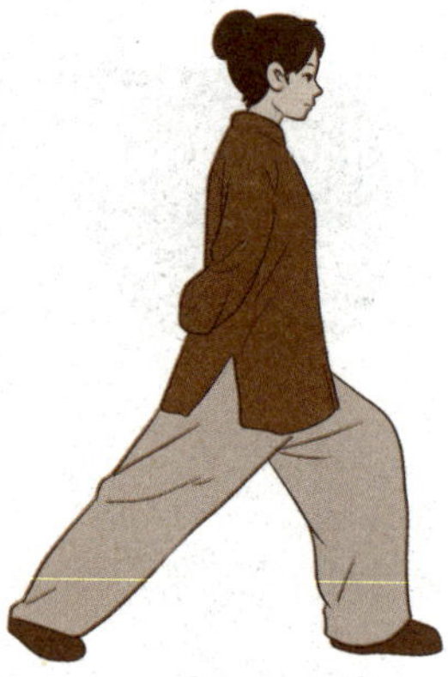

（2）虚步

右（左）脚向前迈出，使得脚跟着地，脚尖上翘，膝盖微微弯曲；左（右）腿屈膝下蹲，整个脚掌贴在地面，脚尖斜向前方，使得臀部与脚跟能够上下相对。将整个身体的中心落在左（右）腿上。

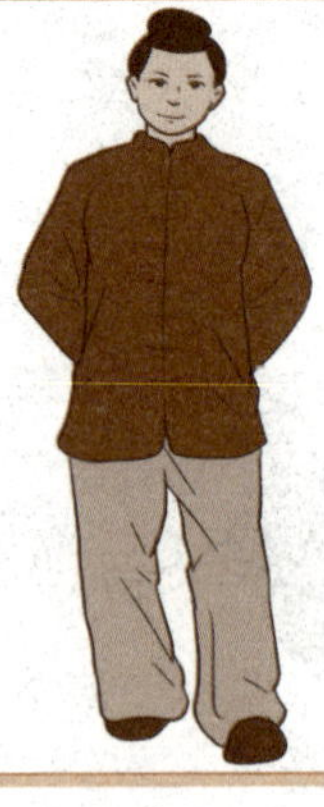

（3）丁步

两脚左右分开，保持10～20厘米的间距，两腿屈膝下蹲，左（右）脚脚跟向上提起，保持脚尖着地轻轻地接触地面，放在右（左）脚的脚弓处，右（左）腿整个脚掌接触地面。

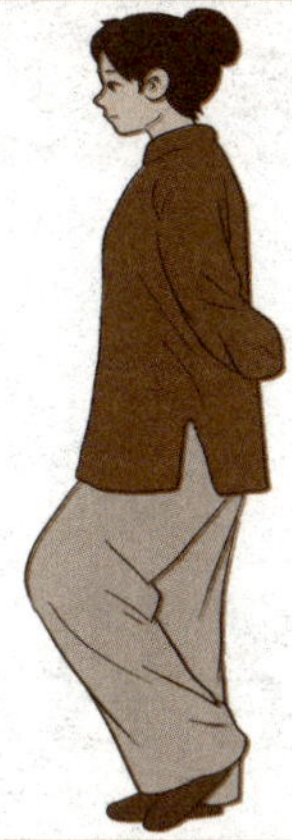

3.平衡

（1）提膝平衡

左（右）腿直立站稳，保持上体挺直；右（左）腿向上弯曲提起，小腿自然下垂，脚尖向下。

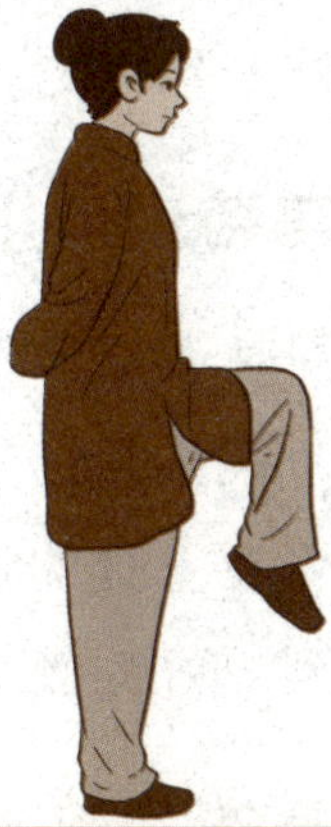

（2）后举腿平衡

右（左）腿蹬直站稳，左（右）腿伸直，向身体的后侧慢慢举起，绷紧整个脚面，脚尖向下。

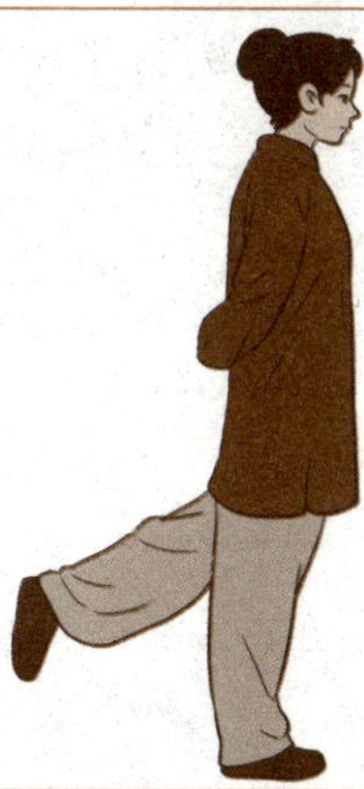

预备势：调息凝神，吐故纳新

【招式简介】

预备式，是五禽戏开始之前的热身运动，达到意守丹田（即用意念守住丹田）的效果，使人达到入境的境界。

【要领说明】

练习时，双臂保持上提下按的姿势，目的就在于舒筋活血，动作均匀、柔和且连贯。在做此动作的时候，需要呼吸均匀，有节奏感，两臂在上提的过程中应该保持吸气，下按的时候要呼气，这样可以达到更好的健身效果。

【基本功效】

预备式的练习，可以帮助你排除心中的杂念，凝神静气，调整气息，起到宁心安神的效果。除此之外，练习预备式，还可以吐故纳新，调节气理，升清降浊。

【分解动作图示】

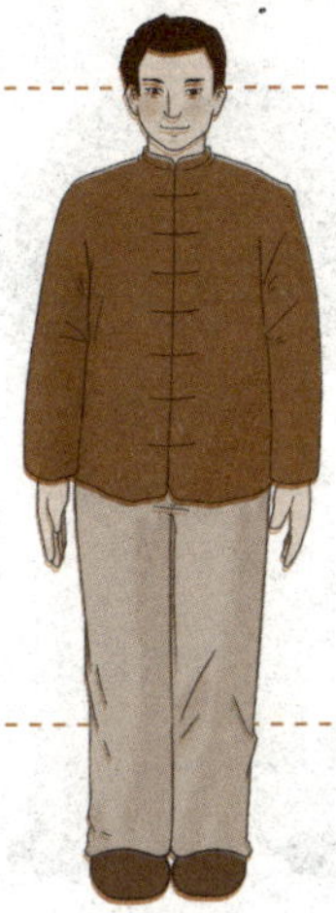

动作1

双脚并拢，双腿自然伸直。双手自然下垂置于身体两侧。胸腹慢慢放松，头项正直，下颌微微收起，舌头顶住上腭；眼睛正视前方。

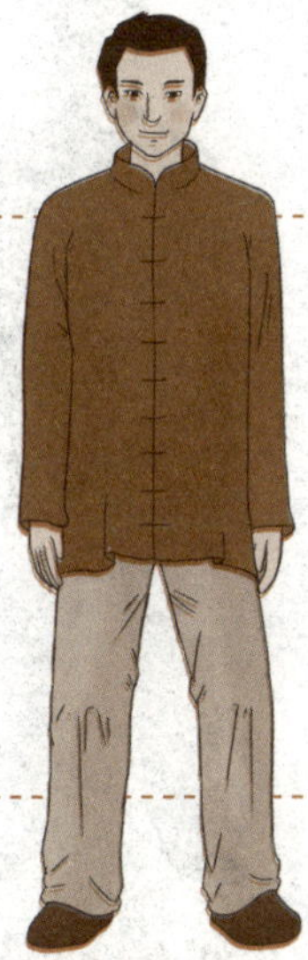

动作2

左脚向左迈出一步，比肩略宽，两膝微微弯曲，身体放松，凝气静神。调整气息，意守丹田。

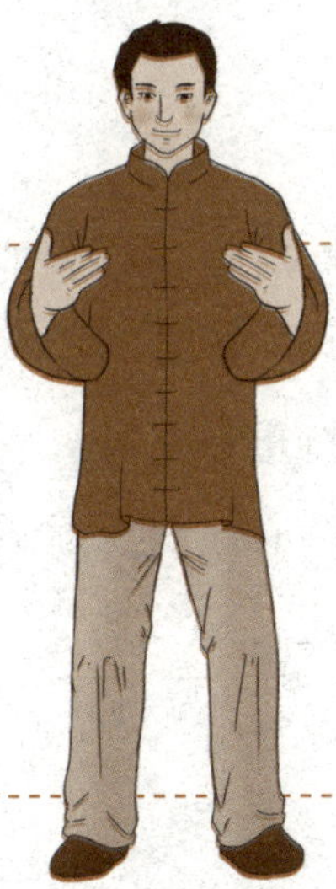

动作3

手肘逐渐弯曲，两臂于身体的前方向上、向前平托，与胸部保持相同的高度。

动作4

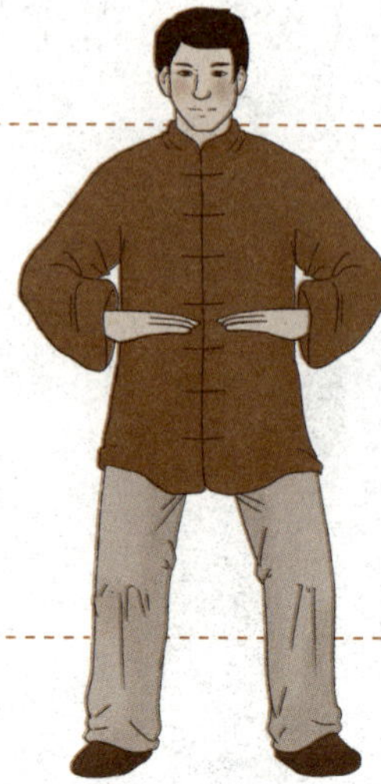

两肘逐渐下垂向外侧伸展，与此同时两掌向内侧翻转，缓慢下按于腹前；眼睛注视着前方。

动作5

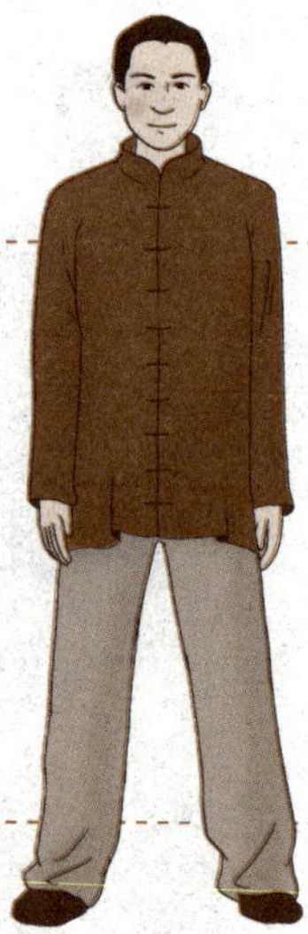

重复上述动作2遍之后，双手自然下垂置于身体的两侧。

【纠偏说明】

1.两膝过挺，身体不稳：开步之前，双膝逐渐微屈。开步的时候，身体的重心首先落在右脚上，待左脚慢慢提起后，再将重心慢慢向左脚移动。此时，左脚掌先着地，这样就可以保持重心平稳。

2.两肘外扬，肩膀上耸：两臂渐渐抬起，肘尖会有一种下垂的感觉，两掌完成一系列的上提、内合、下按的动作，运行路线成为一个圆活自然的弧线。

第一戏 虎戏：刚劲有力，柔韧敏捷

第1式 虎举，壮腰膝防病痛

【招式简介】

双手伸展变爪状，外旋下按至腹前。

“虎举”体现的是老虎攻击时的威猛。神发于目，威生于爪，伸缩有力，神威并重，气势凌人。其动作变化主要要求做到柔中有刚、刚中有柔、刚柔相济，颇有一种静如泰山不可摇、动如雷霆无阻挡的威武气势，让人望而生畏。

【要领说明】

练习时，十指分开，弯曲成为“虎爪”与外旋握拳，切记这三个环节都要贯注劲力，效果才能凸显。然后，两掌逐渐向上就像是托举重物一般，此时应当注意提胸收腹，尽量拔长自己的身体。在两掌下落的时候，如同拉双环一般，含胸松腹，气集丹田。在整个动作的练习过程中，应该保持手眼协调。呼吸配合动作，两掌上举的时候吸气，下落的时候呼气。

【基本功效】

两掌逐渐抬起，吸入清气。两掌慢慢下按，呼出浊气。在这一升一降的过程中，可以逐渐疏通三焦气机，有很好的调理效果。手掌成为“虎爪”的形状，可以增强手掌的握力，促进上肢远端关节的血液流通。

【分解动作图示】

动作1

双腿并拢、直立，双手自然下垂于体侧，胸腹放松，头项正直，微收下颌，舌抵上腭，目视正前方。然后重心稍向右移，左脚向左侧横跨一步，距离稍宽于肩，两膝微屈，意守丹田。

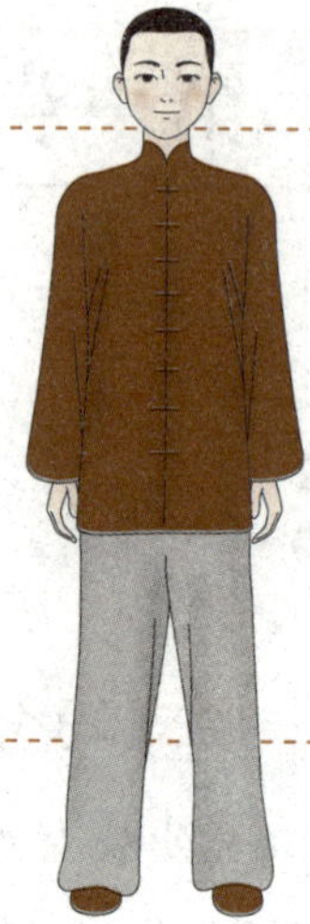

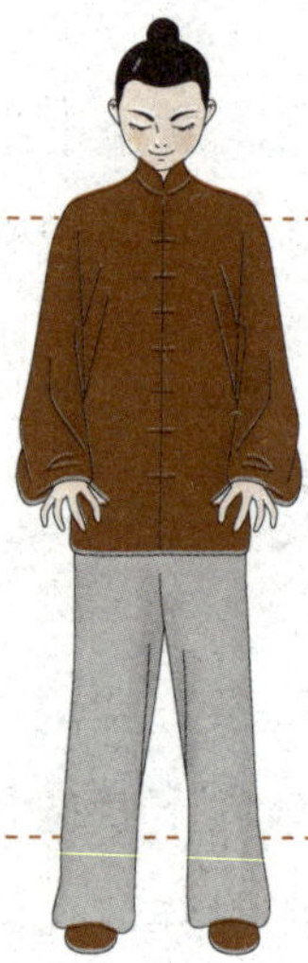

动作2

双手掌心向下，十指展开弯曲呈虎爪状，头自然下垂，目视双手。

动作3

双臂外旋，小指先弯曲，其他四指依次弯曲握拳，双拳沿体前缓缓向上提。

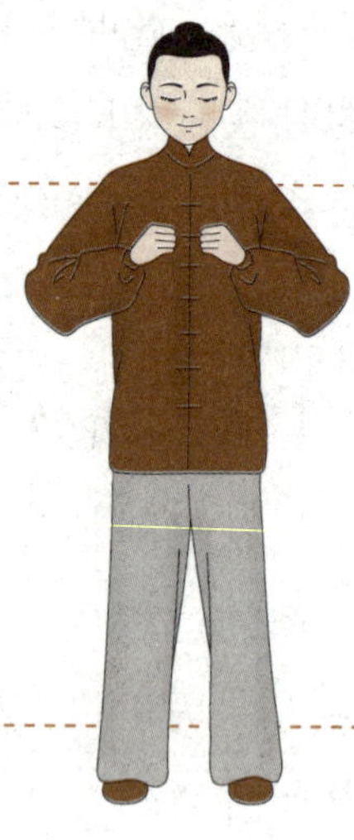

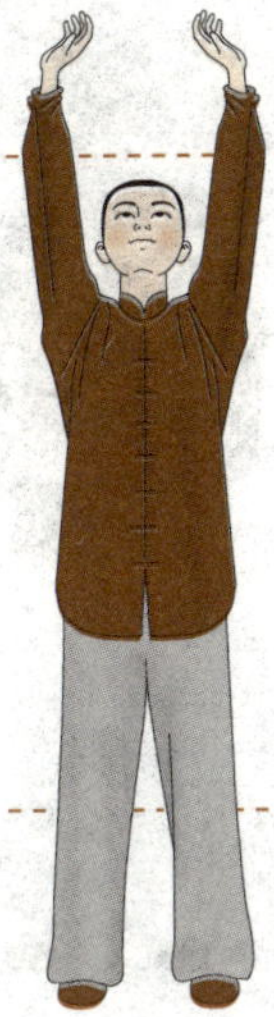

动作4

双拳上提至肩前时，十指打开，掌心向上，上举至头上方，手指再变曲呈虎爪状，同时自然仰头，目视双手。

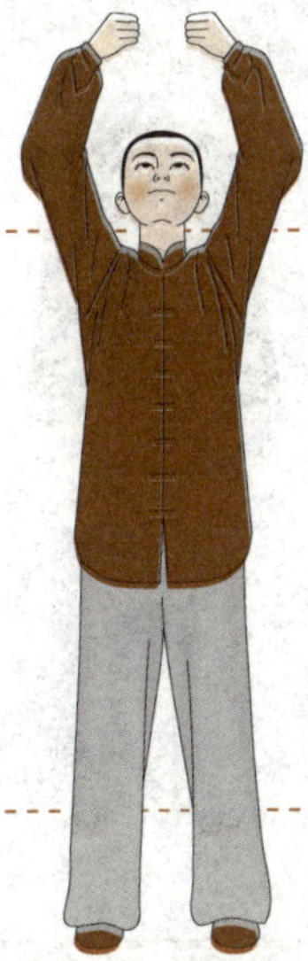

动作5

双手外旋握拳，两拳心相对，目视双拳。

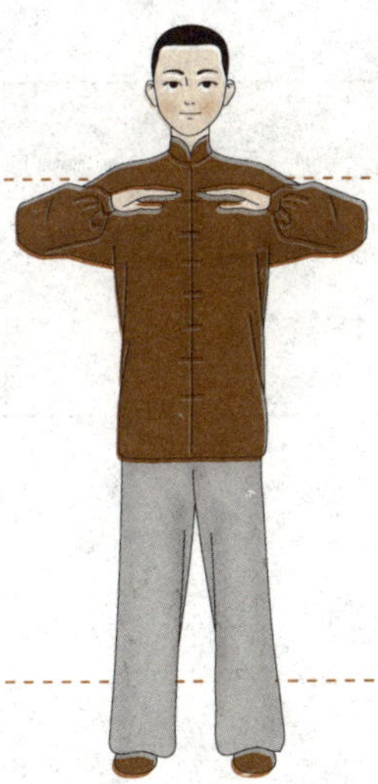

动作6

右拳缓缓往下移，移至肩前时，松拳变掌，掌心向下，指尖相对，目视正前方。

动作7

双掌缓缓下按，顺着体前下移至腹前，十指打开，掌心向下，目视双掌。重复动作1至动作7共3遍。

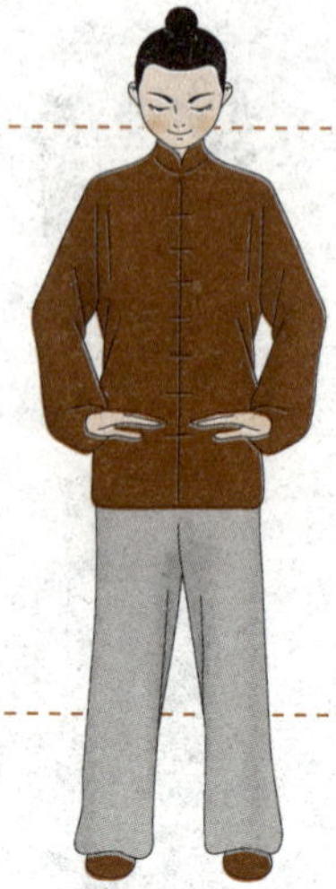

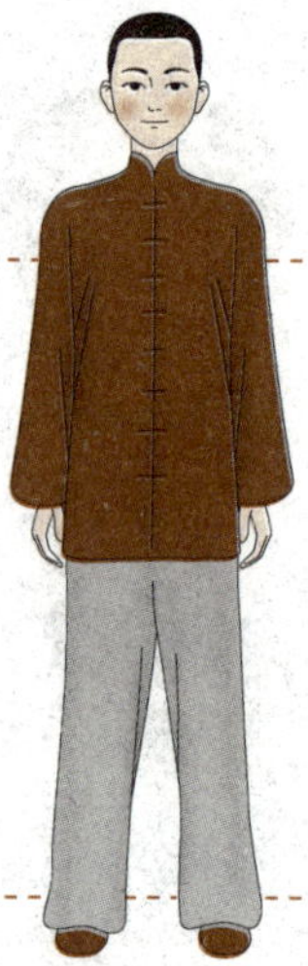

动作8

双手自然垂于身体两侧，身体放松，目视正前方。

【提示】练习过程中，眼睛应随着双手而动，不可目光不定，四处观望。十指要撑开，弯曲成“虎爪”。而且，双手上举时，要提胸收腹，拉伸躯体，如向头正上方托举重物。

【纠偏说明】

1.两手由掌变拳，虎爪状不明显：十指在逐渐张开后，依次弯曲第一、二节指关节，然后紧紧握住形成拳头。

2.两掌上举，身体后仰：两掌沿着头部的正上方上举，整个身体始终和地面保持垂直的姿势。

第2式 虎扑，疏通经络，防治颈腰部疾病

【招式简介】

双爪划弧体前倾，屈膝成虚猛虎扑。

五禽戏中的虎戏，包括“虎扑”与“虎举”两个动作。其中，“虎扑”这个动作实际上是模仿老虎抓捕食物的一个过程，此式牵动任、督二脉，可以调理阴阳、疏通经络、活跃气血，对于脊柱、腰部肌肉的亚健康状态有着极好的调节作用。

【要领说明】

练习时，双手下按，屈膝下蹲，双手上提，含胸收腹，这一系列动作要连贯流畅，这样才能使脊柱形成蠕动状态。通过这个蠕动的过程，对脊柱产生上下按摩挤压的作用，通过这些作用才能够使练习者上肢的力量得到很好的提高。

【基本功效】

练习“虎扑”的时候，身体上部会向前俯，双手尽量向前伸，臀部后引，这样就可以充分地伸展脊柱；而后屈膝下蹲，收腹含胸与伸膝送髋动作连贯进行的时候，使脊柱形成从折叠到展开的蠕动；与此同时，进行的两掌下按上提动作更能够促进全身的协调运动。这样可以很好地调节亚健康状态，而且还能够有效地防治常见的腰、颈部疾病，比如颈肌劳损、习惯性腰扭伤、腰椎间盘突出等症。

此外，“虎扑”的屈膝下蹲动作对于改善中老年人下肢骨密度、防治骨质疏松也有着明显的疗效。

【分解动作图示】

动作1

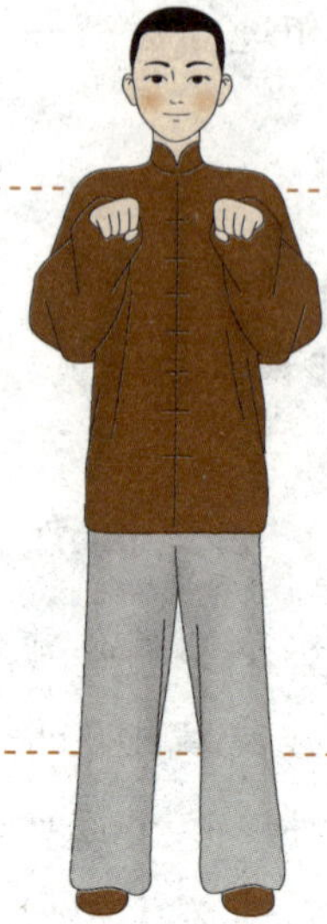

接虎举动作8。目视远方，双手握空拳，沿身体两侧缓缓向上提，直提至肩前上方，目视正前方。

动作2

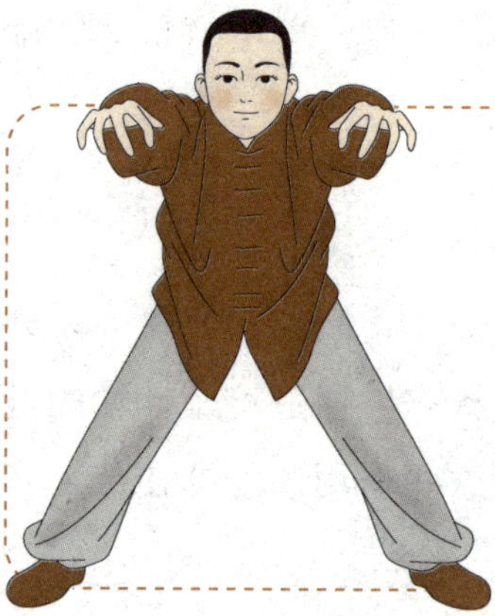

双手掌心向下，十指弯曲呈虎爪状，然后向上、向前划弧，同时上半身向前俯，挺胸塌腰，头略抬，目视正前方。

动作3

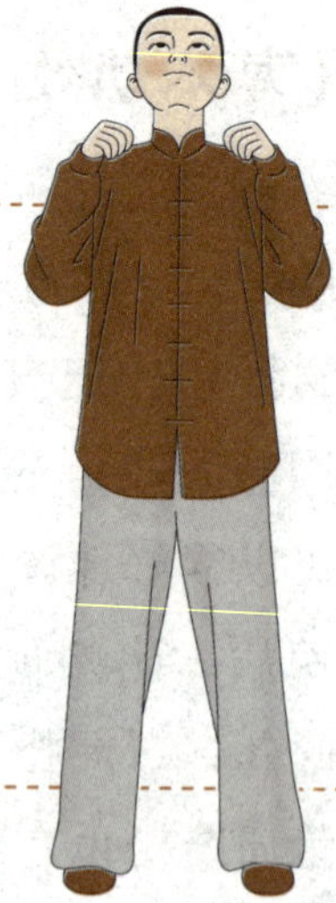

双腿缓缓伸直、凸髋、挺腹、后仰，同时双手握空拳，顺着体侧由下向上提至胸两侧，目视前上方。

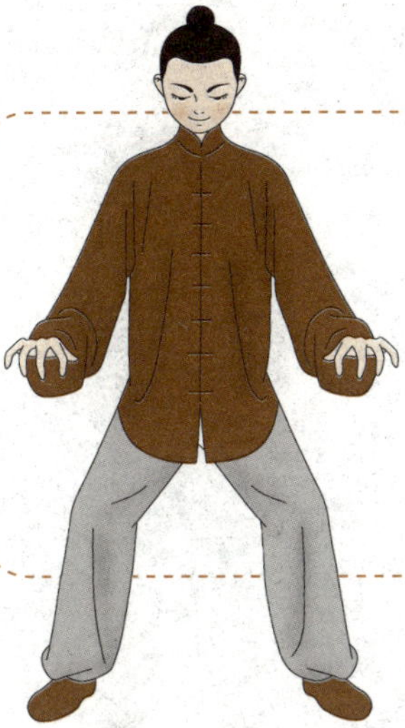

动作4

双腿屈膝下蹲，呈骑马状，收腹含胸，同时双手向下划弧至双膝侧，掌心向下，十指保持虎爪状，目视前下方。

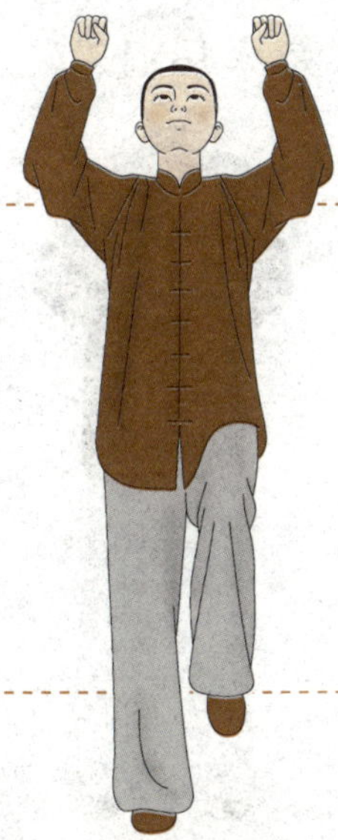

动作5

左腿屈膝抬起，大腿与地面平行，同时双拳上举，目视前上方。

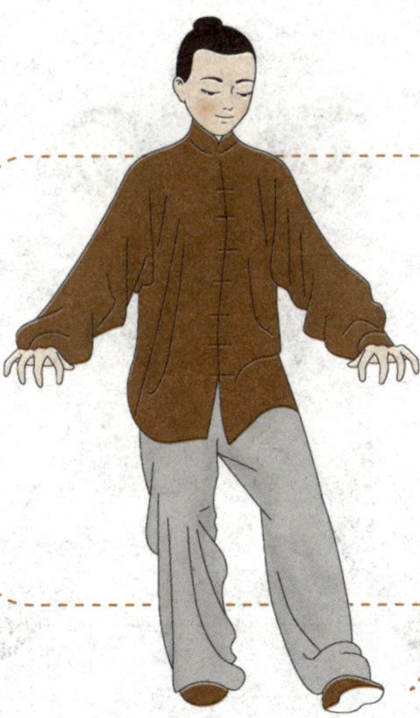

动作6

左脚缓缓落下时往前迈出一步，用脚跟着地，右腿随之微微屈膝下蹲，成左虚步，同时上体前倾，双拳变虎爪状向前、向下扑至膝前两侧，掌心向下，目视前下方。

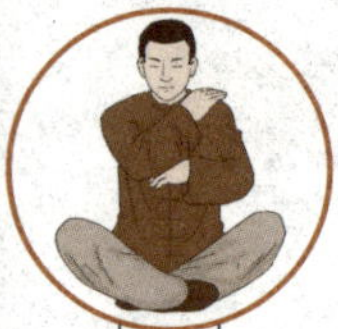

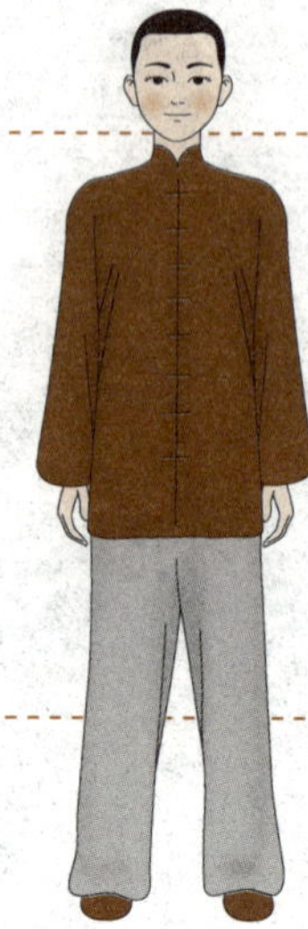

动作7

稍停一会儿，上半身缓缓抬起，左脚收回，两腿伸直，自然站立，双手随之自然下落垂于身体两侧，目视正前方。

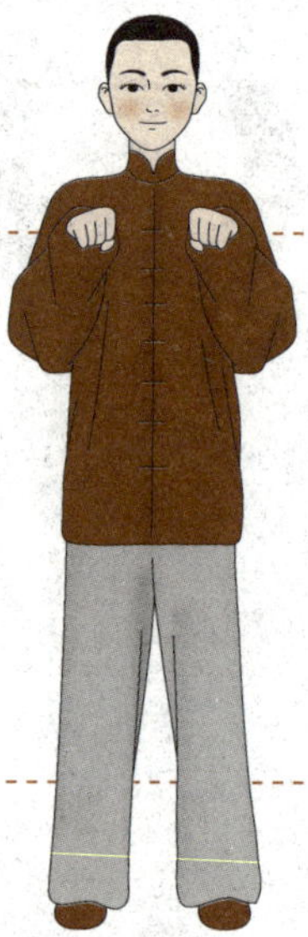

动作8

双手握空拳，沿身体两侧向上提至肩前上方，目视正前方。

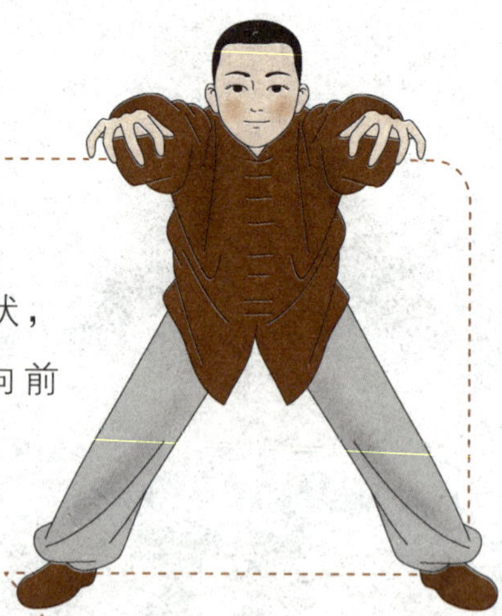

动作9

双手掌心向下，十指弯曲呈虎爪状，然后向上、向前划弧，同时上半身向前俯，挺胸塌腰，头略抬，目视正前方。

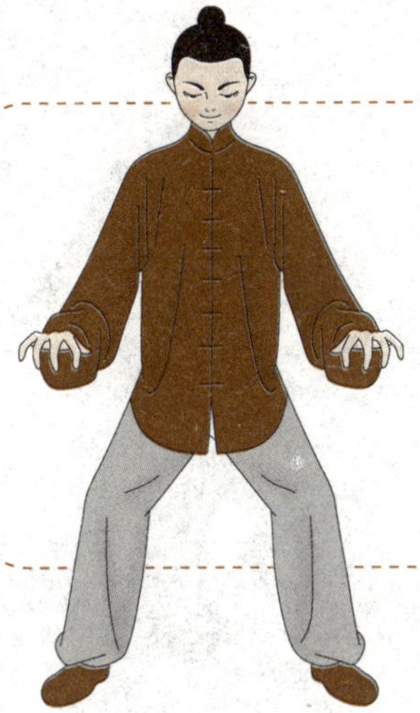

动作10

双腿屈膝下蹲，呈骑马状，收腹含胸，同时双手向下划弧至双膝侧，掌心向下，十指保持虎爪状，目视前下方。

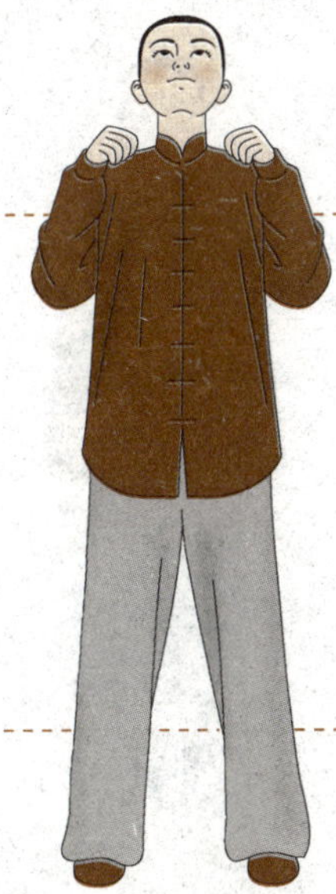

动作11

双腿缓缓伸直、凸髋、挺腹、后仰，同时双手握空拳，顺着体侧由下向上提至胸两侧，目视前上方。

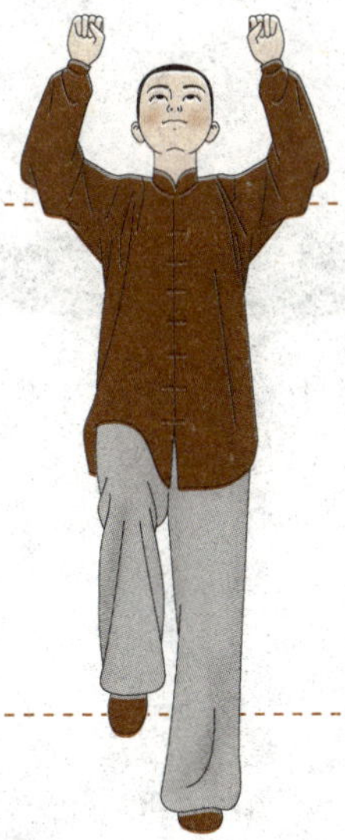

动作12

右腿屈膝抬起，大腿与地面平行，同时双拳上举，目视前上方。

动作13

右脚缓缓落下时往前迈出一步，用脚跟着地，左腿随之微微屈膝下蹲，成右虚步，同时上体前倾，双拳变虎爪状向前、向下扑至膝前两侧，掌心向下，目视前下方。

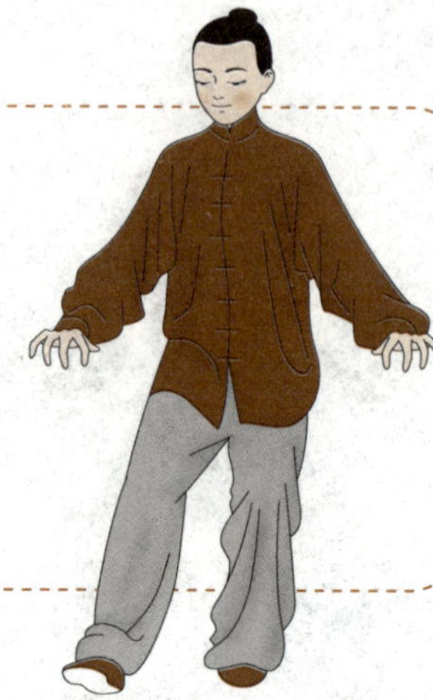

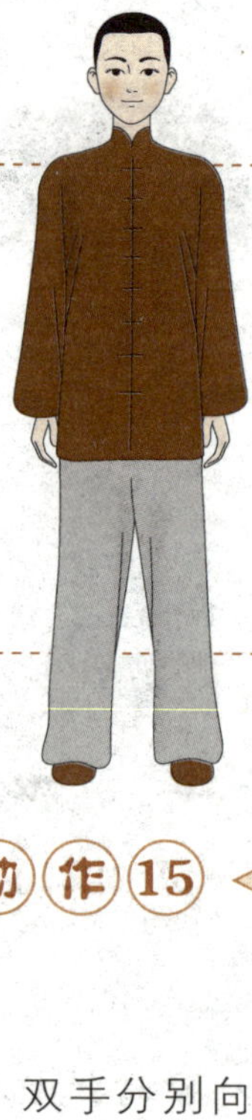

动作14

稍停一会儿，上半身缓缓抬起，左脚收回，两腿伸直，自然站立，双手随之自然下落垂于身体两侧，目视正前方。重复动作1至动作14一遍。

动作15

双手分别向身体前侧方举起，约与胸同高，掌心斜向上，目视正前方。

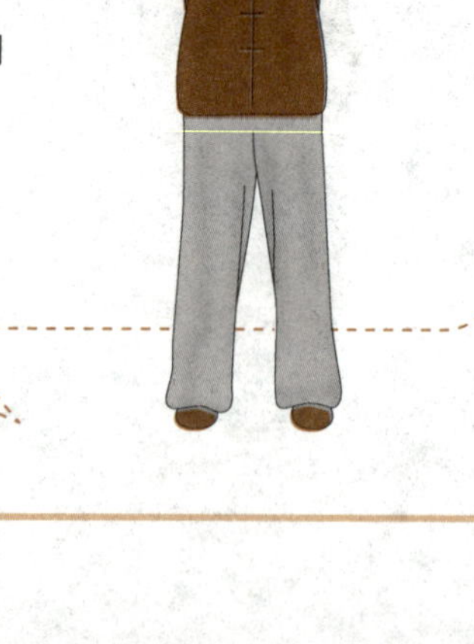

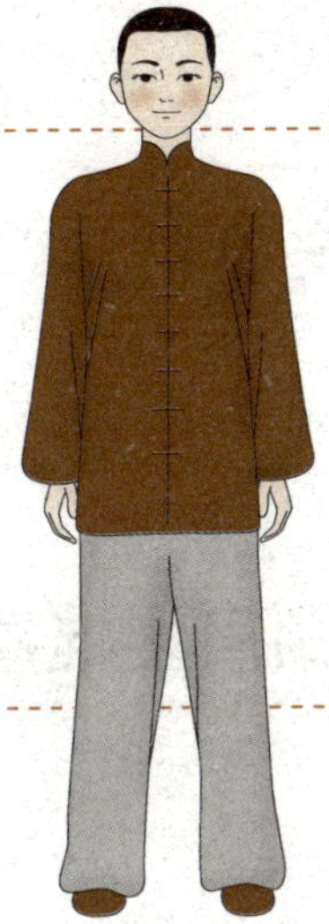

动作16

双臂屈肘，双掌内含、下按，缓缓下垂于身体两侧，目视正前方。

【提示】练习时要配合呼吸法，当两手顺体前上提时吸气，前伸引腰时呼气；两手收回再顺体前上提时吸气，虚步下扑时快速深呼气，然后再由丹田发出，以气催力，力达指尖，从而表现出虎的威猛。对于中老年及体质较弱或患有疾病的练习者来说，动作幅度可根据自身情况进行调整。

【纠偏说明】

1.上体、手臂、肩不平：双臂向前水平伸出，上体前俯，手臂、肩应该在同一直线上，抬头前伸，臀部后引、塌腰、身体应充分伸展，引长腰脊。

2.重心不稳：注意尽可能地克服身体折弯、展开不够充分、重心不稳、双手配合不协调的错误。

第二戏 鹿戏：心静体松，姿态舒展

第3式 鹿抵，升阳补虚，防治颈肩腰椎痛

【招式简介】

迈步悬体握成拳，一撇一蹬变鹿角。

左肘抵腰右臂抬，转体开步弧形落。

鹿抵，也就是仿鹿的形象，取其长寿而性灵，通过身体各个部位的协调配合，运转尾闾，以此来打通任、督二脉，强身健体。

【要领说明】

腰部微微弯曲侧转，侧屈这一侧的腰部需要压紧，另外一侧的腰部需要借助于上举的手臂逐渐向后伸展，尽量使腰部得到牵拉。此时，后脚的脚跟要紧紧蹬住地面，让下肢的位置得到固定，加大腰部和腹部的扭转幅度，运转尾闾。在进行此动作的时候要配合呼吸，双掌向上划弧摆动的过程中要吸气，向后伸抵的时候要呼气。

【基本功效】

腰部微微弯曲侧转，目的在于让身体各个部位的脊椎得到充分的旋转，以此来缓解腰部肌肉紧张感，增强肌肉的力量，还可以防止腰部脂肪沉积。眼睛注视后脚跟，可以加强腰部在扭转过程中的侧屈程度，以此来预防和治疗腰椎小关节紊乱等症状。中医学认为，“腰为肾之府”。运转尾闾，可以起到强筋健骨、强腰补肾的功效。

【分解动作图示】

动作1

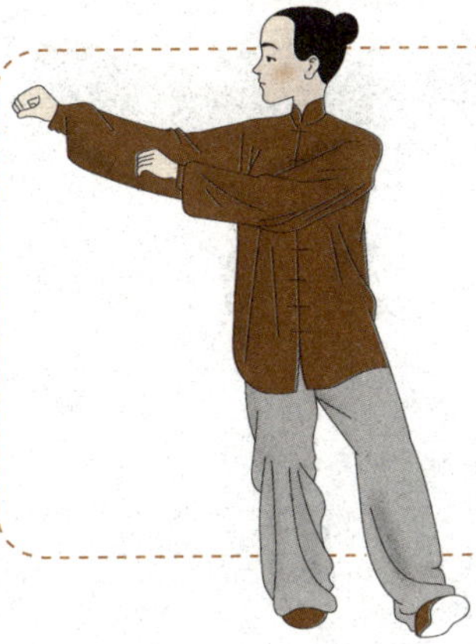

接虎扑动作16。双腿微微弯曲，身体重心移向右腿，左脚经右脚内侧向左前方迈步，脚跟着地，同时身体右转，双手握空拳，双臂向右侧摆起，约与肩平，拳心向下，目随右拳移动。

动作2

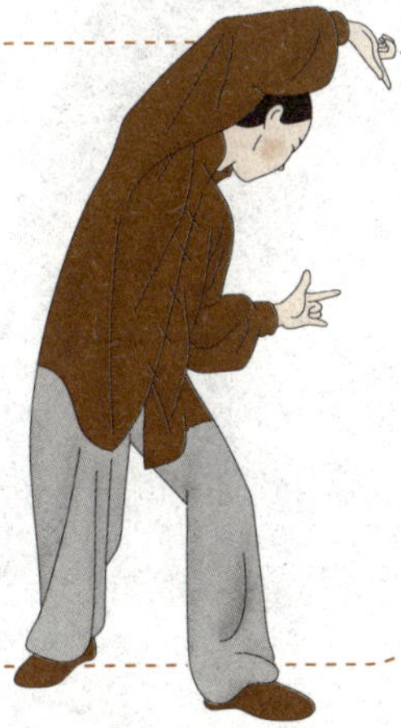

身体重心稍向前移，左腿屈膝，左脚尖同时外撇、站稳，右腿随之蹬直，同时身体左转，双手变成鹿角形状，分别向上、向左、向右划弧，指尖朝后，掌心向外；左臂屈肘、外展平伸，肘抵靠左腰侧，右臂举到头前方。两眼目视右脚跟。

动作3

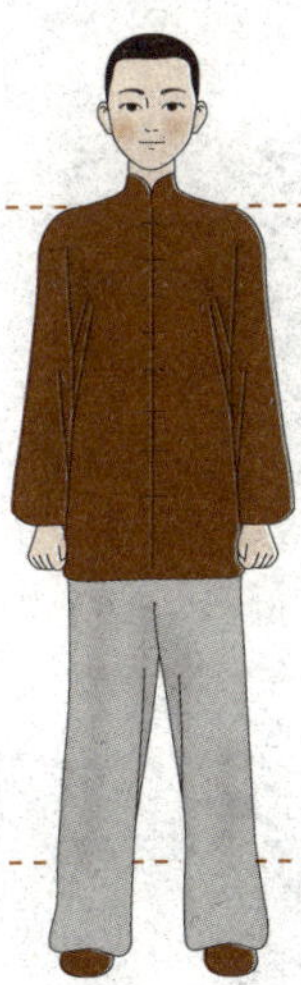

稍停，身体缓缓向右转，左脚收回，开步站立，同时双手向上、向右、向下划弧，双手握空拳自然垂于身体两侧，目视正前方。

动作4

双腿微微弯曲，身体重心移向左腿，右脚经左脚内侧向右前方迈步，脚跟着地，同时身体左转，双手握空拳，双臂向左侧摆起，约与肩平，拳心向下，目随左拳移动。

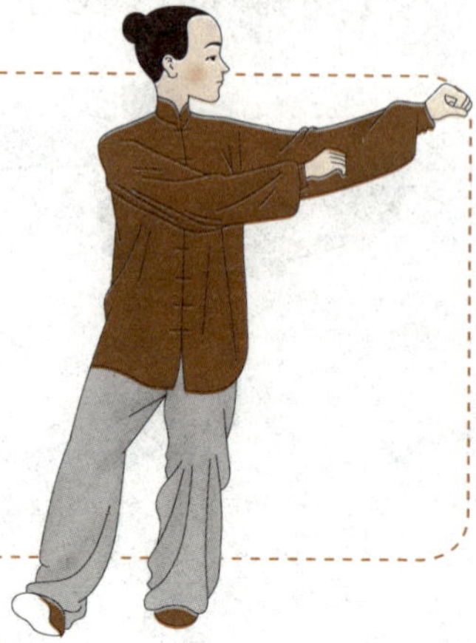

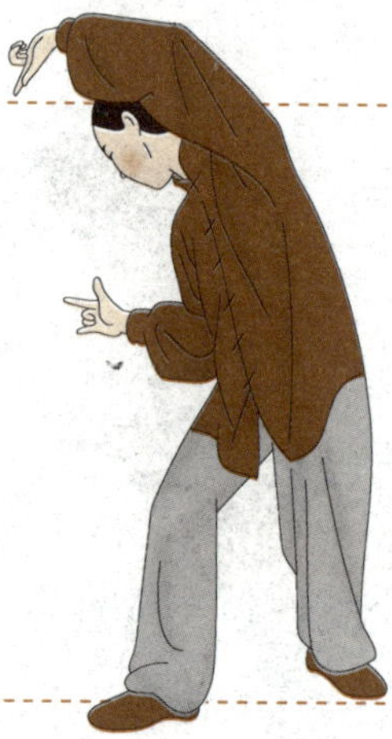

动作5

身体重心稍向前移，右腿屈膝，右脚尖同时外撇、站稳，左腿随之蹬直，同时身体右转，双手变成鹿角形状，分别向上、向右、向左划弧，指尖朝后，掌心向外；右臂屈肘、外展平伸，肘抵靠右腰侧，左臂举到头前方。两眼目视左脚跟。

动作6

稍停，身体缓缓向左转，右脚收回，开步站立，同时双手向上、向左、向下划弧，双手握空拳自然垂于身体两侧，目视正前方。重复动作1至动作6三遍。

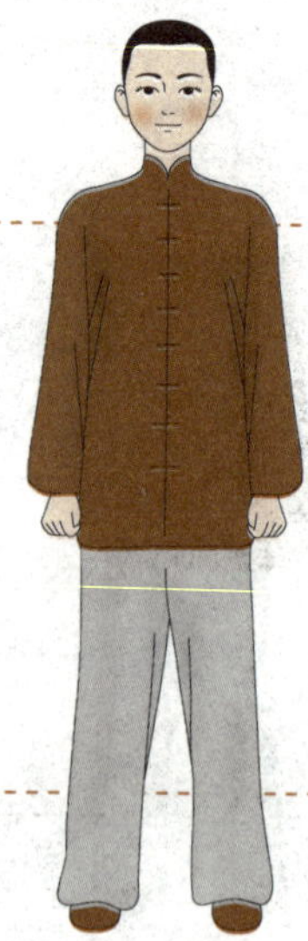

动作7

双手自然下垂于身体两侧，目视正前方。

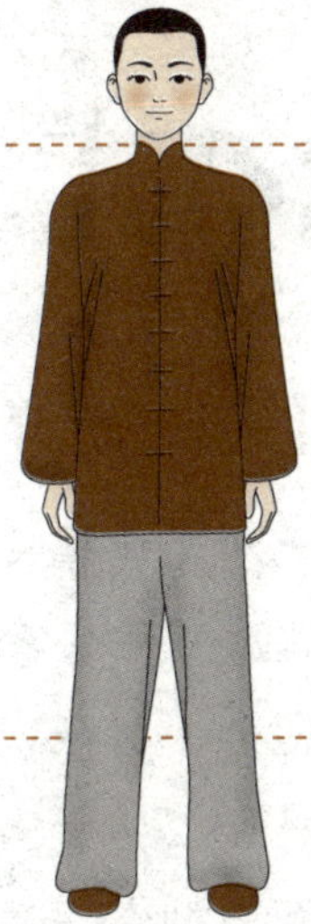

【提示】练习时后脚跟要蹬实，固定下肢位置，增强腰部力量，利于腰腹的拧转、尾闾的运转。整个动作过程要缓慢柔和，忌动作过猛、过快、幅度过大。

【纠偏说明】

1.腰部侧屈偏转，身体过度前倾：腿部后侧沉髋，有利于上体保持正直的姿势，可以加大腰部的偏转幅度。

2.身体侧屈幅度小，眼睛无法看到后脚跟：重心慢慢前移，以此增加前腿膝关节的弯曲程度，同时加大上举手臂朝后下方伸展的幅度。

第4式 鹿奔，活腰健脾促消化

【招式简介】

一屈一伸握空拳，划弧屈腕与肩平。

收腹弓背变鹿角，挺身成弓臂外旋。

鹿奔，意在模仿鹿奔跑时的模样，打通身体的任、督二脉。鹿喜挺身眺望，善于奔跑。练习“鹿奔”的时候，动作要轻盈，身体舒展，面部神态安适闲静，想象自己已经置身于群鹿之中，在草原上快乐地奔跑。

【要领说明】

提腿前跨的时候要有一定的弧度，落步要轻便灵动，体现出鹿安静祥和的神态。在身体后坐的时候，两臂慢慢向前伸展，胸部内含，此时背部成为“横弓”状。头部微微向前伸展，背部后拱，腹部紧缩，臀部内敛，形成“竖弓”的形状，让腰部和背部得到充分伸展、拔长。在此动作完成的过程中，需要配合自身的呼吸。身体在后坐的时候吸气，重心前移的时候呼气。呼吸均匀，动作更加流畅。

【基本功效】

两臂向内侧旋转前伸，此时肩部和背部的肌肉得到充分的牵拉，可以有效地防治肩周炎、颈肩综合征等疾病。身体弓背收腹，主要是为了矫正脊柱变形，缓解腰、背部肌肉的紧张，增强脊椎的力量。向前落步的过程中，气集丹田。身体重心后坐的时候，身体的气充于命门，从而加强了人体先天和后天之气的运通交流。特别是在重心后坐时，身体的整个脊柱向后弯曲，内夹尾闾，命门向后方凸起，大椎打开，其主要目的就是疏通督脉经气，以此来达到振奋全身阳气的神奇功效。

【分解动作图示】

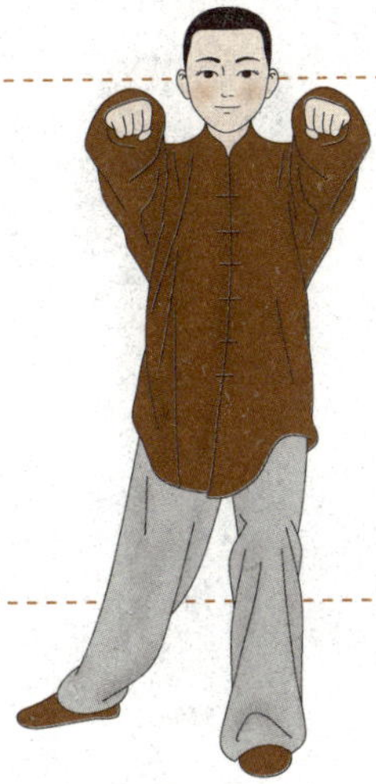

动作1

接鹿抵动作7。左脚向前跨出一步并屈膝，右腿随之蹬直成左弓步，同时双手握空拳，向上、向前划弧至体前，拳心向下，向下屈腕，抬高至约与肩平，双臂距离约与肩同宽，目视正前方。

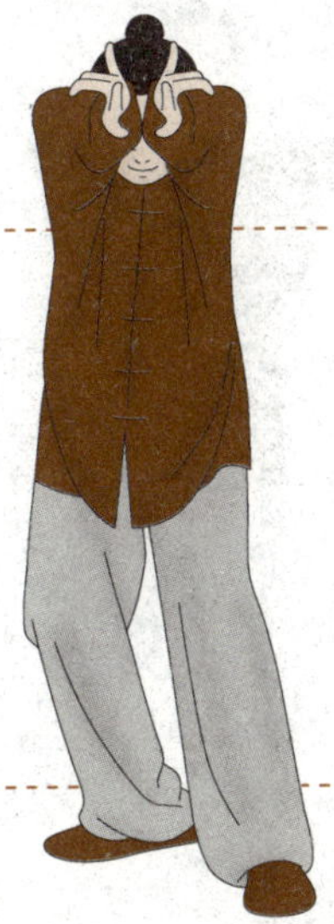

动作2

身体重心向后移，左膝挺直，同时右腿屈膝，收腹，低头，弓背，同时双臂内旋，拳背相对且向前伸，十指变为鹿角状。

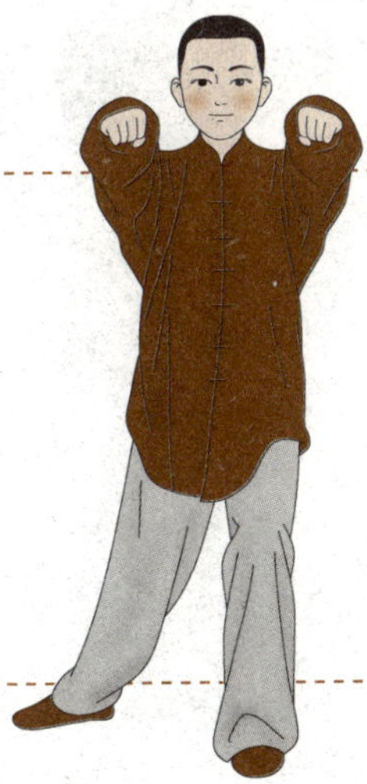

动作3

身体重心向前移，上半身挺起，右腿挺直，左腿随之屈膝，成左弓步，松肩沉肘，双臂外旋，手由鹿角状变为空拳，拳心向下，稍高于肩，目视正前方。

动作4

左脚收回，右脚跟提起，脚掌着地，双拳变掌回落于体侧，目视正前方。

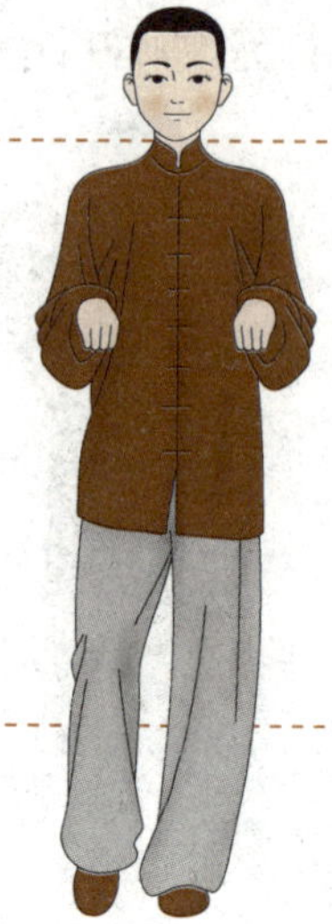

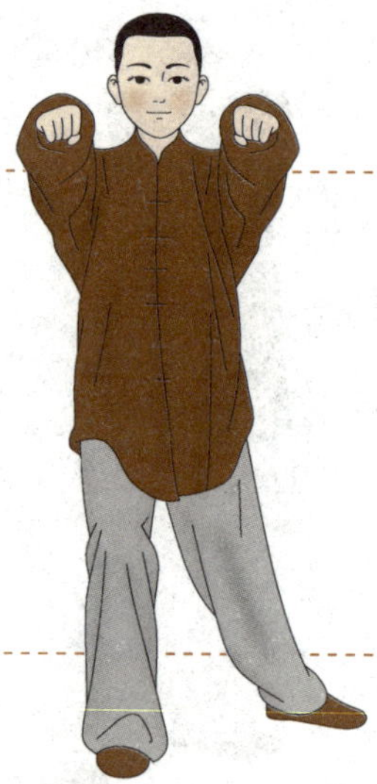

动作5

右脚向前迈出一步并屈膝，左腿随之蹬直成右弓步，同时双手握空拳，向上、向前划弧至体前，向下屈腕并抬高至与肩平，拳心向下，且双臂距离与肩同宽，目视正前方。

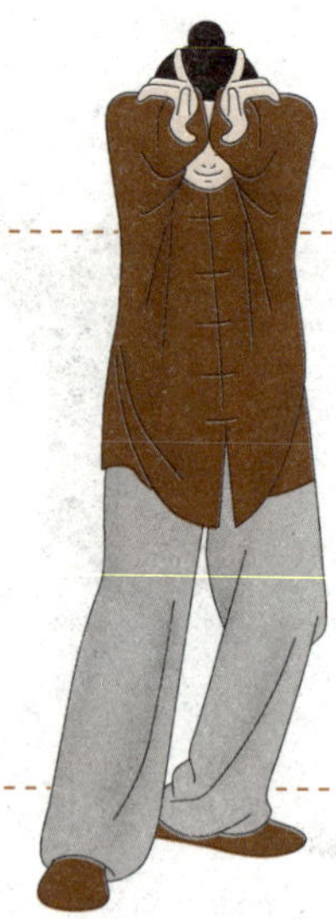

动作6

身体重心向后移，右腿挺直，全脚着地，同时左腿屈膝，低头，收腹，弓背，双臂随之内旋，双拳拳背相对且向前伸，双拳变为鹿角状。

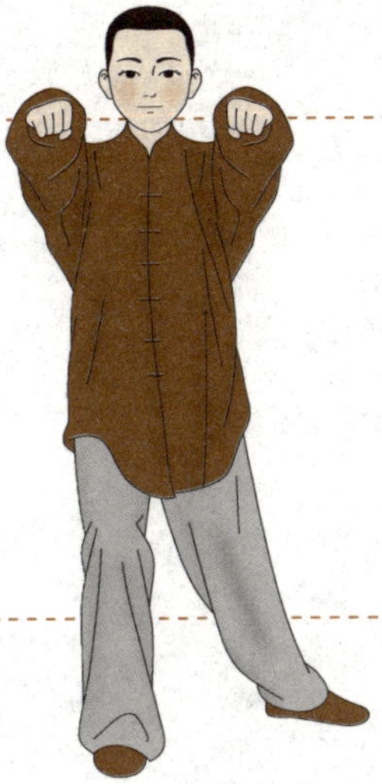

动作7

身体重心前移，上半身挺起，左腿伸直，右腿随之屈膝，成右弓步，松肩沉肘，双臂外旋，手由鹿角状变为空拳，拳心向下，约高于肩，目视正前方。

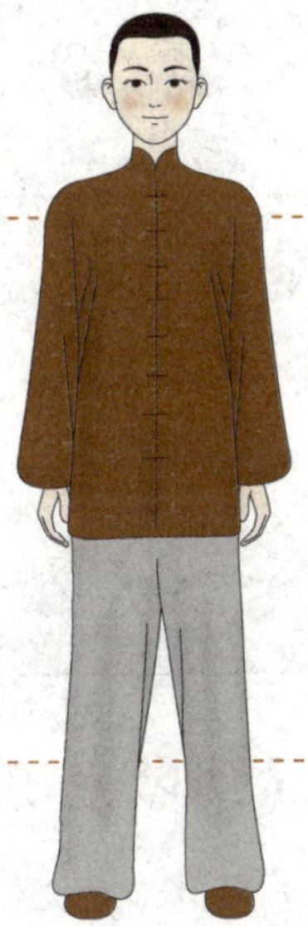

动作8

右脚收回，双脚成开立步，双拳随之变掌，回落于体侧，目视正前方。重复动作1至动作8一遍。

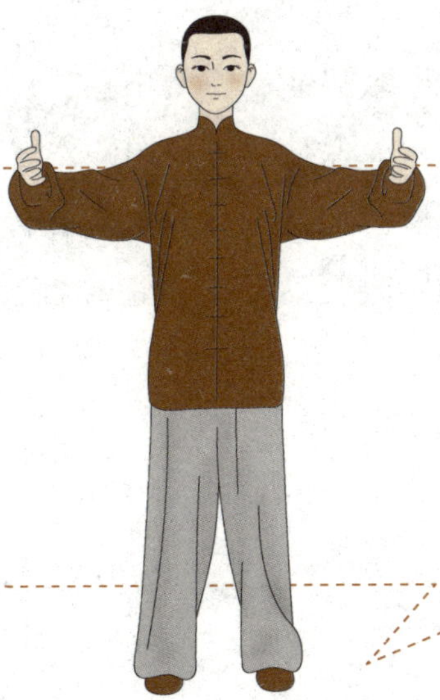

动作9

双手分别向身体前侧方举起，约与胸同高，掌心斜向上，目视正前方。

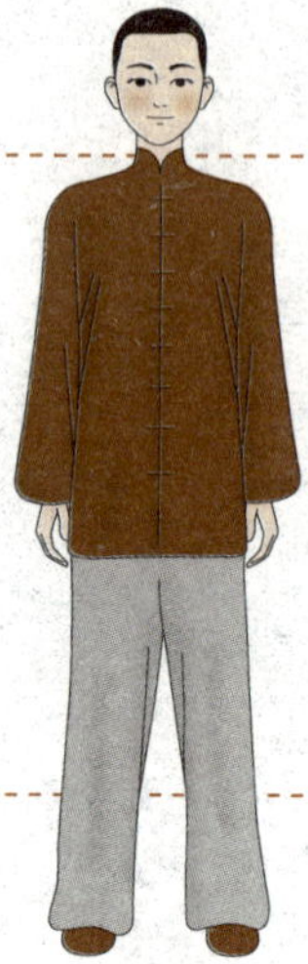

动作10

双臂屈肘，双掌内含、下按，缓缓下垂于体侧，目视正前方。

【提示】身体向后坐时，双臂要前伸，胸部内含，背部形成“横弓”状；头部前伸，臂内旋，腹收缩，背后弓，形成“竖弓”状，这样可充分拉展背腰。提腿前跨时，动作要有弧度，落脚时要轻盈而灵活。

【纠偏说明】

1.落步之后两脚形成一条直线，上体紧张扭曲，重心不稳：脚慢慢提起之后，向同侧肩部的正前方跨出一步，保持两脚横向的宽度。

2.背部“横弓”和躯干“竖弓”不明显：加强两肩向内侧旋转的幅度，可以增加收胸的幅度；头、髋前倾，收腹后顶，以此增加躯干后弯的程度。

第三戏 熊戏：浑厚沉稳，笨寓轻灵

第5式 熊运，强腰壮骨，防治骨质疏松

【招式简介】

双拳成掌垂于腹，上晃下滑目环视。

熊运，是“熊戏”的一种。主要体现的是熊憨厚、沉稳、自然的神态。熊运，外阴内阳，外动内静，外刚内柔，刚柔并济，气沉丹田，凝神静气。

【要领说明】

两掌在划圆的过程中，应该随腰部和腹部的摇晃而被牵引，动作协调自然。两掌划圆是外部因素导致，腰部和腹部的摇晃属于内部因素所致，主要是因为内气于腹部丹田中的自然运行。练习此动作的时候要配合自身的呼吸，身体上提的时候要吸气，身体前俯的时候要呼气。

【基本功效】

此动作具有活动腰部关节和全身肌肉的作用，意在防治腰肌劳损和软组织的拉伤。腰腹在转动的过程中，两掌划圆，引导气血在体内运行，可以加强脾、胃运化功能。腰、腹的小幅度摇晃，可以对体内的消化器官进行按摩，以此来预防和治疗腹胀纳呆、消化不良、便秘、腹泻等疾病。

【分解动作图示】

动作1

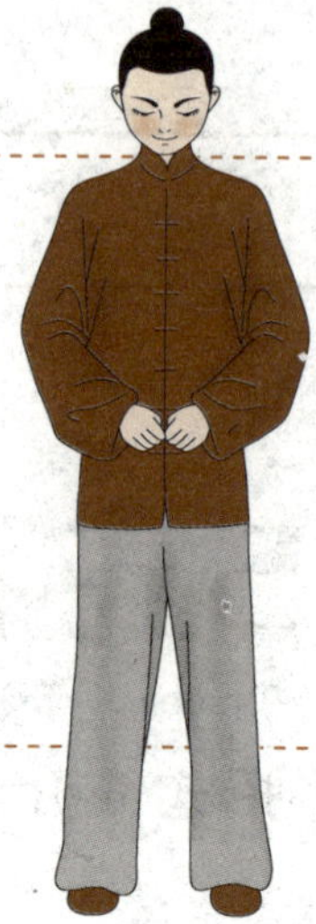

接鹿奔动作10。双手握空呈熊掌状，拳眼相对，垂于下腹部，目视双拳。

动作2

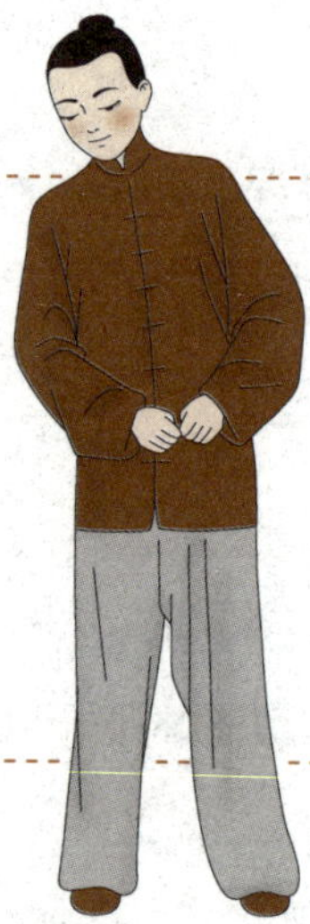

以腰、腹为轴心，上半身按顺时针方向摇晃，双拳随之经右肋部、上腹部、左肋部、下腹部划圆；目随身体摇晃而环视。重复动作1和动作2一遍。

动作3

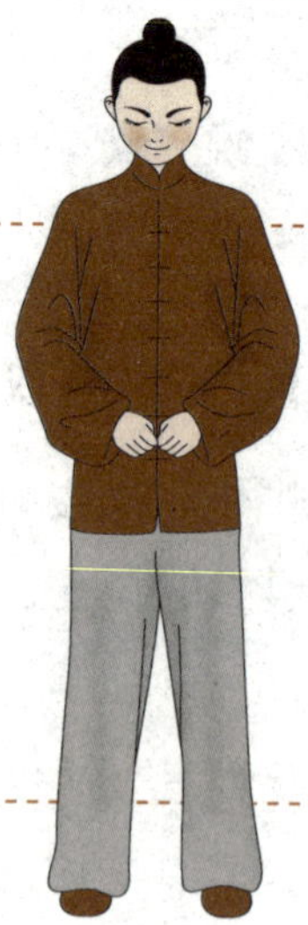

双手握空拳呈熊掌状，拳眼相对，垂于下腹部，目视双拳。

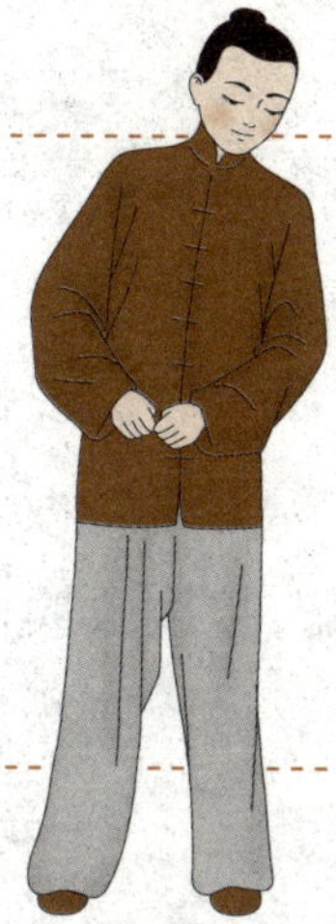

动作4

以腰、腹为轴，上半身再按逆时针方向摇晃，方法同动作2，再重复练习一遍。

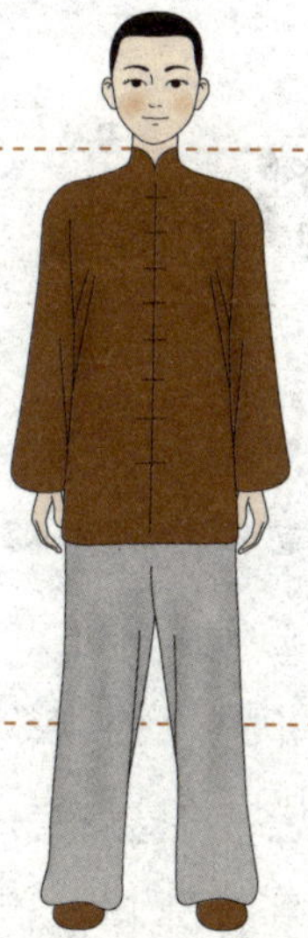

动作5

上半身缓缓立起，双拳自然变掌自然下垂于身体两侧，目视正前方。

【提示】熊运的核心在于丹田，以肚脐为中心圆，以内动向外延伸，带动身体做立圆摇转，两手轻抚于腹前，随之慢慢进行运转。双拳应在腰、腹的引导下，将意念之气运作于丹田时划圆，同时动作宜协调自然。

【纠偏说明】

1.两掌贴腹太紧或者并非被动划圆称为摩腹动作，不是跟随腰部和腹部的扭动协调地进行摆动：肩肘部位应该适当地放松，两掌轻轻依附于腰、腹，用腰、腹的摇晃带动双手的运行。

2.把腰、胯作为身体的轴心进行转动，或者身体摇晃的幅度太大：固定腰、胯的位置，在身体摇晃的时候，实际上是在做立圆摇转。所以，当身体向上摇晃的时候，可以适当地做提胸收腹的运动，充分伸展腰部和腹部的肌肉；向下摇晃的时候，做含胸松腹的运动，以此来挤压肝、脾、胃等内脏器官。

第6式 熊晃，疏肝理气，养心安神

【招式简介】

重心后移拳变掌，左迈右伸体随旋。

左旋至膝右体后，拧腰晃肩臂摆动。

熊晃，外观笨重拖沓，实际上是笨中生灵，饱含内劲，沉稳中不失灵敏。熊晃在一定程度上可以让头脑虚静，意气相合，真气贯通，并且具有健脾益胃的功效。

【要领说明】

此动作需要利用腰侧肌群的收缩带动大腿呈上提的趋势，按照提髋、起腿、屈膝的顺序依次提腿。双脚慢慢向前移动，横向间距略宽于肩，随着身体重心的前移，全脚掌紧紧蹬住地面，让震动的感觉传至髋关节，以此体现出熊步沉稳厚实的感觉。

【基本功效】

躯体左右摇晃，其主要目的就是调理肝脾。提髋移动，外加落步时候的微震，可以锻炼和增强髋关节边缘肌肉群的力量，提高身体的平衡能力，对于老年人髋关节损伤、下肢无力、膝盖疼痛等疾病的防治有非常神奇的功效。

【分解动作图示】

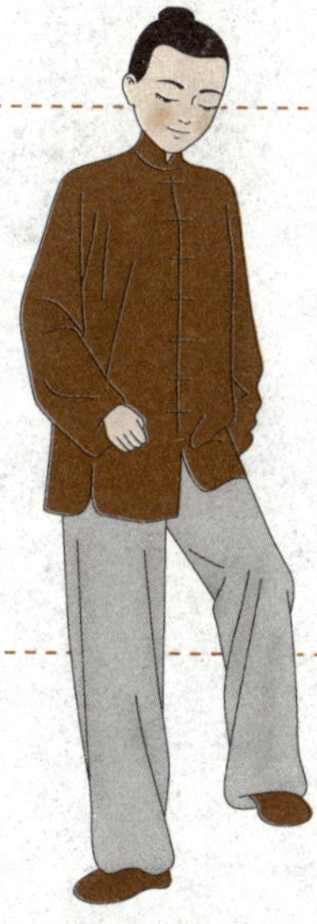

动作1

接熊运动作5。身体重心向右移，左腿随之上提，屈膝牵动左脚离地，左腿屈膝并抬起，双手握空拳，再变成熊掌状，目视左前方。

动作2

身体重心向前移，左脚向左前方迈一步，脚尖朝前，全脚踏实，右腿随之蹬直，身体向右转，左臂内旋、前靠，左拳摆至左膝前上方，拳心朝左，右拳摆至体后，拳心朝后；头稍抬，目视左前方。

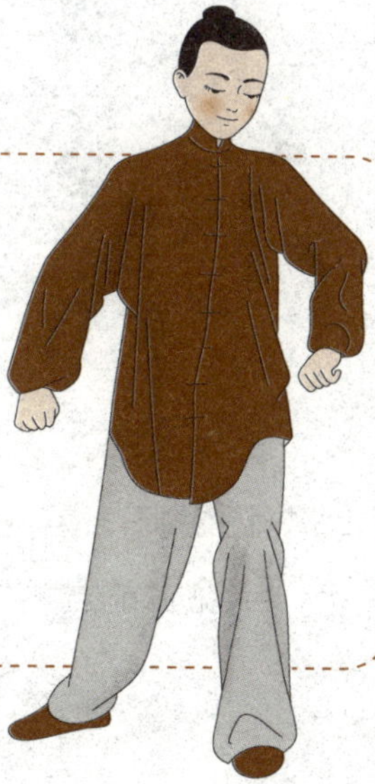

动作3

身体向左转，重心后坐，左腿伸直，右腿屈膝，拧腰晃肩，带动双臂前后划弧形摆动，右拳摆至左膝前上方，拳心向后，左拳摆至体后，拳心向后，目视左前方。

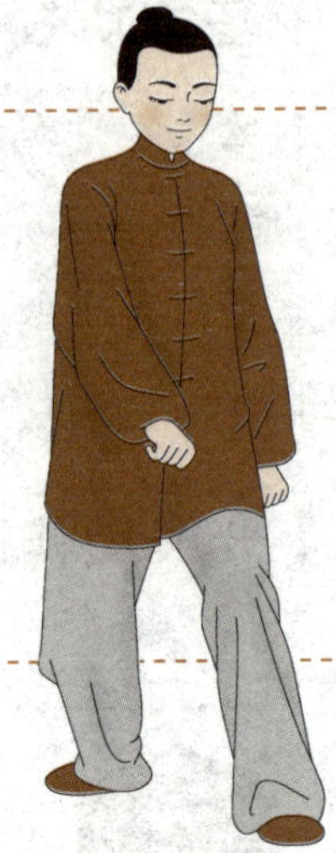

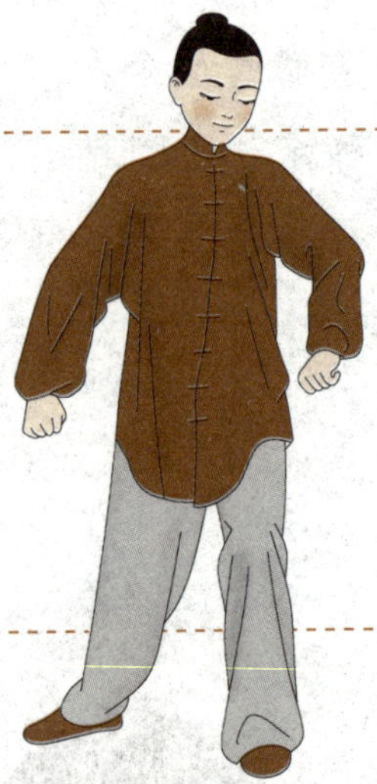

动作4

身体向右转重心前移，右腿蹬直，左腿屈膝，左臂内旋、前靠，左拳摆至左膝前上方，拳心向左，右拳摆至体后，拳心向右，目视左前方。

动作5

身体重心向左移，右脚离地抬起，同时右腿屈膝，双手握空拳，再变成熊掌状，目视右前方。

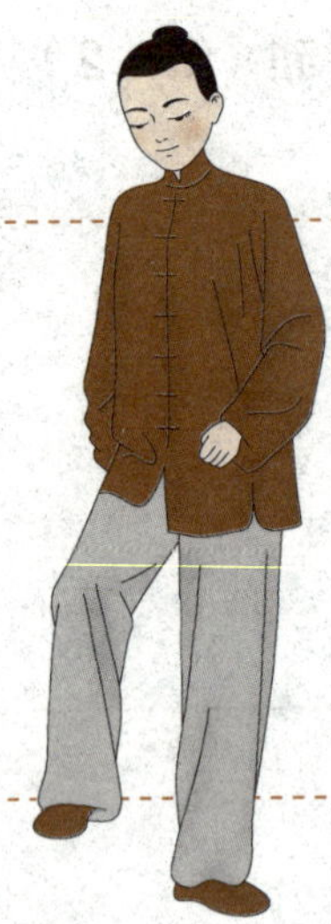

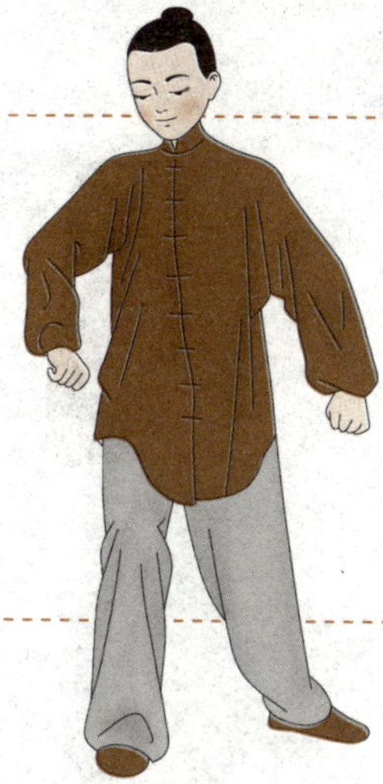

动作6

身体重心向前移，右脚向右前方迈出一步，脚尖朝前，全脚踏实，左腿随之伸直，身体向左转，右臂内旋、前靠，右拳摆至右膝前上方，拳心朝右，左拳摆至体后，拳心朝后，头稍抬，目视右前方。

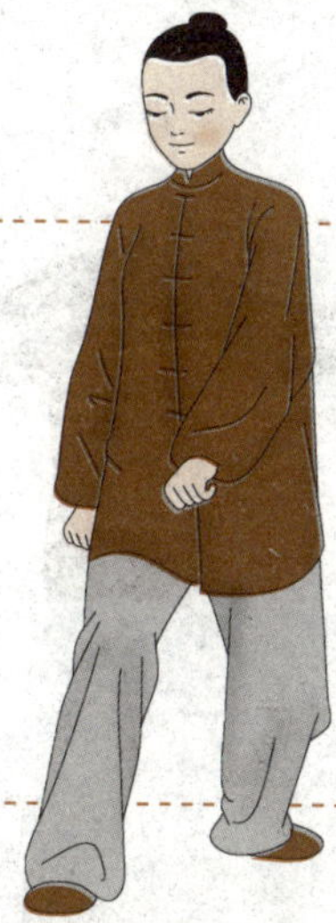

动作7

身体向右转，重心后坐，右腿伸直，左腿屈膝，拧腰晃肩，带动双臂前后划弧形摆动，左拳摆至右膝前上方，拳心向后，右拳摆至体后，拳心向后，目视右前方。

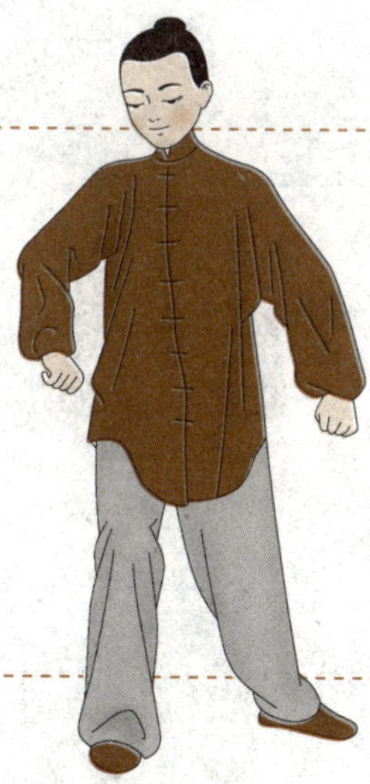

动作8

身体向左转，身体重心随之向前移，右腿屈膝，左腿蹬直，右臂内旋、前靠，右拳摆至右膝前上方，拳心向右，左拳摆至体后，拳心向后，目视右前方。练习完后，重复动作1至动作8一遍。

动作9

左脚上前一步，双脚站成开立步，同时双手自然下垂放于身体两侧。

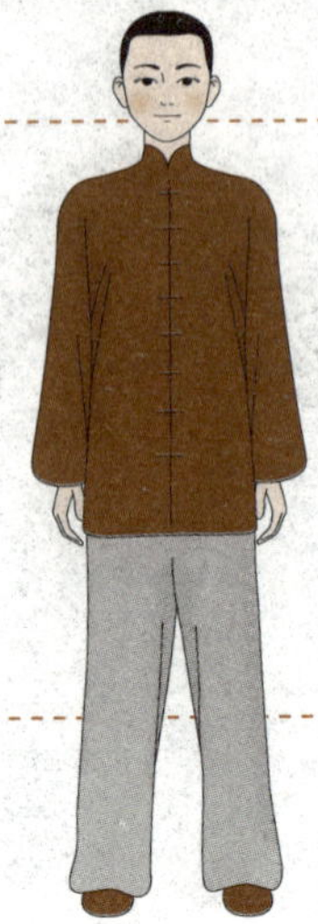

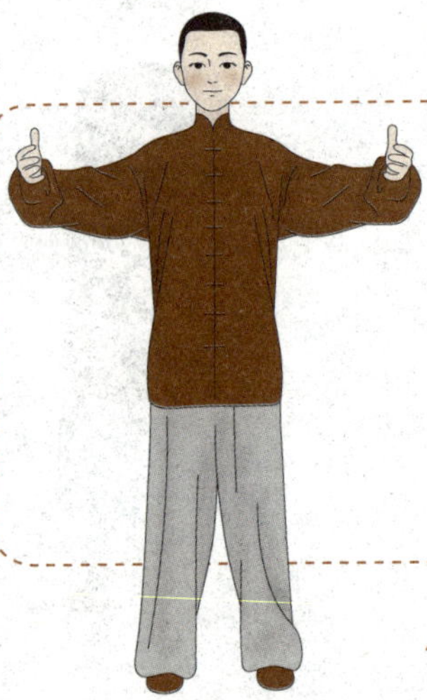

动作10

双手向身体侧前方抬起，掌心向上，约与肩同高，目视正前方。

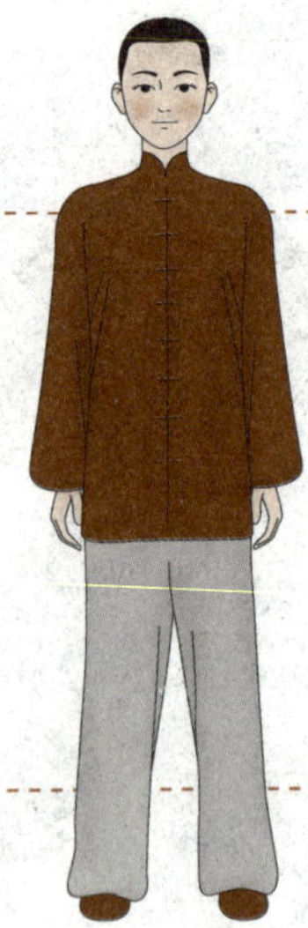

动作11

双臂屈肘，双掌内合、下按，自然下垂于身体两侧，目视正前方。

【提示】练习时不可过于疲劳，以出汗为标准，适可而止。练习中要做到神情专注，全身放松，意守丹田，行腹式呼吸。

【纠偏说明】

1.直接屈膝提腿，向前跨步：先练习提髋动作。其要领主要是双肩保持平衡，重心慢慢移至右脚，然后左髋上提，继而带动左腿缓缓提起，最后原处下落。之后重心左移，右髋上提。通过这种方法锻炼腰侧肌群的收缩。

2.落步的时候，脚用力前踏，髋关节不具震动感：提起髋部，膝盖微屈，身体的重心慢慢前移，脚自然下落，重心落在全脚掌上。与此同时，踝、膝部位的关节放松，让震动感转移至髋部。

第四戏 猿戏：肢体灵活，敏捷好动

第7式 猿提，解郁祛疲，舒缓精气神

【招式简介】

双手体前捏钩状，提钩耸肩脚跟抬。

头正肩沉钩变掌，下按体侧目前方。

猿提，意在模仿猿的神情。练习“猿提”，主要针对内、外两方

面进行练习，也就是外练肢体的灵活敏捷，内练精神的平静安宁。以此让身体达到外动内静、动静相宜的境界。

【要领说明】

手指捏拢成为“钩”的时候，速度一定要快。同时，此动作要配合自身的呼吸，在两掌上提的过程中保持吸气的状态，双掌下按的过程中保持呼气的状态。上提重心的时候，按照耸肩、收腹、提肛、脚跟离地、转头的前后顺序进行，重心下落的时候，按照松肩、松腹、落肛、落脚的前后顺序进行。

【基本功效】

通过“猿钩”快速灵敏的动作变化，可以提升神经和肌肉的反应能力以及灵敏度。在双掌上提和下按的过程中，可以同时牵动颈、肩、腹的活动，增强呼吸功能，促进脑部血液循环，为大脑提供充足的营养。脚跟慢慢提起呈直立的姿势，不但增强了腿部肌肉的力量，还提高了身体的平衡力和协调力。

【分解动作图示】

动作1

接熊晃动作11。将双手置于体前，十指伸直分开，然后再屈腕捏拢呈猿钩状。

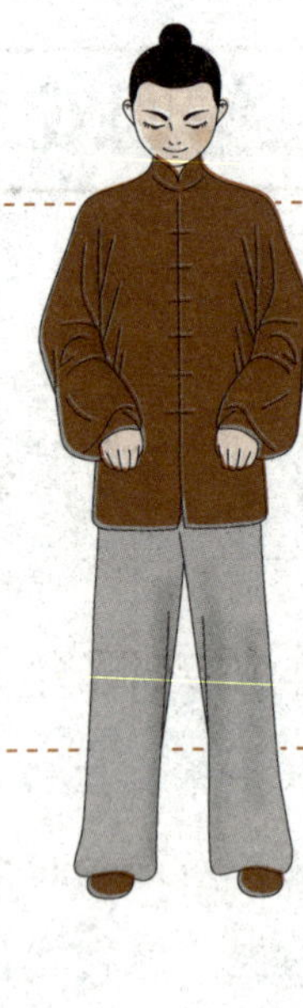

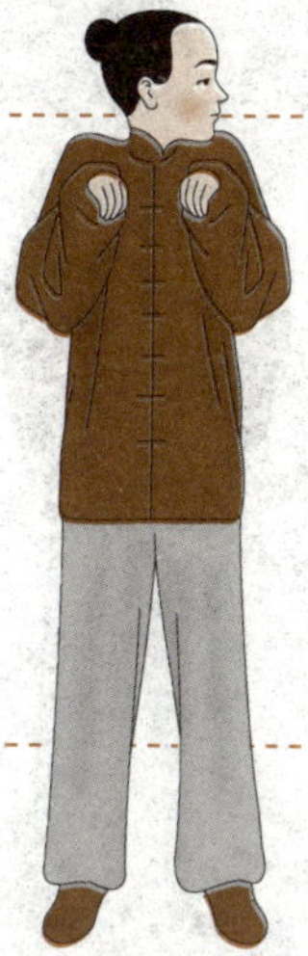

动作2

将“猿钩”上提至胸前，同时两肩耸起，收腹提肛，随之两脚跟提起，头向左转动，目随头移，注视身体左侧。

动作3

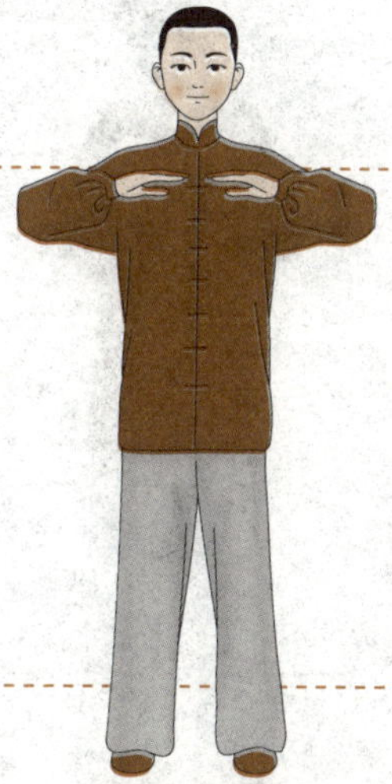

头转正，双肩随之下沉，脚跟落地，同时松腹落肛，“猿钩”松开，掌心向下，目视正前方。

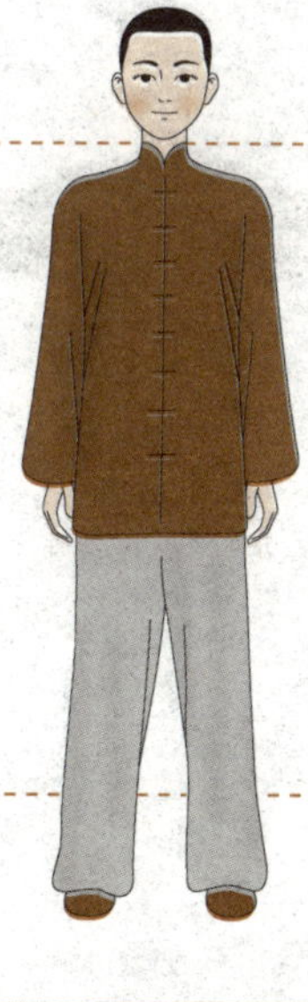

动作4

双掌沿体前下按落于身体两侧，目视正前方。

动作5

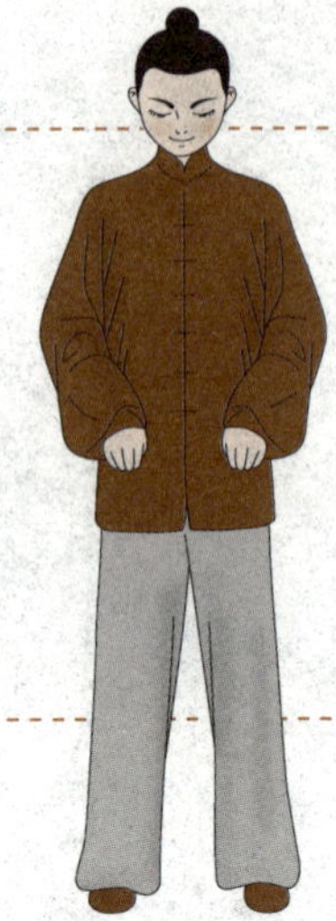

将双手置于体前，十指伸直分开，然后再屈腕捏拢呈猿钩状。

动作6

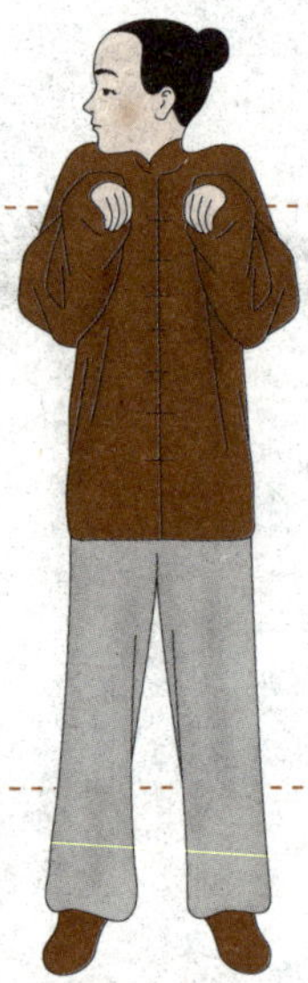

将“猿钩”上提至胸前，同时两肩耸起，收腹提肛，随之两脚跟提起，头向右转动，目随头移，注视身体右侧。

动作7

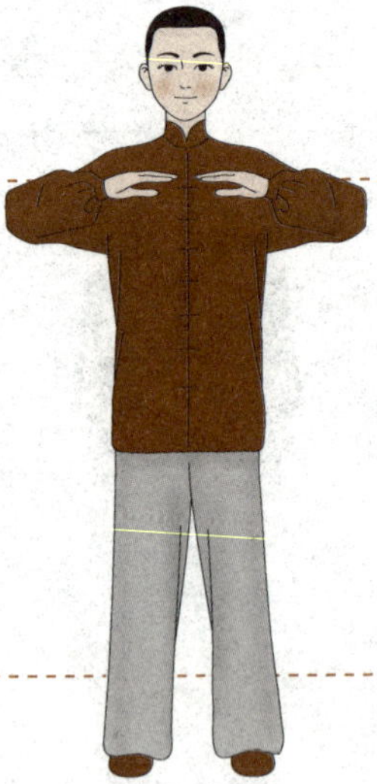

头转正，双肩随之下沉，脚跟落地，同时松腹落肛，“猿钩”松开，掌心向下，目视正前方。

动作8

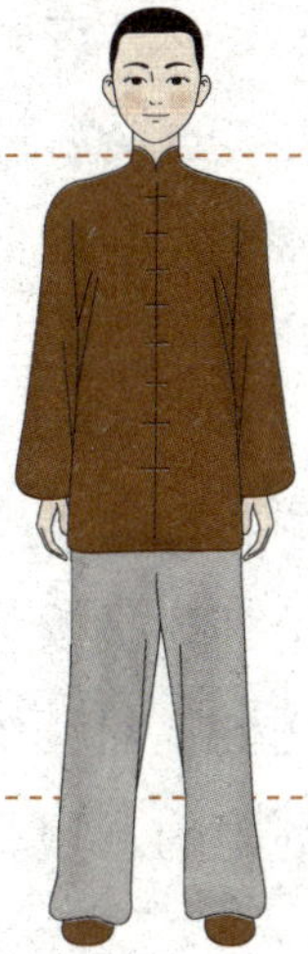

双掌沿体前下按落于身体两侧，目视正前方。重复动作1至动作8一遍。

【提示】练习时应配合呼吸法，双掌上提时吸气，双掌下按时呼气。手指捏拢变“猿钩”时，速度要快。

【纠偏说明】

1.脚跟提起之后，重心不稳，上体前倾或者后仰：百会上领，带动身体向上进行垂直拉伸运动，这样可以起到稳定重心的效果。

2.耸肩幅度不够，胸、背部和上肢不能够充分团紧：将胸部膻中穴作为全身的中心点，进行团胸、收腹、缩颈、夹肘一系列动作。

第8式 猿摘，增强肺功能，防治老慢支

【招式简介】

左退右屈重心移，左掌变钩右掌摆。

脚尖点地成丁步，掌举屈腕可摘桃。

猿戏所要表现的是猿的机警灵活的天性，好动无定。这就要求意守脐中，以求形动而神静。练习此戏应该外练肢体的灵活性，内练抑制思想活动，最终达到思想清静、体轻身健的目的。

【要领说明】

眼睛跟随上肢动作的不断变化，表现出一种左顾右盼的神态，从而体现出猿猴眼神的灵动。在屈膝下蹲的时候，整个身体呈收缩状。向上采摘的时候，肢体要充分放松，保持打开。呈托桃状的时候，十指要及时张开。此动作主要以神似为主，意在体味其中的意境，表情不要太过夸张。

【基本功效】

可以通过眼睛的左顾右盼来锻炼颈部，促进脑部的血液畅通。模仿猿猴起身摘桃的一系列动作，有助于缓解神经系统的紧张，在一定程度上可以缓减身体压力，对抗精神忧郁的效果非常好。

【分解动作图示】

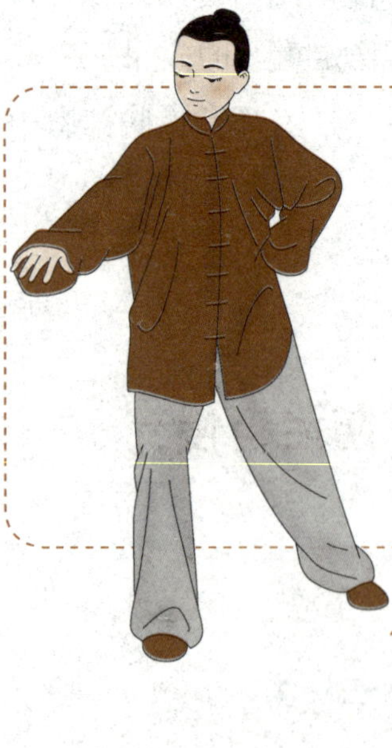

动作1

接猿提动作8。左脚向左后方退一步，脚尖着地，右腿屈膝，重心随之落于右腿，同时左臂屈肘，左掌变“猿钩”收至左腰部位，右掌向右前方摆起，掌心向下，目视右掌。

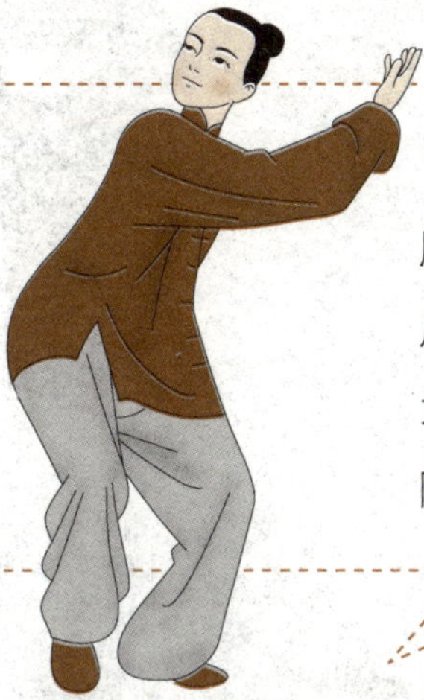

动作2

身体重心向后移，左脚踏稳，然后屈膝下蹲，右脚收于左脚内侧，脚尖点地，成右丁步，同时右掌向下经腹前向左上方划弧至头左侧，掌心对着太阳穴；眼睛先随右掌移动，再转头注视右前上方。

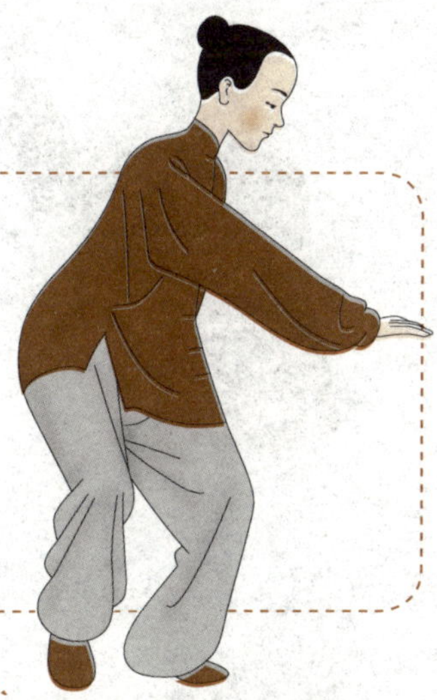

动作3

右掌内旋，掌心向下，沿体侧下按至左髋侧，同时身体重心稍向下，目视右掌。

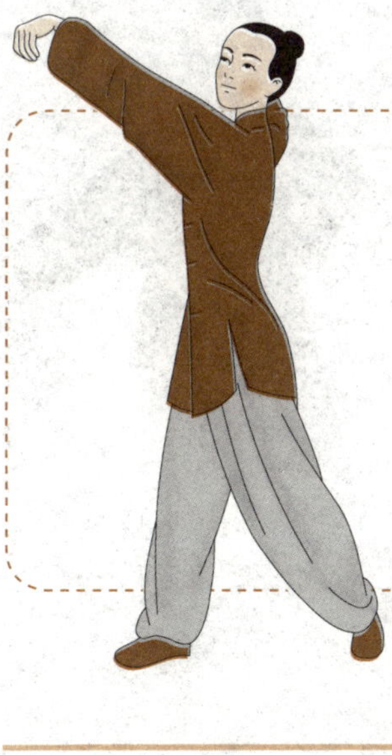

动作4

右脚向右前方迈出一大步，左腿蹬伸，重心向前移，右腿伸直，左脚脚尖点地，同时右掌经体前向右上方划弧至头右上侧变成猿钩状，稍微高于肩，左掌向前、向上伸举，屈腕捏钩，呈采摘状。头略向上仰，目视左手。

动作5

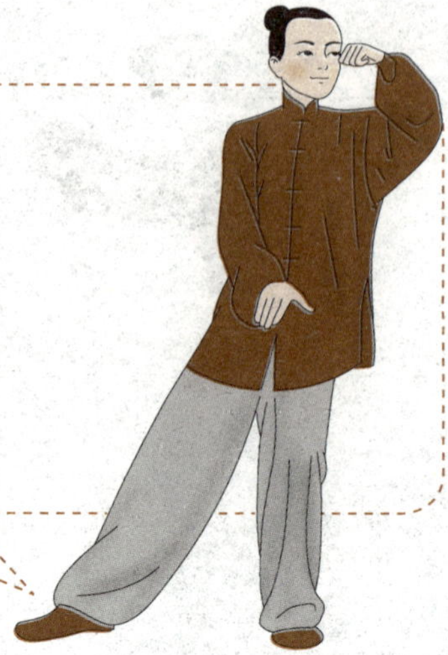

身体重心向后移，左手由猿钩状变为握拳状，右手变掌，自然回落于体侧，虎口向前。

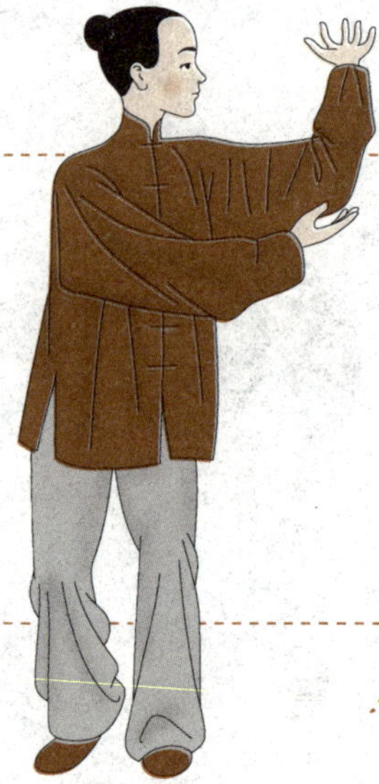

动作6

左腿屈膝下蹲，右脚收至左脚内侧，脚尖点地，成右丁步，同时左臂屈肘，收至左耳旁，五指分开，掌心向上，呈托桃状，右掌经体前向左划弧至左肘下捧托，目视左掌。

动作7

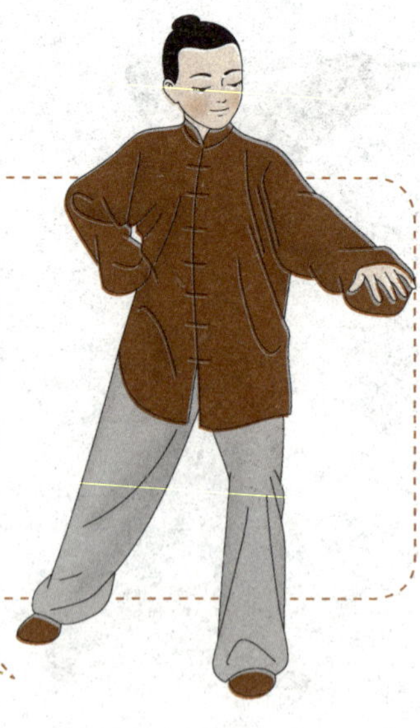

右脚向右后方退一步，脚尖点地，左腿屈膝，重心随之落于左腿，同时右臂屈肘，右掌变猿钩状收至右腰侧面，左掌向左前方摆起，掌心向下。

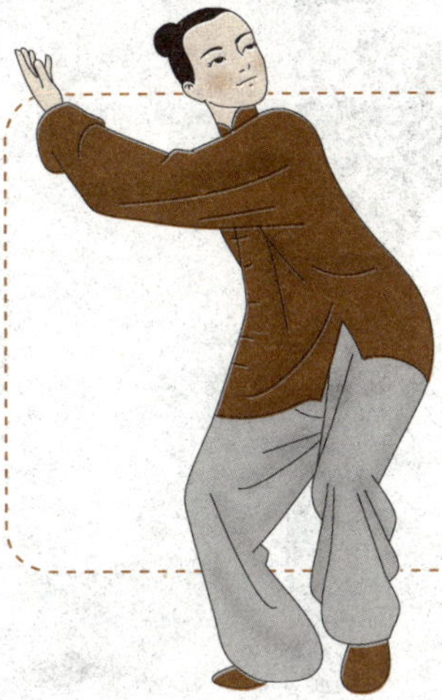

动作8

身体重心向后移，右脚踏稳，然后屈膝下蹲，左脚收于右脚内侧，脚尖点地，成左丁步，同时左掌向下经腹前向左上方划弧至头右侧，掌心对着太阳穴；眼睛先随左掌移动，再转头注视左前上方。

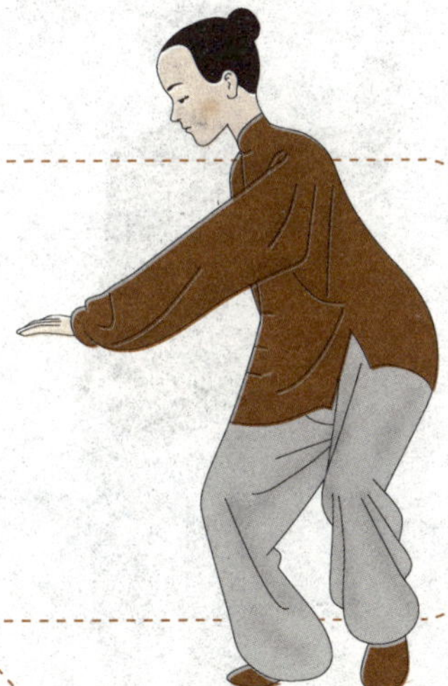

动作9

左掌内旋，掌心向下，沿体侧下按至左髋侧，同时身体重心稍向下，目视左掌。

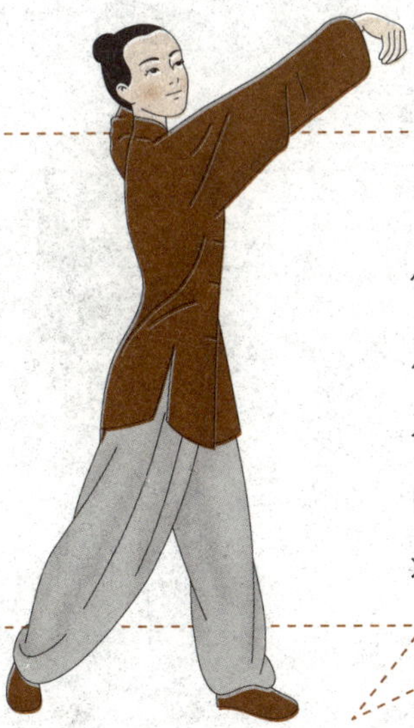

动作10

左脚向左前方跨出一大步，右腿蹬伸，重心向前移，左腿伸直，右脚脚尖点地，同时左掌经体前向左上方划弧至左上侧变成猿钩状，稍微高于肩，右掌向前、向上伸举，屈腕捏钩，呈采摘状。头略向上仰，目视右手。

动作11

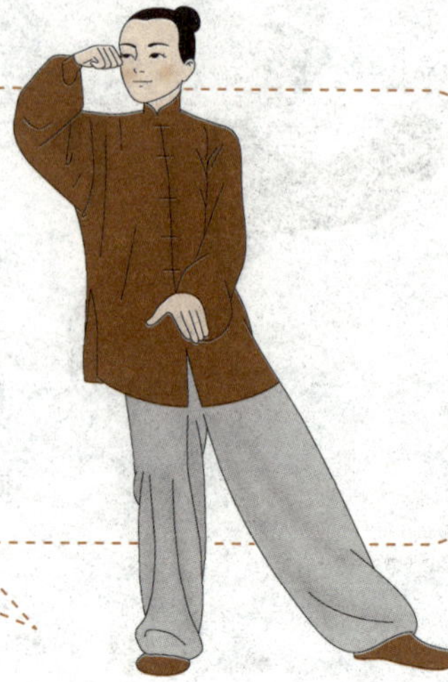

身体重心向后移，右手由猿钩状变为握拳状，左手变掌，自然回落于体侧，虎口向前。

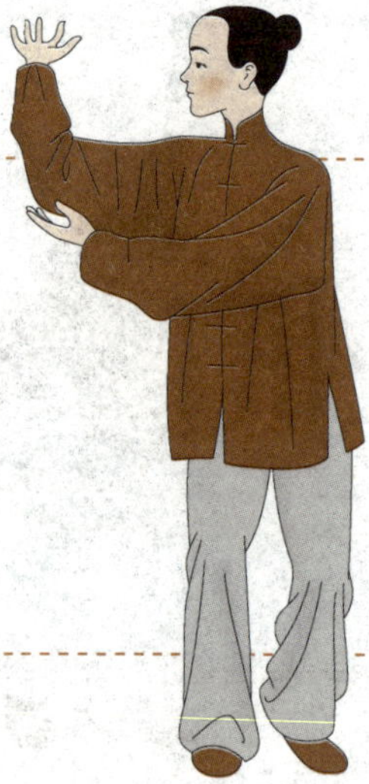

动作12

右腿屈膝下蹲，左脚收至右脚内侧，脚尖点地，成左丁步，同时右臂屈肘，收至右耳旁，五指分开，掌心向上，呈托桃状，左掌经体前向右划弧至右肘下捧托，目视右掌。

动作13

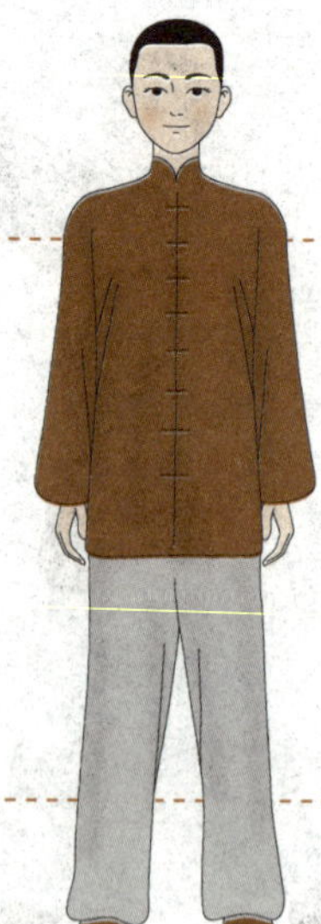

左脚向右迈一步，双腿直立，双手随之自然垂于体侧，目视正前方。

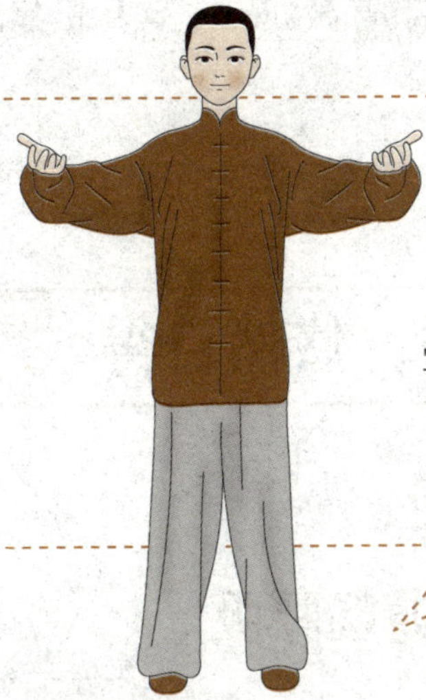

动作14

双手向身体侧前方举起，与胸同高，掌心向上，目视正前方。

动作15

两掌内合下按，自然垂于身体两侧，目视正前方。

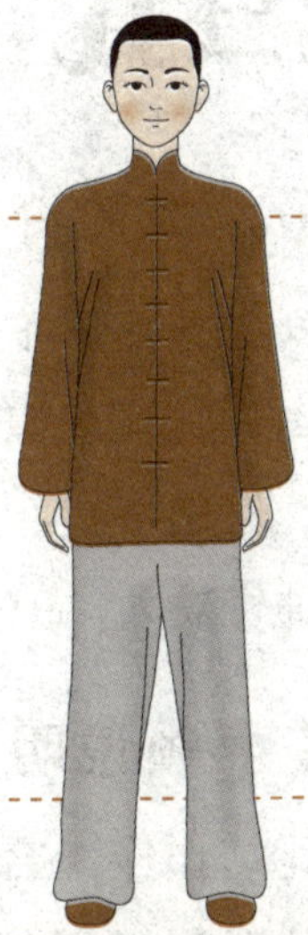

【提示】练习时眼要随上肢动作变化，表现出一种左顾右盼的神态，体现猿猴眼神的灵敏。动作以神似为主，重在体会其意境，但不可过于夸张。

【纠偏说明】

1.摘桃的时候，手臂朝上直线推举，“猿钩”动作变化过快或过慢：采摘的时候，手掌的运动路线为弧形，动作完成时手掌呈“猿钩”状。

2.四肢的配合不够协调：下蹲的时候，手臂微屈，上臂尽量靠近身体。蹬伸的时候，手臂要得到充分舒展。

第五戏 鸟戏：昂然挺拔，悠然自得

第9式 鸟伸，气定神闲，通畅呼吸

【招式简介】

双掌交叠上下行，分离变翅自然起。

鸟伸，属于模仿鹤的导引功法。在习练的时候，要表现出鹤轻盈安详、傲然挺拔、悠闲自得的神韵，达到活跃周身经络、灵活四肢关节的神奇功效。

【要领说明】

此动作应配合自身的呼吸，双手在上举的时候要吸气，双手在下按的时候要呼气。双掌于体前交叠，其上下位置可以任意选择，主要就是为了舒适自然。在练习的过程中应该特别注意动作的松紧变化，在手上举的过程中，颈部、肩部以及臀部应该保持肌肉的紧缩；下落的过程中，双腿微微弯曲，颈部、肩部和臀部的肌肉应该保持放松的状态。双臂后摆的时候，应该保持身体微微向上伸展，呈现出向后反弓状。

【基本功效】

双手前伸后摆，意在疏通经脉，上举下按，则是为了增加肺活量，增强自身的心肺功能，以此防治肺气肿、慢性支气管炎等疾病。

【分解动作图示】

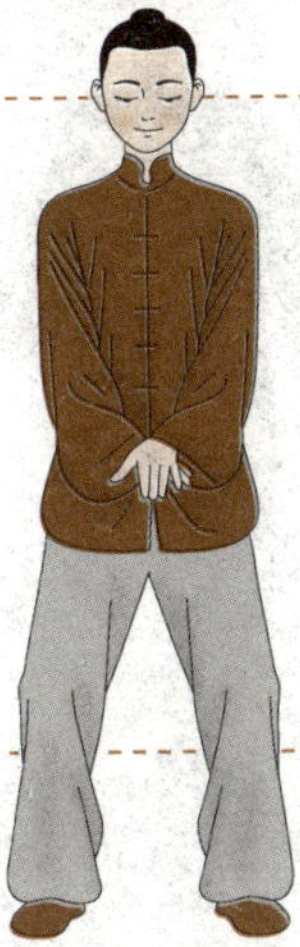

动作1

接猿摘动作15。双腿微屈下蹲，双掌于腹前相叠，目视双手。

动作2

双掌保持重叠向上举至头上方，指尖水平向前，掌心向下，身体随之稍向前倾，提肩、缩颈、挺腹、塌腰，目视前下方。

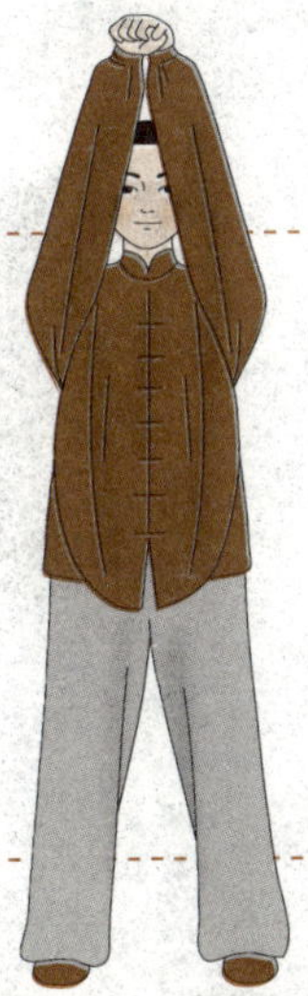

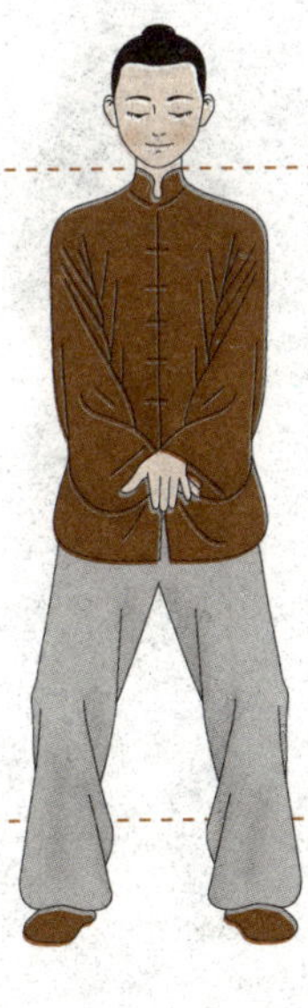

动作3

双腿微弯曲并下蹲，双掌保持重叠并水平下按至腹前，目视双手。

动作4

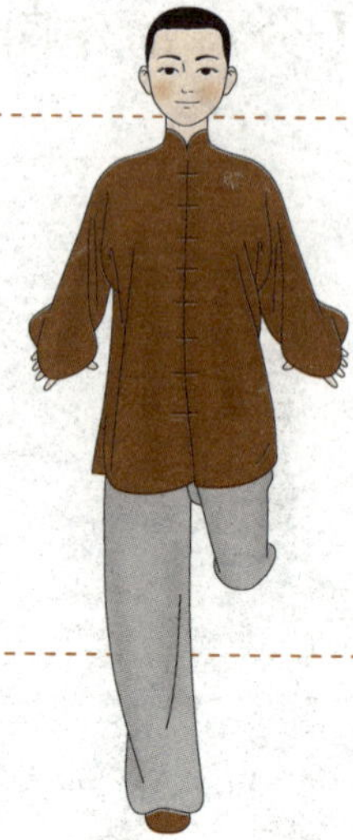

身体重心向右移，右腿蹬直，左腿伸直并向后抬起，同时双掌左右分开，手掌变为鸟翅状，掌心向上，并向体侧后方自然摆起，抬头、伸颈、挺胸、塌腰，目视正前方。

动作5

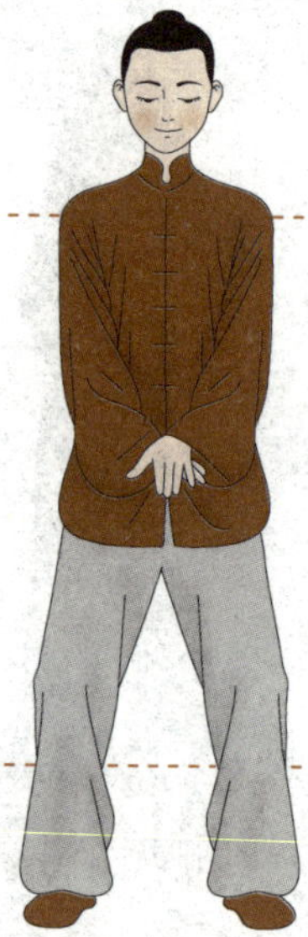

双腿微屈下蹲，同时双掌与腹前相叠，目视双手。

动作6

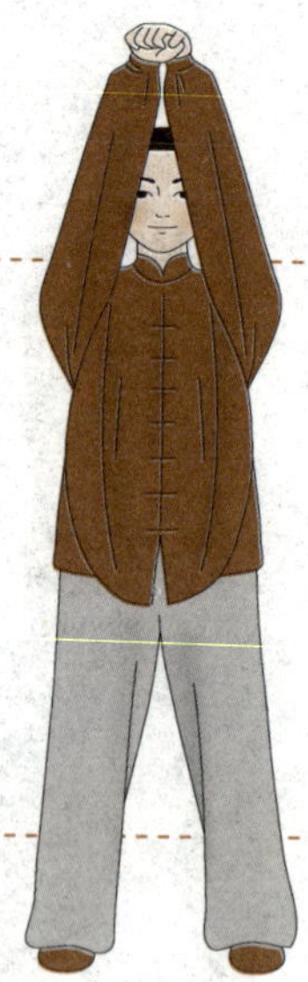

双掌保持重叠向上举至头上方，指尖水平向前，掌心向下，身体随之稍向前倾，提肩、缩颈、挺腹、塌腰，目视前下方。

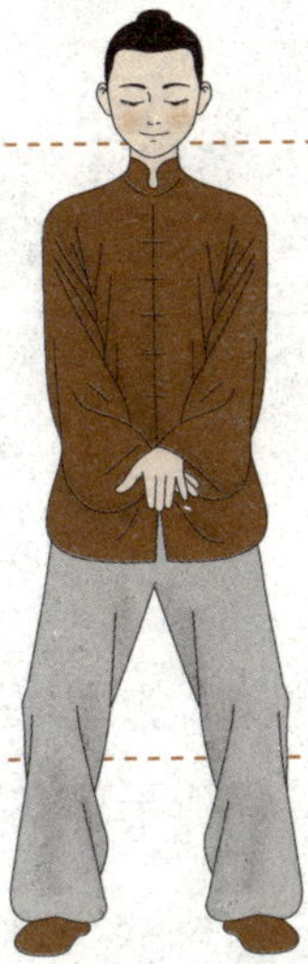

动作7

双腿微弯曲并下蹲，双掌保持重叠并水平下按至腹前，目视双手。

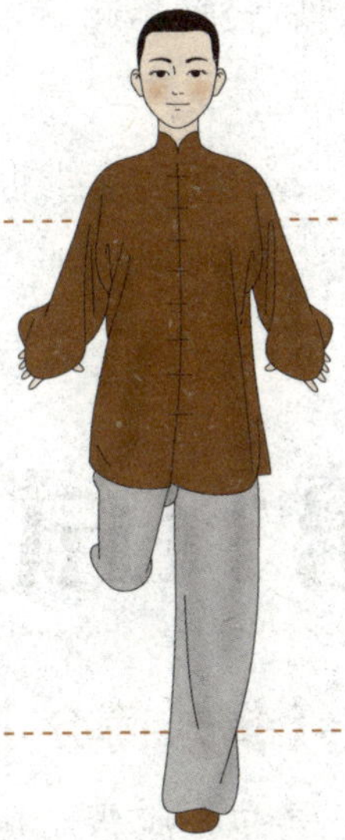

动作8

身体重心向左移，左腿蹬直，右腿伸直并向后抬起，同时双掌左右分开，手掌变为鸟翅状，掌心向上，并向体侧后方自然摆起，抬头、伸颈、挺胸、塌腰，目视正前方。

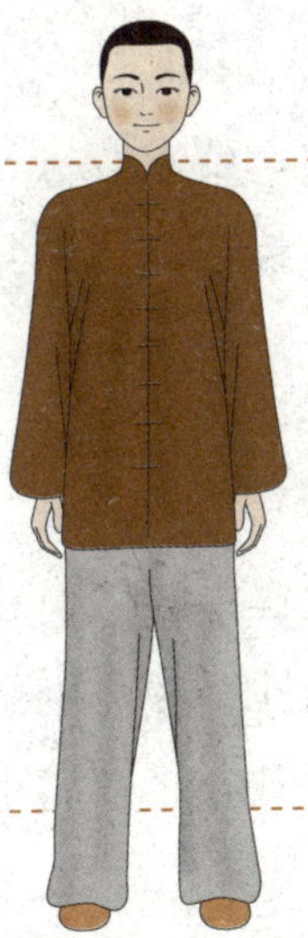

动作9

右脚落地，成开步站立，双手自然垂于身体两侧，目视正前方。

【提示】练习过程中，注意动作的松紧变化，通常手上举时，颈、肩、臀部紧缩；下落时，双腿微屈，颈、肩、臀部松沉。

【纠偏说明】

1.单腿支撑，重心不稳：当重心慢慢移至支撑腿以后，另一腿才能向后轻轻抬起，以此来支撑腿部膝关节保持平直，有利于锻炼身体的稳定性。

2.不能灵活掌握松紧变化：双手在身前做上举下落的动作时，一定要记住上举时肌肉收紧，下落时肌肉放松。

第10式 鸟飞，调节内分泌，缓解关节痛

【招式简介】

鸟翅合腹脚趾地，双臂平举展翅飞。

鸟飞，其动作要求轻翔舒展。练习此式的时候，要求意守气海。所谓“气海”，指的是任脉之要穴，为生气之海。练习鸟飞，具有调达气血、活动筋骨关节、疏通经络的功效。

【要领说明】

此动作需要配合自身的呼吸，在双掌上举的过程中吸气，在双掌下落的过程中呼气。手、脚等各个部位要具备协调性，尽可能做到同起同落。双臂侧举的时候，尽可能打开胸部，放松身心，双臂下落的时候，尽可能挤压胸部，收缩胸部肌肉。

【基本功效】

双臂上下摆动配合自身的呼吸，能够起到按摩心肺的神奇效果，从而增强血氧交换能力。手指微微上翘紧绷，对于加强肺经经气的流通有非常大的作用，以此来提升心肺功能。提膝独立运动可以调节人体平衡能力。

【分解动作图示】

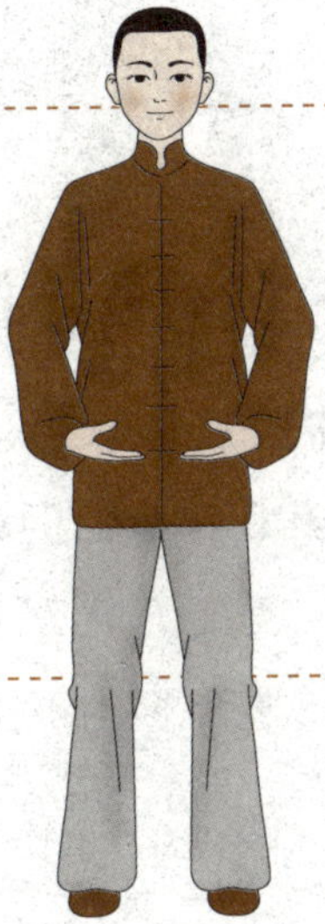

动作1

接鸟伸动作9。两腿微屈，双掌呈鸟翅状合于腹前方，掌心向上，指尖相对，目视前下方。

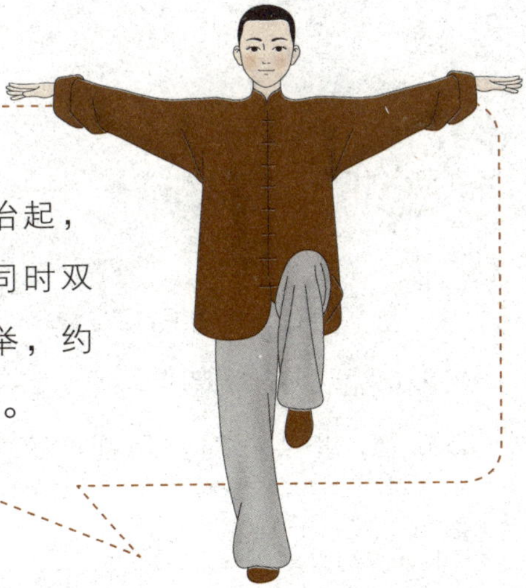

动作2

右腿伸直独立，左腿屈膝高抬起，脚尖指向地面，小腿自然下垂，同时双臂呈展翅状，沿身体两侧向上平举，约与肩同高，掌心向下，目视正前方。

动作3

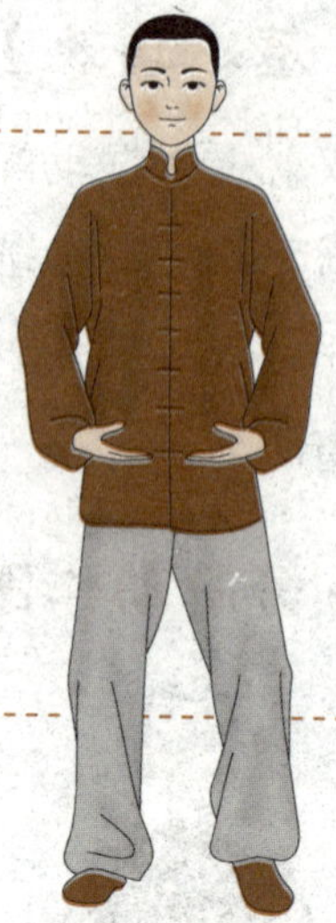

左脚下落于右脚旁，脚尖点地，双腿微屈，同时双掌合于腹前，掌心向上，指尖相对，目视正前方。

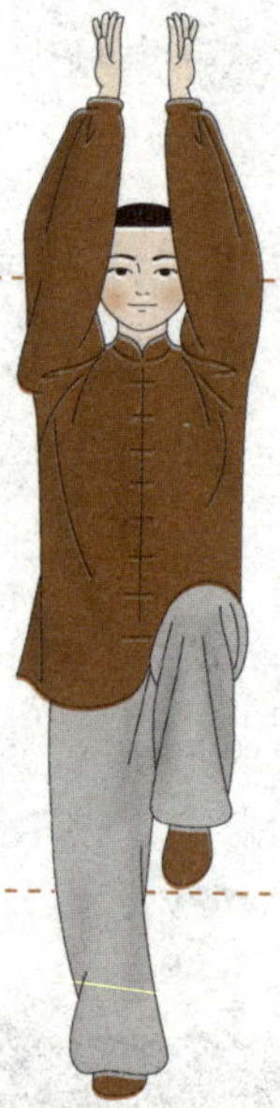

动作4

右腿伸直独立，左腿屈膝上提，脚尖指向地面，小腿自然下垂，同时双掌经体前向上举至头顶上方，双臂尽量伸直，指尖向上，掌背相对，目视正前方。

动作5

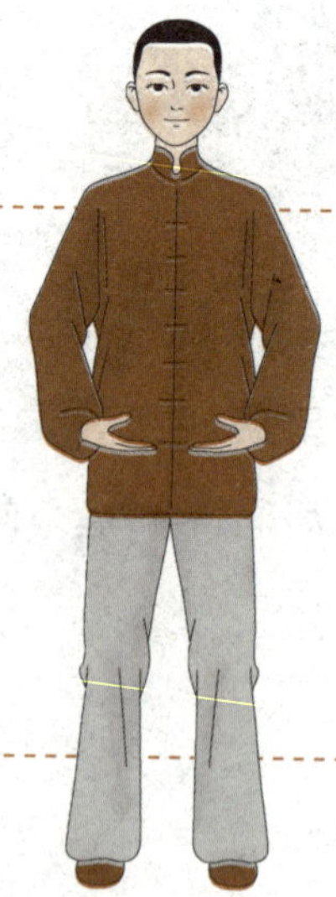

左脚下落于右脚旁，全脚掌着地，双腿微屈，双掌呈鸟翅状合于腹前，掌心向上，指尖相对，目视前下方。

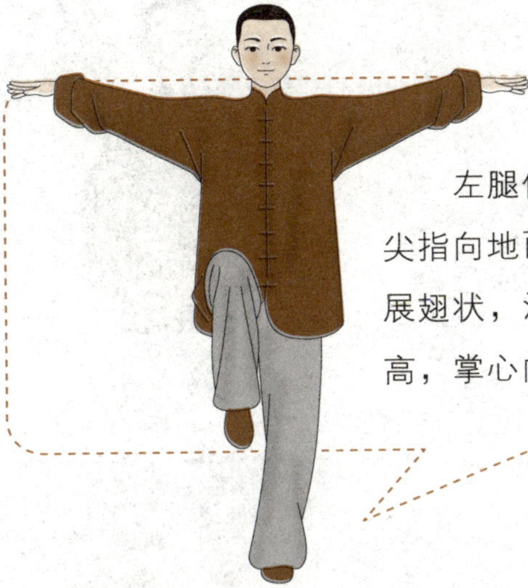

动作6

左腿伸直独立，右腿屈膝高抬起，脚尖指向地面，小腿自然下垂，同时双臂呈展翅状，沿身体两侧向上平举，约与肩同高，掌心向下，目视正前方。

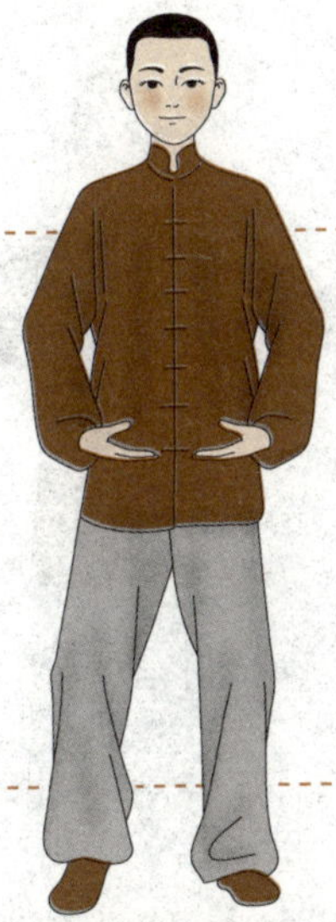

动作7

右脚下落于左脚旁，脚尖点地，双腿微屈，同时双掌合于腹前，掌心向上，指尖相对，目视正前方。

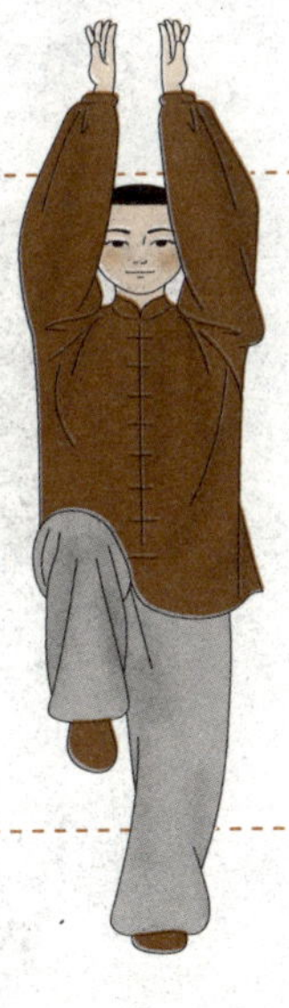

动作8

左腿伸直独立，右腿屈膝上提，脚尖指向地面，小腿自然下垂，同时双掌经体前向上举至头顶上方，双臂尽量伸直，指尖向上，掌背相对，目视正前方。

动作9

右脚下落于左脚旁，全脚掌着地，双腿微屈，双掌呈鸟翅状合于腹前，掌心向上，指尖相对，目视前下方。

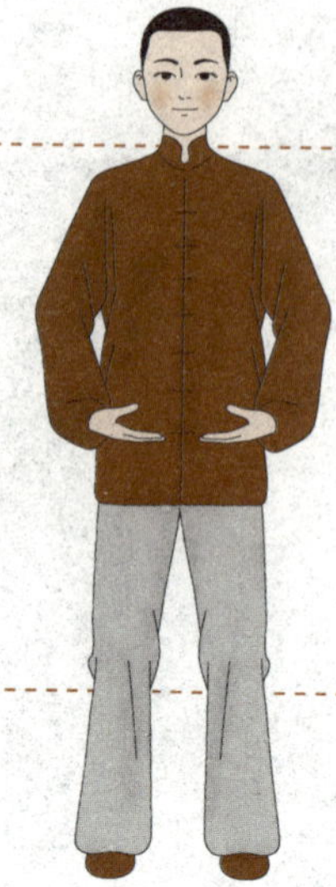

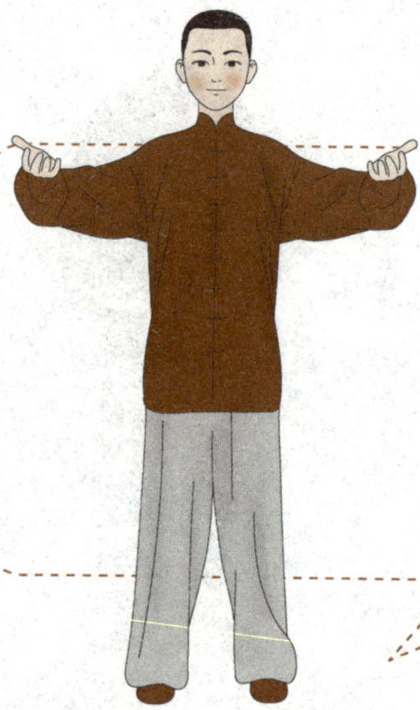

动作10

双掌向身体侧前方举起，掌心向上，约与胸同高，目视正前方。

动作11

双臂屈肘，双掌内合下按，自然垂于身体两侧，目视正前方。

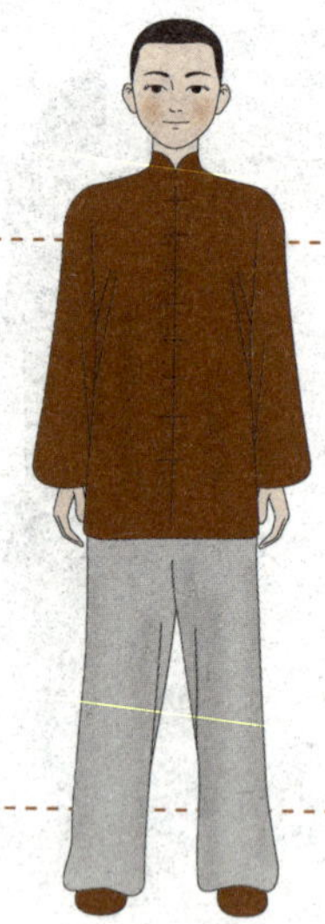

【提示】手、脚配合应协调一致，尽量做到同起同落。练习时配合呼吸法，双掌上举时吸气，双掌下落时呼气。

【纠偏说明】

1.屈膝上提，双臂平举，双膝外展，手臂绷直，重心不稳：在右腿抬起的时候和右腹保持平行，双臂平展不要有一个缓缓上举的过程。

2.双掌合于腹前，呼吸不畅，站立不稳：双臂做上举运动时，应该提胸收腹。双臂下落的时候，要疏松腰腹。

收势归元 元气无损，百病不生

【招式简介】

收势，是整套动作的收尾势，意在将整套动作的气息归于丹田，动作柔缓轻便，神态自然，呼吸通畅均匀，有益于身体健康。

【要领说明】

此动作需要配合呼吸，在双掌上举的时候要保持吸气，双掌下落的时候要保持呼气。双掌下按的时候，身体的各个关节应保持放松，这种神气一直到达脚底的涌泉穴。双掌相叠的时候，男性左掌位于上方，女性右掌位于上方。双掌在胸部的前方划平弧时，一定要衔接自然，以达到气息合抱于丹田的功效。

【基本功效】

收气归元是把练习此套动作所集结的体内、体外之气，全部归入丹田中，达到和气血、通经脉、理脏腑的神奇功效。之后的搓手、浴面又把气息渐渐平和，有利于收功。

【分解动作图示】

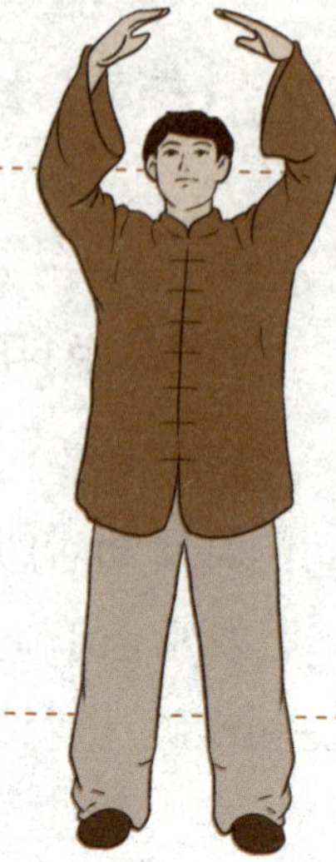

动作1

接鸟飞动作11。双掌经由身体侧面上举到头顶的正上方，掌心朝下，眼睛注视双掌。

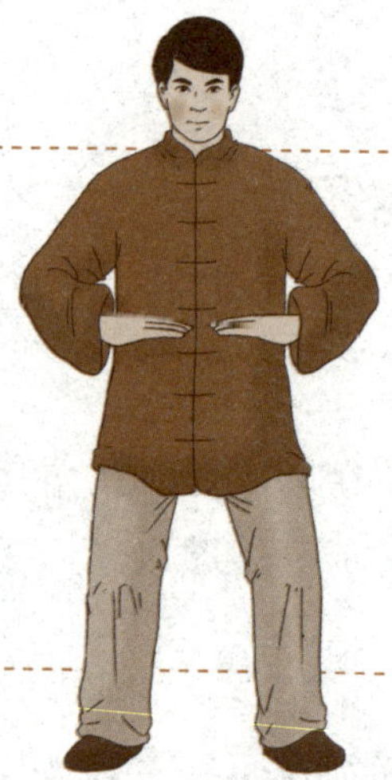

动作2

双掌的指尖相对，沿着身体的前方下按到腹部的前方。

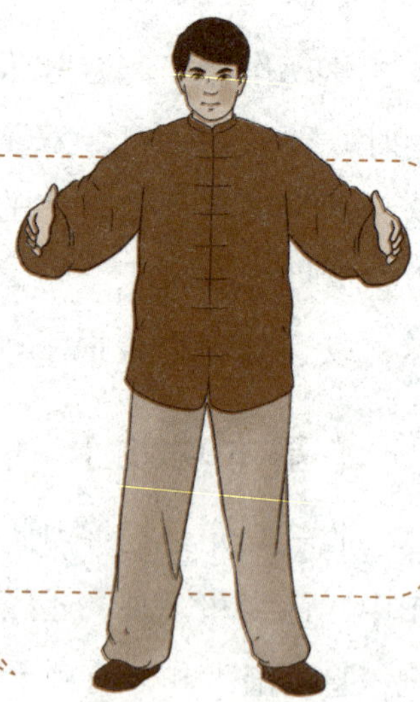

动作3

双掌在身体的前方慢慢划弧，掌心相对，大约与脐部保持平行，眼睛注视前方。

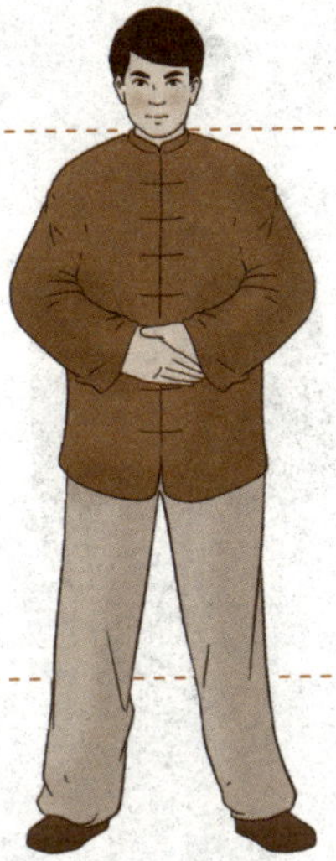

动作4

双手于腹前合拢，在虎口处交叉，成叠掌。眼睛微闭静养，调整呼吸，气集丹田。

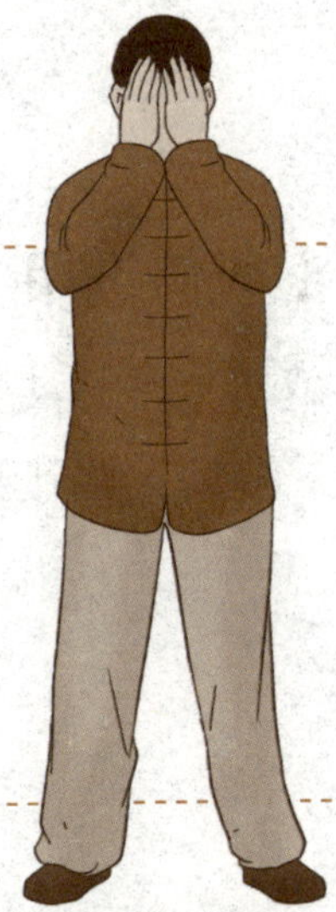

动作5

数分钟之后，两只眼睛逐渐睁开，双手在胸前搓掌至热，紧贴面部，然后上下摩擦，进行3～5遍。

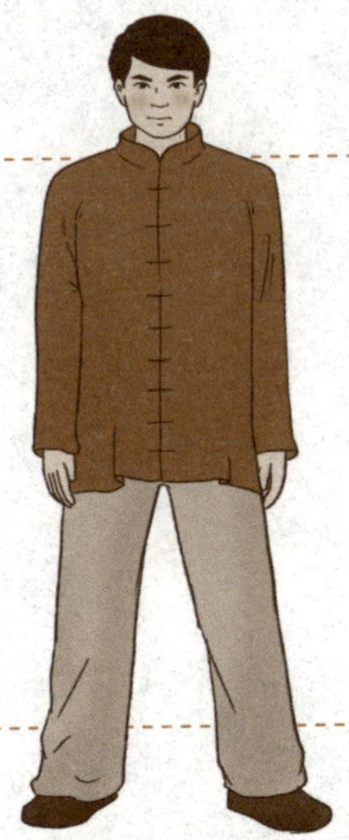

动作6

双掌沿头顶、耳后、胸前落下，自然垂于身体的两侧，眼睛注视前方。

动作7

左脚慢慢提起和右脚并拢，前脚掌率先落地，随后全脚掌紧紧贴在地面上，恢复为预备势。眼睛注视前方。

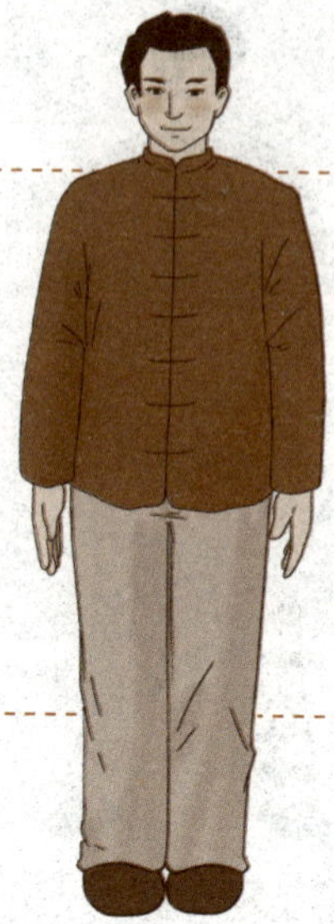

【纠偏说明】

双掌上举牵动双肩提起，胸廓上提：在双掌上举的过程中，重心稳定，肩膀下沉让身体得到放松。

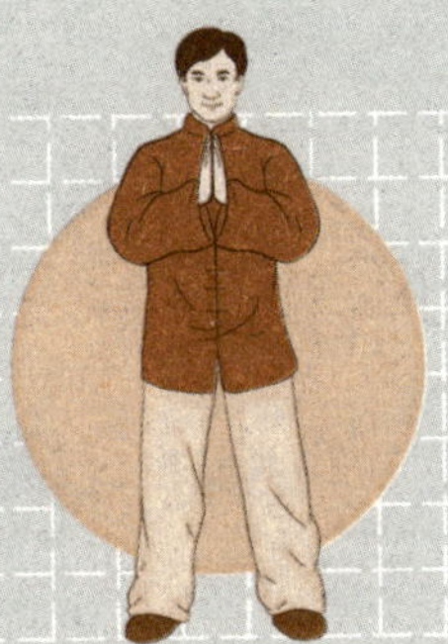

图解八段锦五禽戏六字诀易筋经
——最传统的养生术

第四章

六字诀——呼吸导引术

六字诀养生秘诀已经广为流传，至今仍然是深受大众喜爱的一种养生运动。它的历史非常悠久，了解了它的历史发展，才能从形体上更好地诠释其内涵。在练习时更要讲究气形合一，这些对于一个练习者来说是非常重要的，也是必须要掌握的内容。

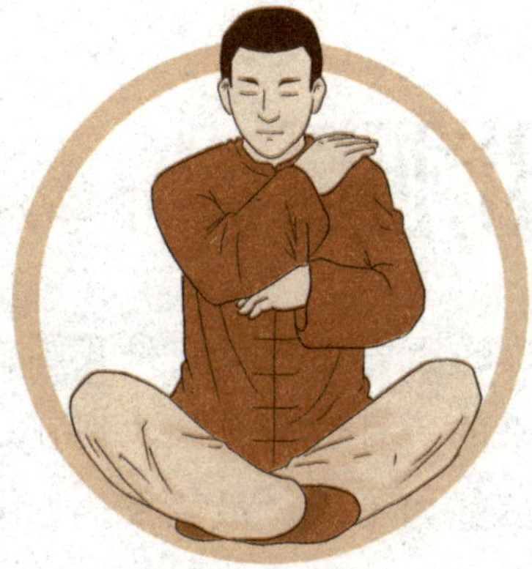

◎ 初识六字诀

◎ 六字功法图解

初识六字诀

寻根溯源，中华六字诀的历史

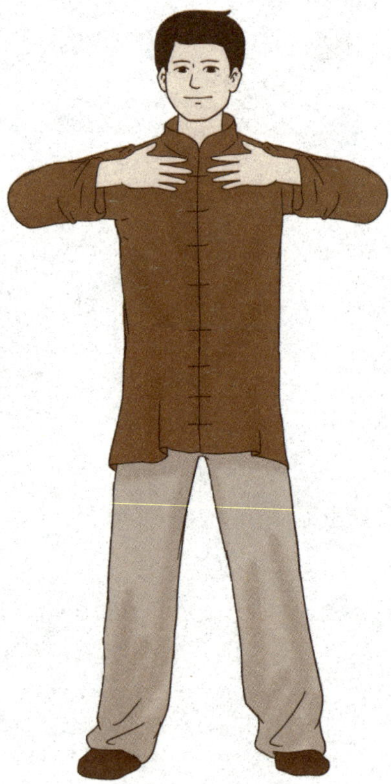

六字诀的历史悠久，它是我国古代流传下来的一种健身方法。现在，六字诀依然魅力不减，最主要的原因是它的健身效果显著。了解六字诀的发展史，有利于更加深刻地理解六字诀的内涵和意义。

在《养性延命录》中，南北朝时期著名的中医学家陶弘景最早提出了六字诀的说法。陶弘景不仅是著名的中医学家，还是道教茅山派的代表人物之一。在《养性延命录·服气疗病篇》中曾经有记载："纳气有一，吐气有六。纳气一者，谓吸也；吐气六者，谓吹、呼、嘻（唏）、呵、嘘、呬，皆为长息吐气之法……委曲治病。吹以去风，呼以去热，唏以去烦，呵以下气，嘘以散滞，呬以解极。"同时书中将六字与脏腑的对应关系归纳为：心——吹、呼，肺——嘘，脾——嘻（唏），肝——呵，肾——呬（见表1）。这些记载也就是后世流传的

"六字诀"或者是叫做"六字气诀"的起源。

表1　陶氏与孙氏六字诀脏腑对应及联系顺序

吹、呼	嘘	呵	唏	呬
心	肺	肝	脾	肾
火	金	木	土	水

注：其练习顺序正好为五行相克之序。

在陶弘景之后的历朝历代都有关于六字诀的表述，他们在陶弘景的基础上，不断对六字诀的方法理论和应用进行发展和补充。其中贡献最大、最具有代表性的有：隋代佛教的天台宗高僧智顗在他的《童蒙止观》一书中，将六字诀与佛学坐禅止观法门有机地结合起来，其中记述的脏腑配属已经与明清和现代相同；唐代著名医学家孙思邈继承了陶弘景的观点，在《备急千金要方》中对陶氏六字诀进行了进一步的发挥，"大呼结合细呼"；唐代道教学者胡愔在《黄庭内景五脏六腑补泄图》中对于脏腑的归属问题，与宋代的邹朴庵在《太上玉轴六字气诀》的对应关系达成了一致：心——呵，肺——呬，肝——嘘，脾——呼，肾——吹，胆——唏（嘻）（见表2）。后世在六字与脏腑的对应归属上，大都沿用了这一论述，只是将胆——嘻改为三焦——嘻（见表3）。中医认为"少阳为枢"，通少阳就可以调理全身的气机，而三焦的主要功能便是通行全身诸气。因此，改为嘻——三焦是合理而规范的。

表2　宋代邹朴庵六字诀脏腑对应及联系顺序

呵	呼	呬	嘘	嘻	吹
心	脾	肺	肝	胆	肾
火	土	金	木	木	水

表3 明清——现代六字诀的脏腑对应与练习顺序

嘘	呵	呼	呬	吹	嘻
肝	心	脾	肺	肾	三焦
木	火	土	金	水	

《四季却病歌》中还记载："春嘘明目木扶肝，夏至呵心火自闲，秋呬定收金肺润，肾吹惟要坎中安，三焦嘻却除烦热，四季常呼脾化餐，切忌出声闻口耳，其功尤胜保神丹。"将六字诀与四季养生结合在了一起。

在明朝之前，六字诀只是作为一种单纯的吐纳功夫存在，明朝之后，六字诀被人们配合上肢体动作，将吐纳与导引结合起来。例如，胡文焕的《类修要诀》和高濂的《遵生八笺》等著述中都有《去病延年六字法》总诀的记载："肝若嘘时目睁精（精同睛），肺知呬气手双擎，心呵顶上连叉手，肾吹抱取膝头平，脾病呼时须撮口，三焦客热卧嘻宁。"最早记录了六字诀和动作相配导。

当今，易筋经、八卦掌、大雁功等功夫流派，虽然也包含关于六字诀的应用，但是在无数代人的变革中失去了原始的相貌，在他们研习的武术动功中，绝大部分已经成为助力练气的声法练习。功法上已形成了相对完整的体系：功法理论沿用了唐宋以来五行五脏的学说，对呼吸口型和发声方法的认识逐渐趋向于统一，遵循中医经络循行规律来对肢体的动作和意念进行导引。但是，就对于功法的规范性上来说，仍然存在一些疑难问题。比如说，个别字诀，如呵、呬的发音、六字的口型及发声与否、六字与脏腑的对应与否、六字在练习过程中的顺序排列等都存在着大量的疑问和歧义；同时，各种功法都有自己的呼吸发音方法和肢体导引动作，缺乏一个统一的科学论证。

关于六字的习练顺序，历史上有3种最具有代表性的论述：一是根据陶弘景在《养性延命录》中记述的"依常以鼻引气，口中吐气，当令气声逐字，吹、呼、嘘、呵、唏（嘻）、呬，吐之"。按照五脏五行相克的顺序排列。二是按照邹朴庵在《太上玉轴六字气诀》中记述的腑脏与五行之间相生相克的变化来进行练习。三是明清以后盛行的根据四季循环、五行相生顺序来排列。

关于六字的读音，由于在明清以前主要靠已知的字来互切而说明，因而人们对于六字诀的发音充满了歧义，经常出现"同字不同音，同音不同字"的现象。根据现有的文献，从养气功"六字诀"和"峨眉派"、"六字真言"的说法就可以很明显地看出六字诀的读音和口型的差异（见表4）。

表4 不同六字诀的音韵和口型（汉语拼音）

六字		嘘	呵	呼	呬	吹	嘻（唏）
拼音		xū	kē	hū	xia	chuī	xī
养生六字诀	口型	两唇微合，嘴角横绷，略向后用力	口半张，舌平放于口内，舌尖轻顶下齿，下颏放松	撮口如管状，重放在中央两侧向上微卷	开口张颚，舌尖轻抵下腭	撮口，两嘴角向后咧，舌尖微向上翘	两唇微启，有嬉笑自得之貌、怡然自得之心
峨眉派		xū	ha（哈）	无	si（嘶）	hai（嗨）	xī

（续表）

拼音		xū	kē	hū	xia	chuī	xī
养生六字诀	口型着力点	自觉上下牙（即门齿）用力，两唇微启	力源于舌根，口自然张开	力在喉，口撮突出如管	力源于齿（即两侧上下槽牙），两唇微启，嘴角向后拉	吹音之力在唇的中央部，两唇中央微启	力来自口腔上膛，兼有喉的力量，两唇微张，门牙似扣

为此，我国的音韵学专家在了解六字读音的历史演变概况后，一致认为，“呵”字，应都读“he”。而对“呬”字的读音，至今还没有一个统一的认识，有的专家认为，应读“sī”，或“sì”；而有的专家则认为应该读为“xì”。为了慎重起见，在进行了深入的查阅之后，发现清代江慎修所著《河洛精蕴》中的有关论述：“人之言出于喉，掉于舌，触击于牙、齿、唇，以应五行。喉音为土，舌音为火，牙音为木，齿音为金，唇音为水。”分析研究后发现，呼（hu）字为喉音，五行属土，对应脾；呵（he）字为舌音，五行属火，对应心；嘘、嘻为牙音，五行属木，对应肝、胆；吹（chuī）字为唇音，五行属水，对应肾；呬字读“si”则正好为齿音，五行属金，对应肺。这样一来，就正好对应了五行五音五脏的对应关系。由此，在“呬”字的读音上，最终确定了“si”的发音。至于声调，根据六字诀调息法要求匀细柔长的规律，六字都确定为清音平声。

关于六字的口型，用现代的普通话来进行统一规范，不失为一个好的办法。但是，在“养气功六字诀”和“六字真言”中都曾强调过口型准确的重要性。因而，在吐字时要静心体会一下字的“着力点”，自觉感受并随着这个点，对胸腔和腹腔产生不同的内在压力，影响不同脏腑的气血运行，从而取得治病和健身的效果。因而，对于发音的口型进行了规范（见表5）。

表5 六字的口型与气息要点

六字	嘘	呵	呼	呬	吹	嘻（唏）
汉语拼音	xū	hē	hū	si	chuī	xī
口型	嘴角紧缩后引，槽牙（即磨牙）上下平对，中留缝隙，槽牙与舌边留有空隙	舌体微上拱，舌边轻贴槽牙	舌体下沉，口唇撮圆，正对咽喉	上下门牙对齐、放松，中留狭缝，舌顶下齿后	舌体和嘴角后引，槽牙相对两唇向后两侧拉开收紧，在前面形成狭缝	嘴角稍后引，槽牙上下平对轻轻咬合，舌尖轻抵下齿内侧，整个口腔气息压扁
气息要点	从槽牙间、舌两边的空隙中经过，缓缓而出	从舌上与上腭之间缓缓而出	从喉出后经口腔中部与撮圆的口唇缓缓而出	从齿间扁平送出	从喉出，经舌两边绕舌下，经唇间狭隙缓缓而出	从槽牙边的空隙中经过缓缓而出
五音	牙	舌	喉	齿	唇	牙
五行	木	火	土	金	水	木
脏腑	肝	心	脾	肺	肾	三焦（胆）

吐纳导引，揭示六字诀的养生秘诀

究竟是什么原因让六字诀一直受人推崇呢？答案就是它独一无二的养生功效。长期练习六字诀有什么神奇效果呢？这就是本节所要讲述的内容了。

在传统的六字文献中，无一例外地都强调了吐纳和呼吸的重要性。吐纳法强调用鼻吸口呼，要求匀细柔长。

但是关于吐气时是否应该出声，各方面的认识存在很大的差异。陶弘景在他的《养性延命录》中提出了“气声逐字”，即要求在练习过程中发出声音，而孙思邈也是基本上按照陶弘景的主张进行延伸和发展的。到了唐代胡愔以后，绝大多数的文献都认为呼吸时，都应该做到“耳不得闻其声”。其中，对这个论述最详细的就是宋代邹朴庵，他在《寿亲养老新书》的“太上玉轴六字气诀”中详细地说明了这点。“养气功六字诀”最为主要的一个应用就是发声法。他认为，在临床上，发声比不发声的收效要快很多；只有在练习过程中发声，才能够使得宫、商、角、徵、羽得以区分，更好地配合五脏，有效地治疗疾病，并将其称之为“风呼吸”。但与此同时，他在书中也要求初学者练习六字诀的时候一定要发出声音，这样就非常有利于初学者保持气息的通畅和正确掌握口型；等到掌握了正确的口型、腹式呼吸逐渐练习熟练了，自然就会发现呼吸变得深长……当真气调动起来以后，自然而然就会不出声了。

有一部分人认为，陶弘景和孙思邈所倡导的吐气出声法主要是用在治疗疾病方面，而后世盛行的“吐气无声”，是将治病与养生结合在了一起，并逐渐向养生的方面转化。古代六字诀常被人们称为“六字气”“六气诀”或“六字气诀”，这也就进一步地向人们说明，在练习时一定要注意气息的调节，而不是一定要将是否出声放在关键的地位上。发声的过程，是一个气息由缓慢变急促、由清新变混浊的表现，从中医的观点来看，它主要偏重于泻法的作用。

另外，练习时出声与否和相配合的动作及导引的动作特性密切相关。对于那些动作强劲有力、转折停顿明显的，很自然地就应该以出声为好，这就好比武术家对六字诀等声法的运用；而那些相对平静或动作舒缓、圆转自然的动作，就应该选择不出声。在具体运用的过程中一定要加以区别对待，辨证施功。

“健身气功·六字诀”根据练习者的不同情况有不同的要求，总体而言，大的要求就是“吐气不出声”。在六字诀中，有关人员还对“呼”字的不同状态和对练功人群平均肌力的影响做了一次详细的调查，结果显示：单纯的读字出声和读字相比较，两者之间并不存在明显的差异，但是在握力平均值这一方面，出声组要远远高于不出声组。不过这也可能与被测试者大都是六字诀的初学者有关吧，他们的发声用力状况和评价方法都不尽相同。

在过去的关于六字诀的文献中，大都提到了呼吸法，主要集中在“鼻吸口吐”、吐气有声或无声上，而对于呼吸的方法却没有一个详尽的论述。基于气功养生的基本原则和六字诀中强调的呼吸要深长细柔来看，主要是“腹式呼吸”，同时以肚脐为中心，缓慢配合升降开合动作。这样就需要练习者将动作的开合与内气的呼吸开合进行协调和融合，通过深入地调动人体内气，使之达到一种平衡的状态。

气形合一，把握六字诀的习练要领

六字诀最讲究的就是气形合一的境界，只有达到了这个境界才能达到真正的养生效果。到底怎样才能达到气形合一呢？这就需要我们在练习的时候保持意形合一、呼吸自然、动作柔缓。最后需要说明的，就是任何养生运动都需要持之以恒的坚持，这样才能达到想要的效果。

六字诀是以呼吸吐纳为主要手段，配上简单的导引动作来进行的一种气功健身锻炼方法。在练习过程中，应该注意气形合一，掌握以下的要领：

1.校准口型，体会气息

六字诀最为独特的练功方法就是吐气发声，因此在练习中一定要特别注意六字发声时口型的变化和身体中气息的流动。一般来说，呼吸时气息通过嘴唇、牙齿、舌头和喉咙会对口型的变化产生很大的影响。正是基于这个原因，六字诀中六种口型就产生了六种完全不同的、特定的气息运动方式，从而对胸腔和腹腔产生不同的压力，对气血的运行和相应脏腑的功能产生一定的影响。因此，练习者在进行练习的时候，必须要注意对于口型的特殊要求，力求做到口型的正确与标准：一是在出声时，字音准确无误；二是体会在练习每个字的时候，气流在口腔内的流动方式。

此外，初学者在练习中要遵循“先出声，后无声”的原则。刚开始的时候可以采取吐气出声的方法，方便及时地纠正口型和读音，防止产生憋气的情况；时间一长，等到练习熟练后，就可以逐渐转变为吐气轻声，慢慢地达到吐气无声的状态。

2.寓意于气，寓意于形

这主要是强调意念要与动作、吐气发声相结合，寓意于气，寓意于形，注意与自然相协调，不过度强调意念在练习中的作用。如果太过于重视意念，练习者的动作就会僵硬不自然、呼吸粗重急促，反而会离融于自然的要求越来越远。同时，在形体上也要尽量地做到轻松自然，不要过度拘泥于肢体动作的规范性，只有整个身体放松下来，才能做到平缓呼吸、降低脉搏频率，使气机的升降开合达到一种最佳的状态。如果做不到这一点，势必会使得肢体的动作显得僵硬，进而破坏机体内部的平衡状态，当然也就无法起到调整气机的作用。六字诀中强调的“吐纳为主，导引为辅”的要求，就是要求练习者能够将二者有机地结合在一起，而不是简单地做到“吐纳加导引”。

3.注意呼吸，微微用意

自然呼吸和腹式呼吸是两种最常见的呼吸方法，腹式呼吸则又可以分为顺腹式呼吸和逆腹式呼吸两种。六字诀中提到的呼吸方法主要指的是逆腹式呼吸。这种呼吸方法的要领是：用鼻子进行吸气时，慢慢地将胸腔扩张开来，腹部随之微微地内收，用口呼气时则与此动作相反。经常使用这种方法进行呼吸，可以使横膈膜升降幅度增大，对人体内的脏腑产生一种类似于按摩的作用，对于促进全身气血的运行有很大的帮助，并且功效是非常明显的。尽管如此，初学者还要切记，在呼吸时，一定要稍稍添加一些自己的意念，让呼吸进行得细细绵绵，似有意却无意，绵绵无绝期，但一定不要用力，故意用力使得腹部鼓胀或者收缩都是不可取的。

4.动作松柔舒缓，协调配合

六字诀是主要以呼吸吐纳为主，同时辅以动作为导引的一种功法。动作导引可以起到活动关节、强筋健骨的作用。练习的时候一定将呼吸吐纳和吐气发声进行协调配合，在进行动作的时候要尽量做得松柔舒缓，在不破坏呼吸吐纳和吐气发声的基础上，以均匀、细长、柔和的呼吸为佳。

5.循序渐进，持之以恒

在练习的时候，最好选择一处空气清新、环境幽静的地方，穿着宽松的运动服装有利于动作的顺畅和身体气血的流通。同时，要做到全身心地放松，保持心情舒畅和宁静，专心练功。

在练习六字诀的过程中要做到循序渐进，切不可以急于求成，尤其是年老体弱的人在练习的时候，一定要根据自己的情况把握好练习时动作的幅度、运动量的大小、呼吸的长短和练功的次数，量力而行。在每次练习结束之后，还可以额外地做一些简单的保健功法，比如说搓手、擦面、拍打全身及散步等，都可以帮助人体从练功的状态快速地恢复到正常的状态当中来。

同时，在练习的过程中还要树立信心与恒心，坚持不懈地去练习，相信一定可以起到强身健体、养生康复的作用。

六字功法图解

预备势：身心放松调呼吸，疏肝理气养心神

【招式简介】

预备势是六字诀中的起式，能够让锻炼者放松身体，保持一个平和的心态，逐步进入练功的状态，并且预备式还能够打通任督二脉，帮助全身血气的运动，补气安神，消除身心疲劳。

【要领说明】

在呼气和吸气的时候，动作应该自然放松，面部要带有微笑，思想处于放松的状态，让自己的身体彻底放松。

【基本功效】

通过两手掌的托、按、拨、拢运动和下肢的节律性伸屈，与此同时，配合着正确的呼吸方式，外部疏导，内部行血，这样就可以调节人体内部血气的升、降、开、合，还可以促进体内的血液循环，为下面的招式做好充分的准备。

腰部和膝部关节轻微地有节奏运动，可以改善中老年人的关节功能，有利于锻炼骨骼的承受能力，防治骨质疏松。

【分解动作图示】

动作 1

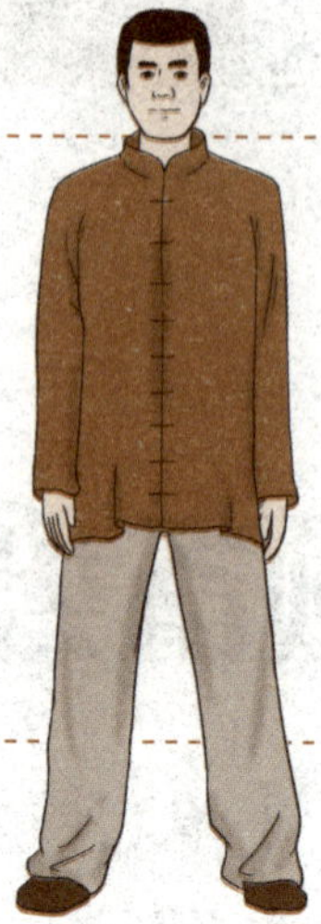

双脚平行站立，与肩同宽，双膝微微弯曲，头部摆正，颈部挺直，挺胸收腹含胸，双臂呈自然状态垂于身体两侧。将舌尖放平，嘴紧闭，眼睛看向前下方。

动作 2

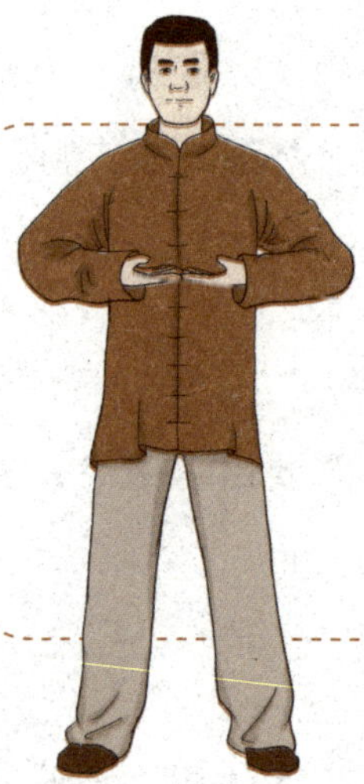

接上式，肘部弯曲，两手十指相对，掌心朝上，慢慢地上举到胸前，大约和胸部处于同一水平线上，眼睛看着正前方。

动作 3

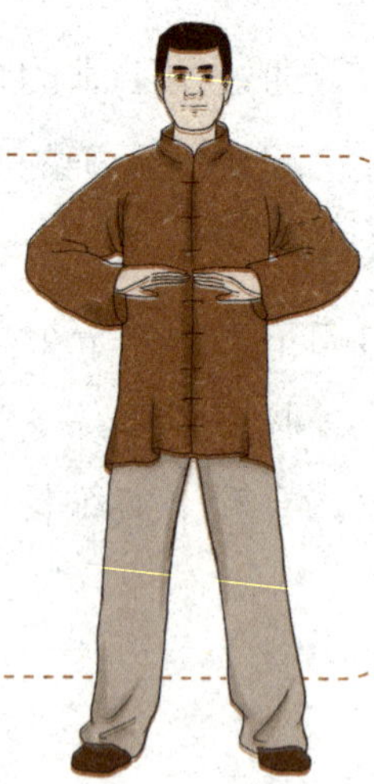

双掌向内翻开，掌心朝下，慢慢地向下按，到了肚脐的部位停下，眼睛看向前下方。

动作4

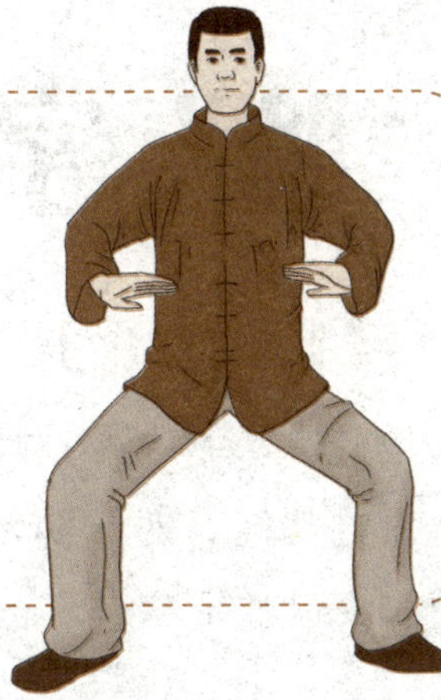

两膝微微向下弯曲，身体向后坐，双掌由内旋转为外翻，向前缓缓拔出，直至两臂呈圆形。

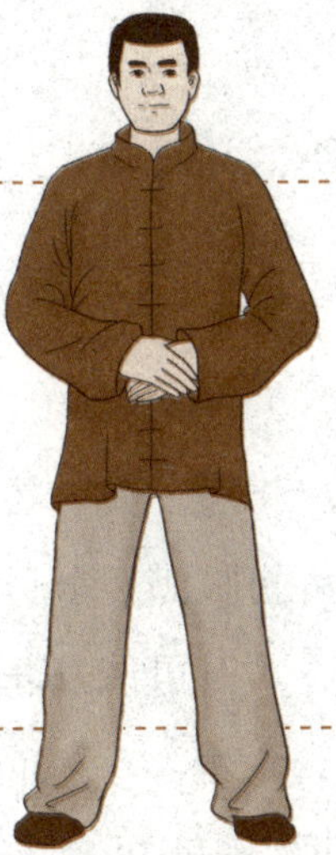

动作5

双掌由外旋变为内翻，掌心朝向里面。起身之后，双掌慢慢地在肚脐前收拢，虎口间相互交叉相叠，轻轻覆在肚脐上（男性右手在外，女性左手在外）；呼吸要自然，眼睛看向前下方。

【纠偏说明】

1.膝盖过直或过弯：在做预备势的时候，双膝关节要放松，微微弯曲即可，让其处于似曲非曲的状态，而并不是让膝盖过于弯曲或者是笔直，使得膝部关节紧张。

2.目视前方：在抬头的时候，下颏稍微内收，眼睛看向前下方，脊背则要挺直，肩部处于微微内含状态，而并非是眼睛看着正前方。

“嘘”字功：平肝气，疏肝明目调气血

【招式简介】

“嘘”字功属于六字诀中的第一诀，具有平肝气、舒肝明目、调气血的功能，对于防治目疾、肝大、胸憋胀闷、食欲缺乏、双目干涩、头目眩晕等症，有着很好的疗效。

【要领说明】

呼气、吸气的时候，要缓缓进行，不可呼吸太快，并且练习的整个过程，心都要保持平静如水，不可急躁焦虑。

【基本功效】

肝属木，木旺于春，开窍于目。春天万物生长，肝阳上亢，容易发生肝病，产生头晕目眩、心情烦躁、两眼红肿、两肋胀满、肝区疼痛等症状。这个时候，慢性肝炎或肝硬化患者的病情，很可能加重或者复发。

做“嘘”字功的时候，练习时间稍微长些，眼睛就可能有气感。刚开始会觉得发胀，有的人也会感到刺痛、流泪，且拇指麻胀。但如果坚持练习，眼睛就会慢慢明亮起来，视力也会随之提高。练习“嘘”字功可以帮助治疗眼疾，也可治疗肝火旺、肝虚、肝大、肝硬化，肝病引起的食欲缺乏、消化不良以及两眼干涩、头晕目眩等症状。

因为胸胁胀满，阳气上逆，性格暴躁易怒，头剧痛，卧不安，小便闭塞，大便干燥，疝气肿痛，时发惊厥等症状，都属于肝实证的表现。而实证应泻，心为肝子，所以可以用“呵”字功泻之。

【分解动作图示】

动作1

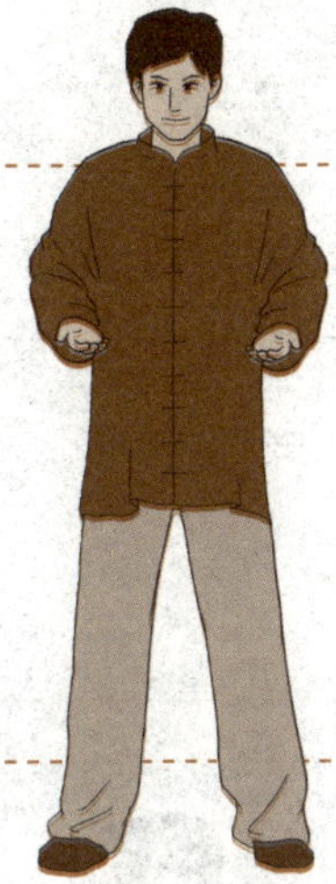

接预备式的末式。双掌放松，向后回缩至腰间，掌心向上，小指轻轻贴于腰际，眼睛看着前下方。

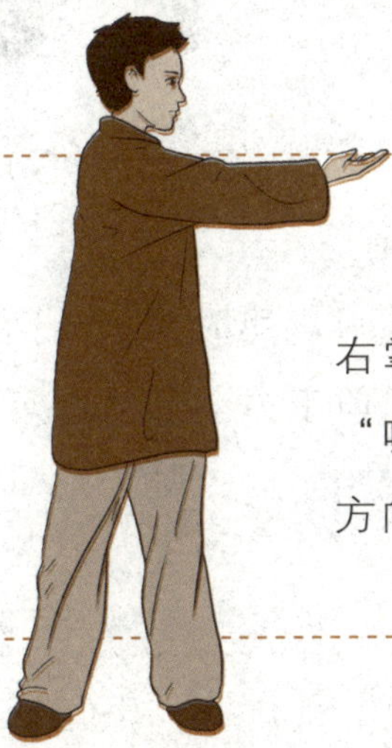

动作2

双脚保持不动，身体向左转90°；同时，右掌向左上方缓缓伸出，至约与肩高，口吐“嘘”字音。双目渐渐圆瞪，目视右掌伸出方向。

动作3

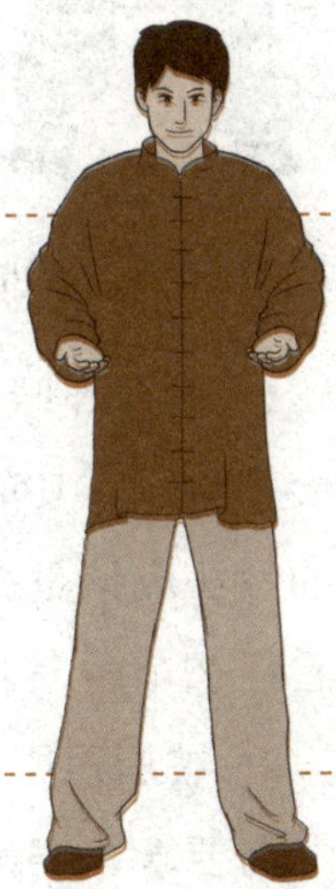

右掌按原路回收至腰间，同时身体转回原状，面朝正前方，目视前下方。

动作4

两脚保持不动，身体向右转90°，同时左掌向左上方缓缓伸出，至约与肩高，口吐“嘘”字音。双目渐渐圆瞪，目视左掌伸出方向。

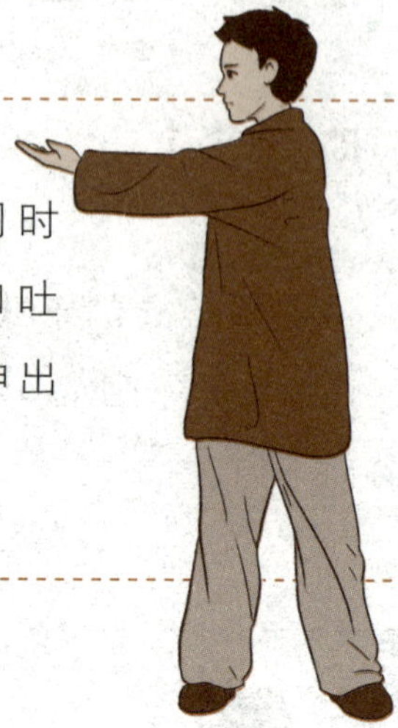

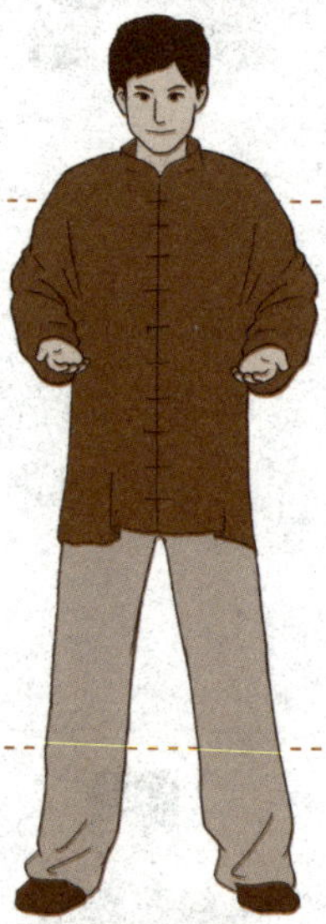

动作5

左掌沿原路回收至腰间，同时身体转回原状，面朝正前方，目视前下方。反复练习左右穿掌各3遍。

【纠偏说明】

1. 扬眉睁眼：通常是眉开眼笑时的表现或者受惊时的表现，不符合“嘘”字功的练习要求——在松、静、自然的状态下的用意，正确的做法应该是微用力睁眼，就如全神贯注地看一件东西似的，但并不看什么东西，而是内视肝区。

2. 皱眉瞪眼：通常是怒目而视的表现，同样不符合“嘘”字功的练习要求，正确的做法同上。

“呵”字功：补心气，养心强肾舒活关节

【招式简介】

“呵”字功属于六字诀中的第二诀，主要是根据不同口型的发音、口舌之间的牵引力不同而制定出来的呵字诀。可以治疗心绞痛、失眠、健忘等一些疾病。

【要领说明】

“呵”字功主要是根据它的拼音“he”来选择的吐气方法，是舌音，在练习发声或者是吐气的时候，舌头应该向上拱，舌边轻轻贴在槽牙边上，而气体则是从舌头和上腭之间的缝隙中流出。

双掌向上捧起的时候，鼻子要吸气，而在插掌外拨的时候要呼气，嘴里还要发出“呵”字音。

【基本功效】

我国中医学认为，“呵”字诀和心脏是对应的。在做这种动作的时候，嘴里发出“呵”字音，能够吐出体内的浊气，可以调节内脏。

双掌捧起的时候做上举动作，而当掌心向下时则是做下插的动作，外部疏导内部调理，能够降心火，对肾脏有很大的好处，能调理肾、心功能。

在双掌做捧、插、翻、拨等运动时，肩、肘、腕等各个关节都可以得到有序的伸展和锻炼，加强了关节间的柔韧性和协调性，可以锻炼骨骼，防治中老年人骨质疏松。

【分解动作图示】

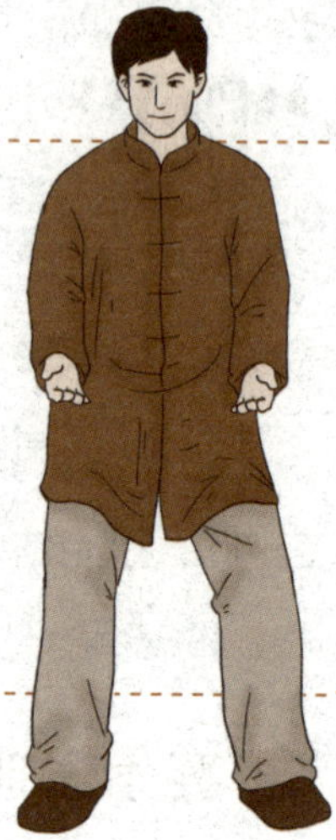

动作1

接“嘘”字功末式。以鼻吸气的同时，两手小指轻轻贴着腰部然后略微向上提起，手指的指尖朝向斜下方，目视前下方。双膝微曲下蹲，两掌同时也要向前下方约为45°，慢慢插出。双臂略微弯曲，目视双掌。

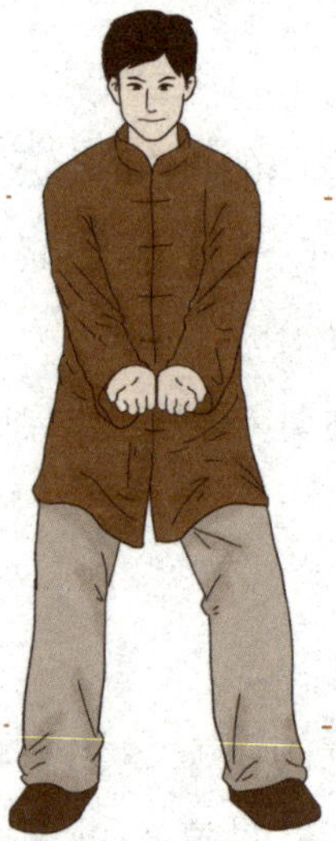

动作2

肘部微微弯曲之后，收紧双臂，两手小指的一侧相互靠近，掌心朝上，做捧掌状，大约到了和肚脐同一水平线的位置，眼睛看着两手掌心。

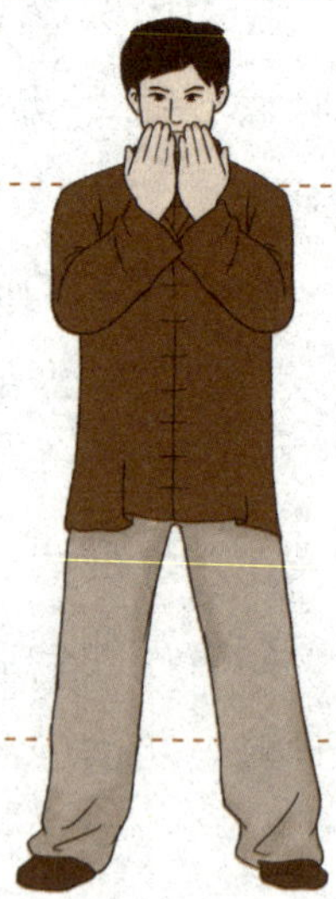

动作3

双膝慢慢伸直，同时慢慢屈肘，将双掌捧至胸前，掌心朝内，两手中指和下颏处于同一高度，眼睛看着前下方。

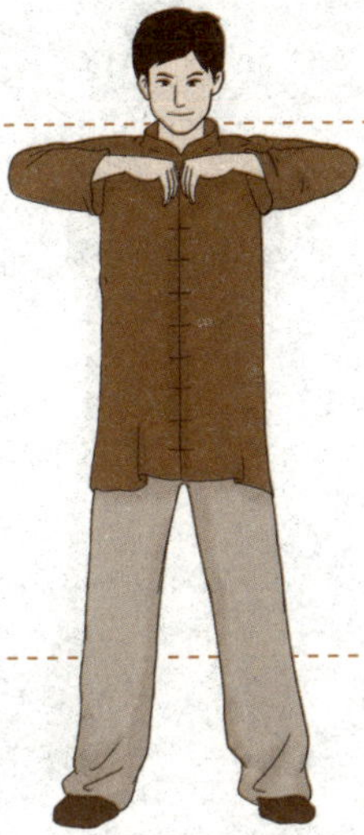

动作4

双肘向外展开，与肩同高，同时两掌向内翻，掌心朝下，掌背紧贴，随后，双掌慢慢下插，嘴中要发出“呵”字，目视前下方。

动作5

双掌下插至肚脐前时，双膝微曲下蹲，同时双掌由内旋转为外翻，掌心朝外，慢慢地向前方拨出，直到两臂呈圆形。眼睛看着前下方。

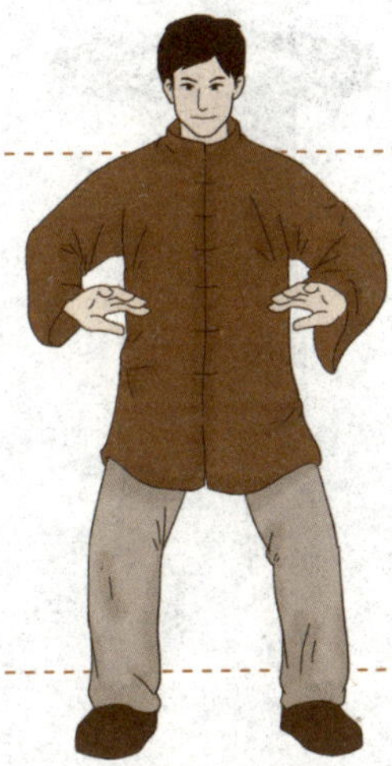

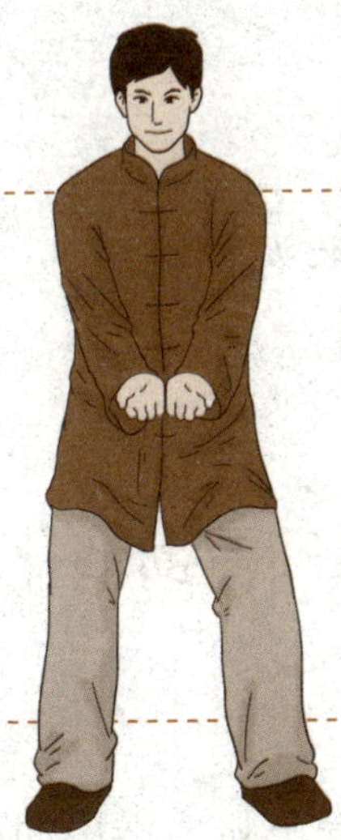

动作6

双掌由外旋转为内翻，掌心朝上，至腹部呈捧状，眼睛看着双掌心。

动作7

双膝慢慢地伸直，与此同时肘部弯曲，双掌呈捧掌状和胸部平齐，掌心朝内，双手中指和下颏一般高，眼睛看着前下方。

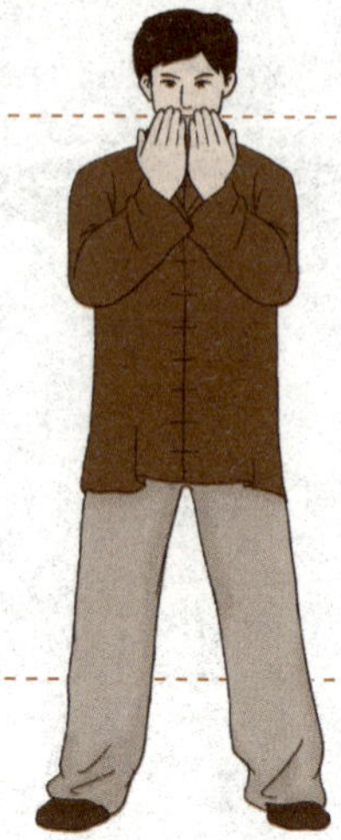

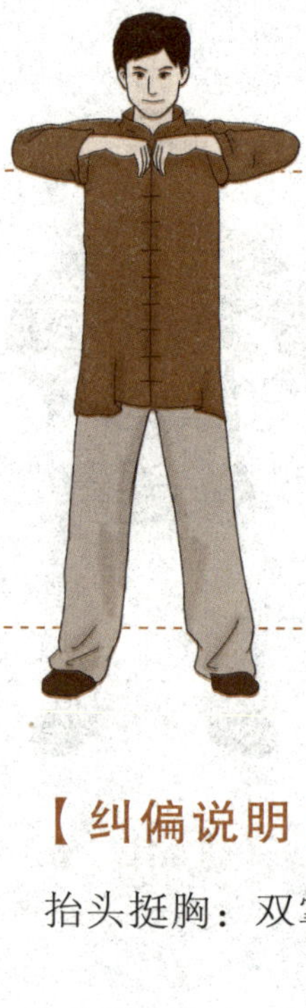

动作8

两肘外展，和肩同高，同时双掌内翻，掌心朝下，掌背相靠，慢慢向下插，日视前下方，同时嘴里要发出“呵”字音。

【纠偏说明】

抬头挺胸：双掌捧起，肘部弯曲的时候，应该低头含胸。

“呼”字功：培脾气，健脾和胃助消化

【招式简介】

“呼”字功是六字诀中的第三诀，主要针对的是五脏六腑中的脾

这一器官，可以有效地调理脾气，促进身体健康。

【要领说明】

“呼”字在发音的时候为“hu”，是喉音，在发声的时候，舌头的两侧要上卷，嘴唇则呈圆形，气从喉部出来，在你的口腔中形成一股气流，然后再由圆形的嘴唇呼出体外，发出声音。

【基本功效】

我国中医学认为，“呼”字诀和脾脏有着紧密的联系，嘴巴发出呼字音，能够吐出胃部和脾部里面的浊气，能够调节脾胃功能。

双掌和肚脐之间的开合，可以使得腹腔有一个较大幅度的舒张收缩运动，能够促进胃肠的蠕动，有利于消化，消除体内积食，有利于身体健康。

【分解动作图示】

动作1

接“呵”字功末式，双掌向前拨出之后，外旋转为内翻，掌心朝内对着肚脐，指尖斜相对，手指自然地张开，两手掌掌心距离和掌心到肚脐的距离一样，目视前下方。

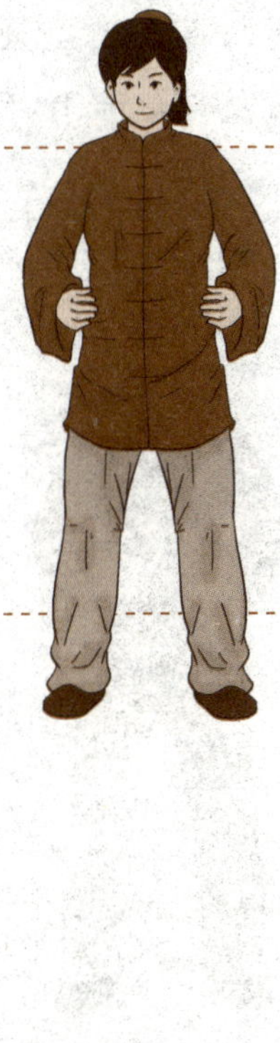

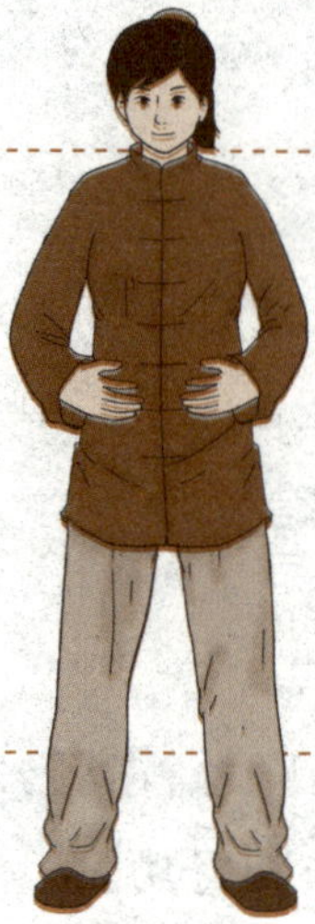

动作2

双膝慢慢伸直，同时，双掌慢慢向肚脐方向回收，合拢至肚脐前约10厘米的位置。

动作3

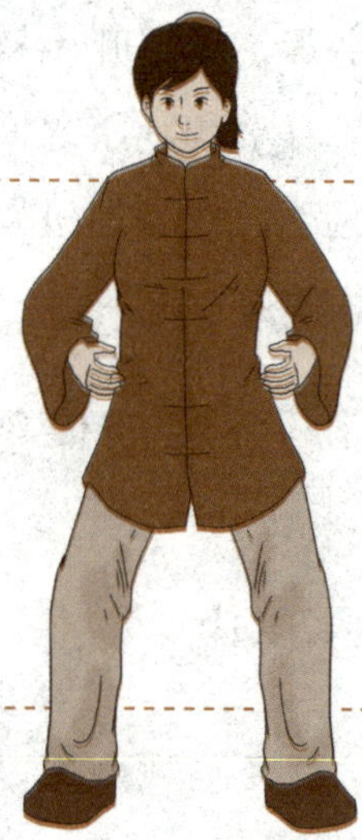

双膝微曲下蹲，同时双掌朝外展开，保持掌心之间的距离等于掌心到肚脐的距离，而两臂要自呈圆形，嘴里要发出“呼”的音节，目视前下方。

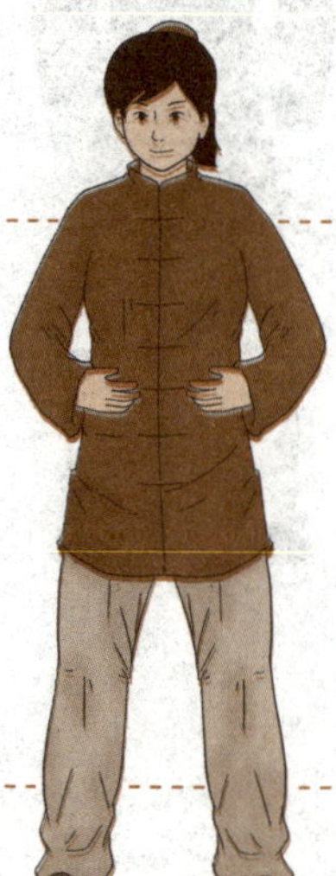

动作4

双膝慢慢伸直，与此同时两只手掌要慢慢向肚脐的方向靠拢。反复练习步骤3和步骤4，共做5遍，共吐“呼”字音6次。

【纠偏说明】

挺腰凸腹：双掌在向外展开的时候，身体向后坐，双臂向外撑开，手臂和腰间的运动方向恰恰相反，而并不是双掌在张开的时候挺腰凸腹等。

“呬”字功：补肺气，清肺泻浊舒筋骨

【招式简介】

“呬”字功是六字诀中的第四诀，是一种比较有效的养生功法，具有调息的作用，“呬”字功的锻炼有利于肺部健康。

【要领说明】

“呬”字功的吐气法主要是一个“si”的字音，是齿音。在练习发声时，上下门牙要对齐，让其中间留一点缝隙，用舌尖轻轻抵在下牙齿内侧，然后气体从齿间流出。

向前推掌同时呼气，嘴里发出“呬”字音；双掌向外旋转腕部，十指指尖相对，然后慢慢收拢的时候，鼻子需要吸气配合。

【基本功效】

传统中医学认为，“呬”字功和肺部相互照应，“呬”字功的锻炼可以清除肺部的浊气，调理肺脏功能等。

通过肩部舒张，胸部扩张的训练，能够使大自然的气息吸进你的体内，与此同时将小腹收紧，能够使丹田气息上升到胸部的位置，能够加强肺部的呼吸锻炼，可以促进血气的循环和肺部气体的交融和互换。

做这项运动的时候，还可以对颈椎和背部、肩部起到刺激穴位的

作用，能够快速地消除身体的疲劳，缓解肌肉的压力，还可以防止颈椎病、肩周炎和肌肉拉伤劳损等病症的发生。

【分解动作图示】

动作1

接“呼”字功末式。双掌自然下垂，掌心向上，十指相对，两臂微屈，眼睛看着前下方。

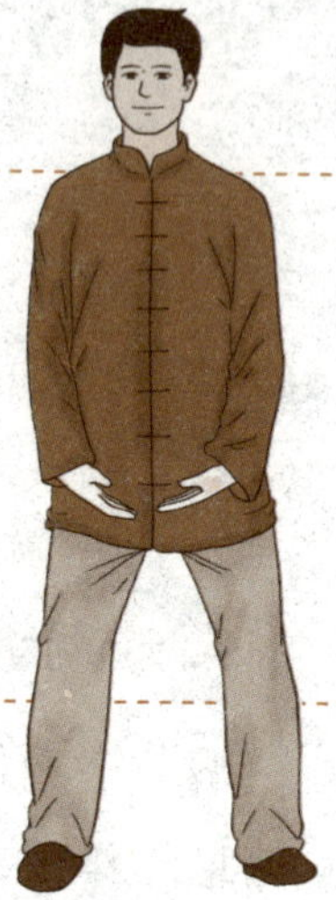

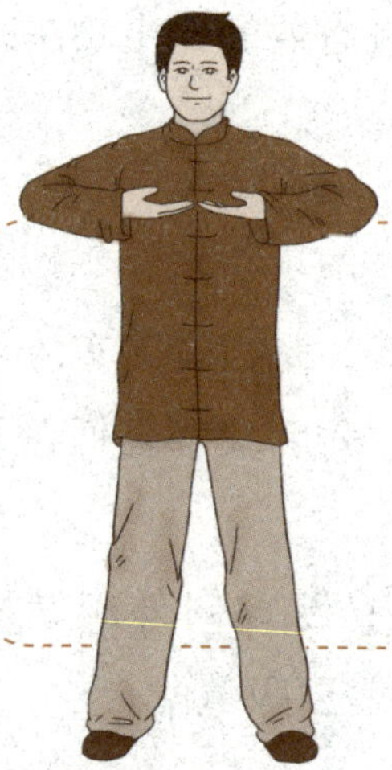

动作2

两膝慢慢伸直，双掌向上做托举状至胸前，大约和乳房部位齐平，眼睛看着前下方。

动作3

两肘自然下落，夹紧两肋，双掌顺势立于肩前，掌心相对，指尖朝上。两肩胛骨向着脊柱的方向靠拢，将肩部舒展开来，胸部要尽可能地扩张，而头部微低、颈部微缩，眼睛看着前斜上方。

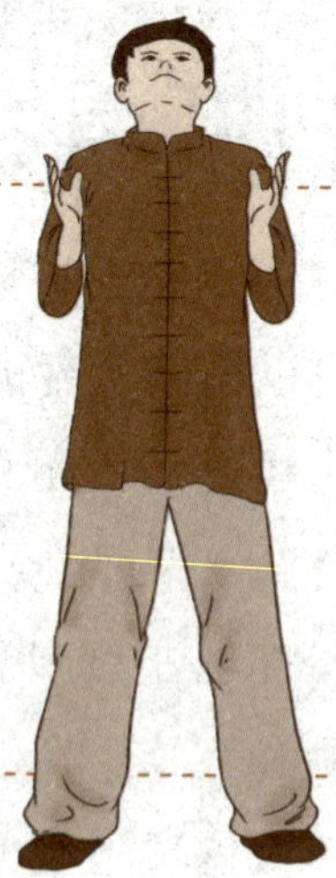

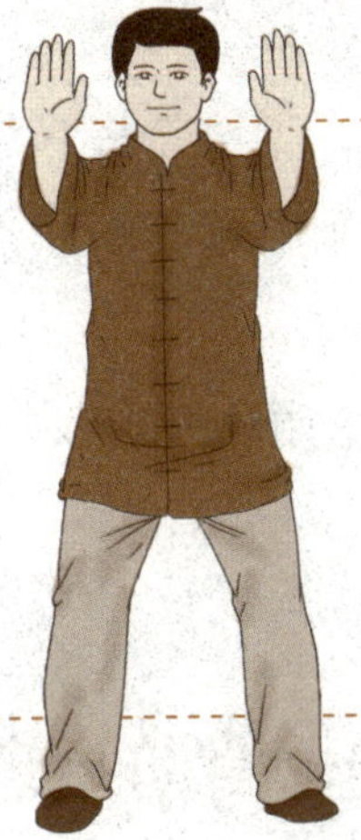

动作4

双膝微曲下蹲，同时放松肩部，颈部向前伸，双掌慢慢向前平推，逐步变成掌心朝前，口中发出“呬”字音，眼睛看着前方。

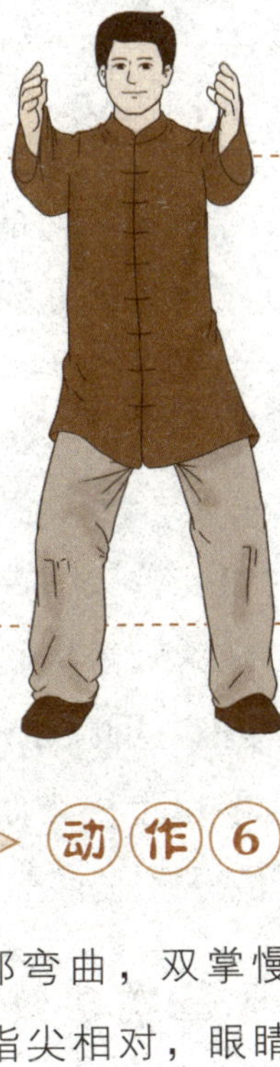

动作5

双掌外旋，将掌心转至内侧，十指相对，与肩同宽。

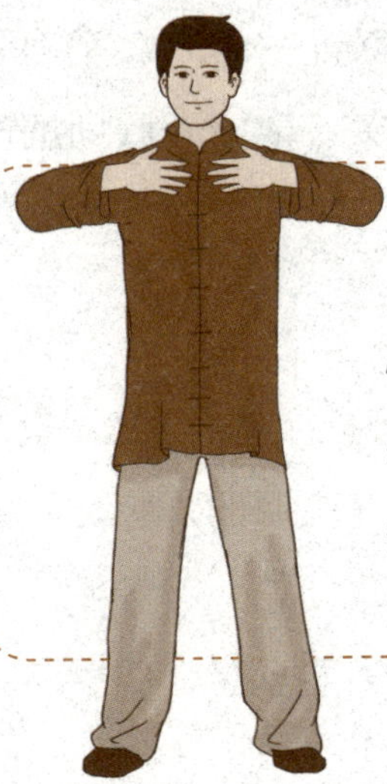

动作6

双膝慢慢伸直，同时肘部弯曲，双掌慢慢收拢到胸前约10厘米处，指尖相对，眼睛看着前下方。重复练习步骤3至步骤6，共做5遍，共发“呬”字音6次。

【纠偏说明】

1.立掌，扩张肩部、胸部，藏头缩颈同时完成：应该先将双掌立于肩部，然后再扩展肩部，扩张胸部，最后才是藏头缩颈，顺序不能错乱。

2.头部后仰：在做藏头缩颈运动的时候，要将下颌略微内收。

"吹"字功：补肾气，壮腰健肾防衰老

【招式简介】

"吹"字功是六字诀中的第五诀，长时间坚持和锻炼"吹"字功可以起到防衰老的作用，有利于肾部的健康。

【要领说明】

"吹"字功主要就是"吹"字的音节"chui"，是唇音。在发声的时候，舌头和嘴角都要向后拉，槽牙相对，上下唇向两侧张开并收紧，随后气体从喉咙中出来，绕着两舌经过后，从唇间慢慢地流出。

双掌从腰部下滑之后，双臂环抱于腹部的位置，同时鼻子要呼气，嘴里发出"吹"字音节，然后双掌收回，横向摩擦到腰间的时候，鼻子则要吸气。

【基本功效】

传统中医学认为，"吹"字音节和人体的肾脏呼应，嘴边发出"吹"字音节的时候，能够将肾部的浊气吐出来，可以有效调理肾脏功能。

"腰为肾之府。"腰椎的两边就是肾所在的位置，肾气的好坏直接影响到腰部功能的强弱。这项动作主要就是腰腹部通过双手的按摩，可以起到壮腰健肾、加强腰肾功能、防止衰老的作用。

【分解动作图示】

动作1

接“呬”字功末式，双掌向前推进，接着松腕伸掌，尖指向前，掌心朝下。

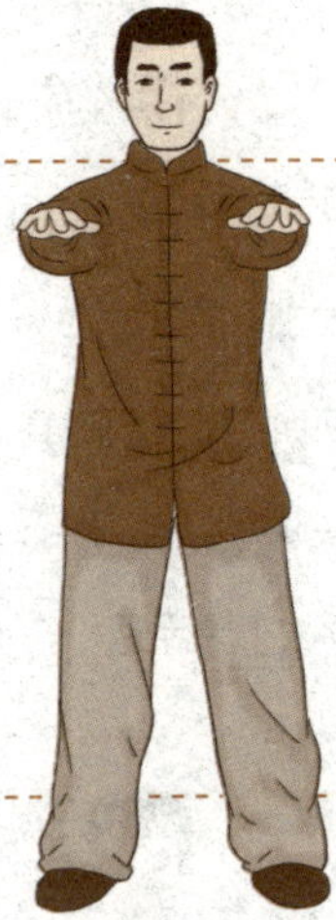

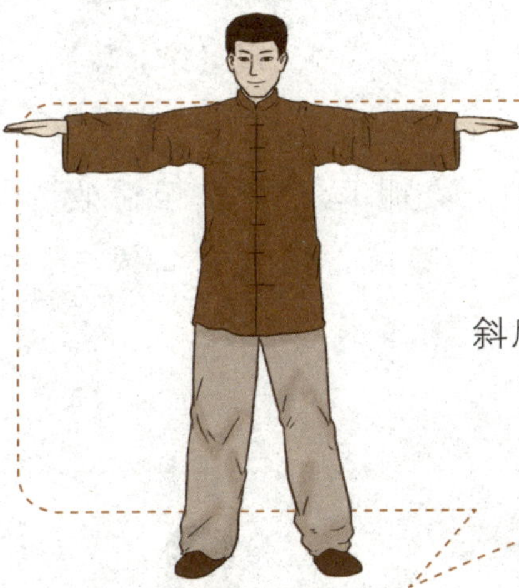

动作2

双臂向两侧张开平举，掌心指向斜后方向，指尖指向外。

动作3

双臂向内旋转，向后划弧至腰部，双掌掌心轻轻贴在腰眼上，指尖指向斜下方，眼睛看着前下方。

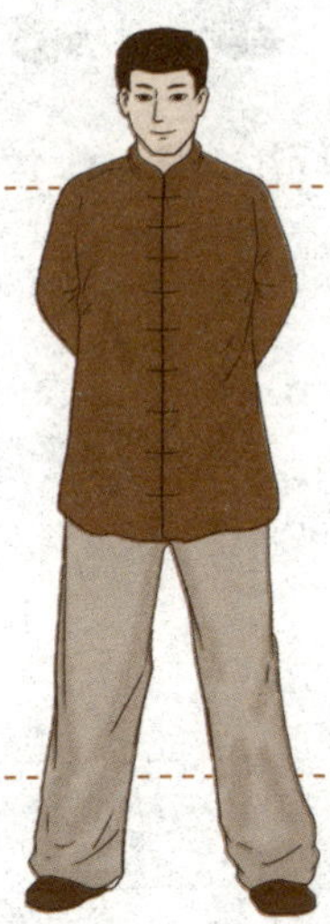

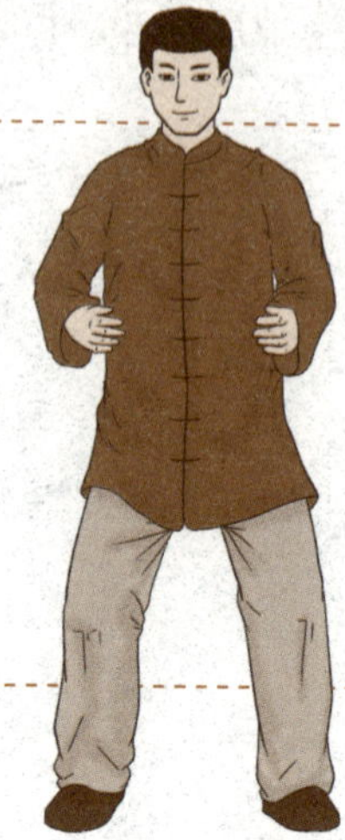

动作4

双膝微曲下蹲，与此同时双掌沿着腰骶和大腿的侧面向下滑落，屈肘提臂，环抱在腹前，掌心朝内，十指相对，眼睛看着前下方。双掌从腰间部位下滑的时候，嘴里要吐出“吹”字的音节。

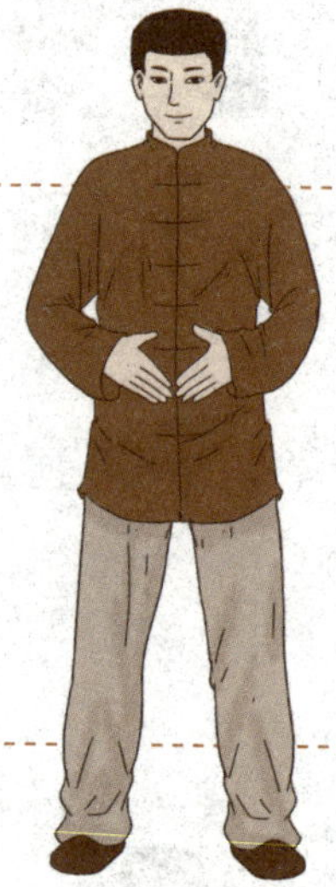

动作5

双膝慢慢伸直，与此同时双掌慢慢收回，轻轻抚摸自己的腹部，指尖朝向斜下方，两手虎口相对，眼睛看着前下方。

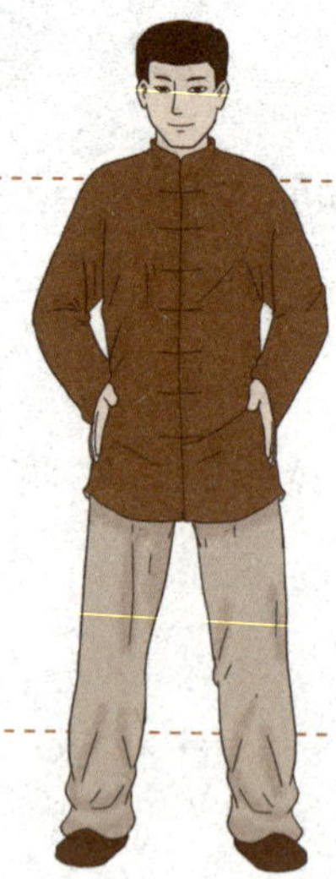

动作6

双掌沿着腰部带脉的方向向后摩运。

动作7

双掌到达后腰部的位置之后，掌心轻轻贴着腰眼的位置，指尖朝向斜下方，眼睛看着前下方。

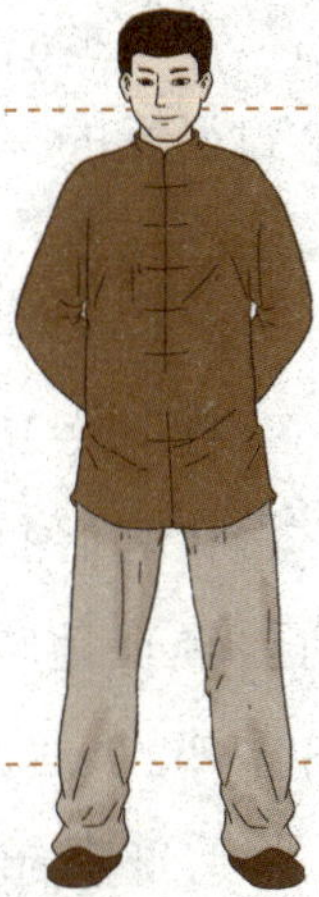

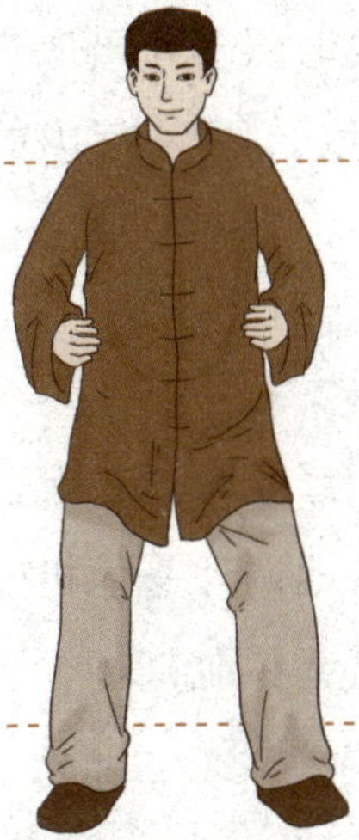

动作8

双膝微微弯曲下蹲，与此同时双掌沿着腰骶和大腿外侧开始向下滑落，口吐“吹”字音。屈肘提臂，环抱于腹前，掌心朝内，十指相对，移到大概和肚脐平的位置，眼睛看着前下方。再将步骤5至步骤8重复练习5遍，共吐“吹”字音6次。

【纠偏说明】

练习时膝盖直立：在练习吹字诀的时候，一定要保持膝盖弯曲的姿势。

“嘻”字功：理三焦，整体调节防病痛

【招式简介】

“嘻”字功是六字诀中的第六诀，练习此字功可以使脏腑功能增

强，精神充沛，身体健朗，有利于消化不良、腹泻等疾病的治疗，还能起到很好的保健作用。

【要领说明】

“嘻”字功主要练习“xi”的吐音，是牙音，在练习发声的时候，舌头轻轻抵着下齿，嘴角轻微地向后引并且要上翘，槽牙上下之间要轻轻地咬合住，在呼气的时候，使得气体从槽牙边的缝隙中呼出体外。

将肘部提起，双掌撑开，掌心向上，在上举的时候鼻子要吸气，双掌在胸部慢慢地下按，放松的时候鼻子要呼气，同时嘴中吐出“嘻”字音。

【基本功效】

我国中医学认为，“嘻”字功是和手少阳三焦经相呼应，嘴巴吐出“嘻”字音的时候，可以将少阳经脉疏通，有效地调理身体机能。

通过提手、分掌、外开等一系列的动作，可以调和血气。

【分解动作图示】

动作1

接“吹”字功末式，双掌环抱，并且很自然地垂到身体前方，眼睛看着前下方。双掌由内旋转到外翻，双掌掌背相对，掌心朝外，指尖朝下，眼睛看着双掌的位置。

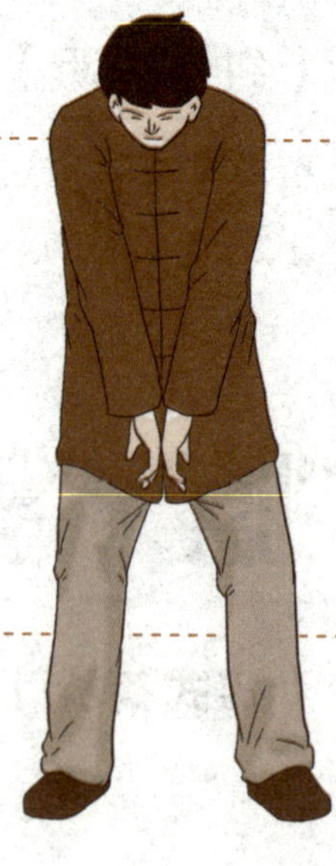

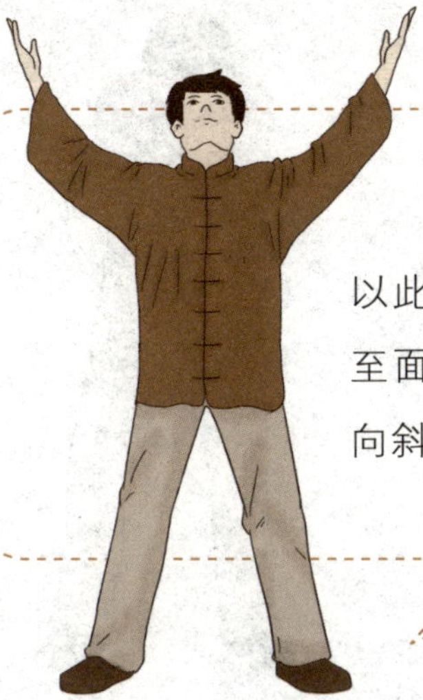

动作2

双膝慢慢伸直，与此同时双手向上提升，以此带动手部的运动，接着双手继续向前提，至面前双掌分开、上举，双臂呈弧形，掌心朝向斜上方，眼睛看着前上方。

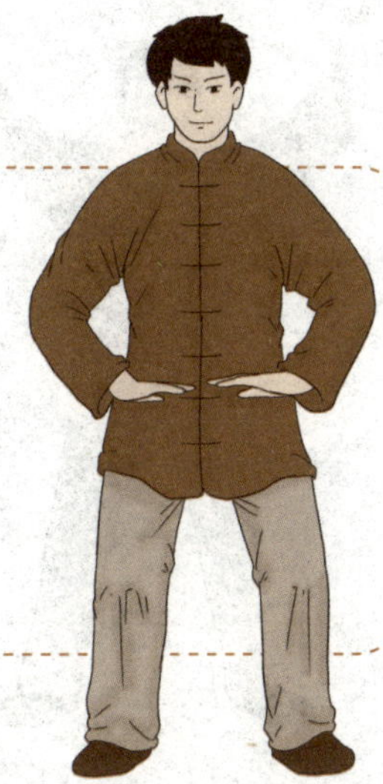

动作3

屈肘，双手经面部回收放置于胸前，大约和肩部齐高的位置，十指相对，掌心朝下，眼睛看着前下方，随后，双膝微微弯曲下蹲，与此同时双掌慢慢向下按到肚脐的位置。

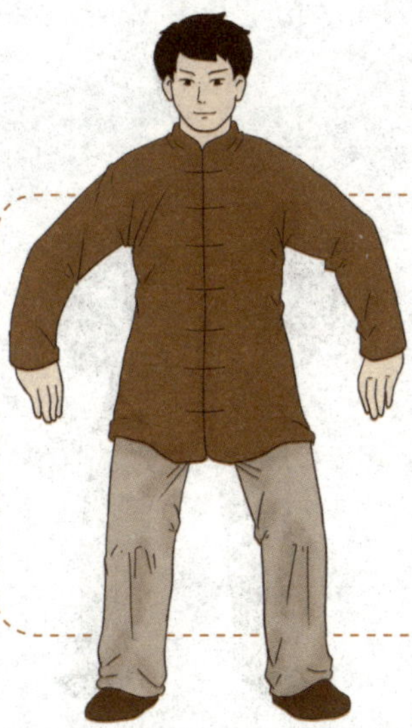

动作4

双掌慢慢向下滑，向左右外开，至髋旁约15厘米处，掌心朝外，十指向下，眼睛看着前下方。开始移动手掌的时候，嘴巴要吐出“嘻”字音。

动作5

双掌掌背相对，在小腹前部合拢，双掌掌心朝外，十指朝下，眼睛紧盯着两掌的位置。

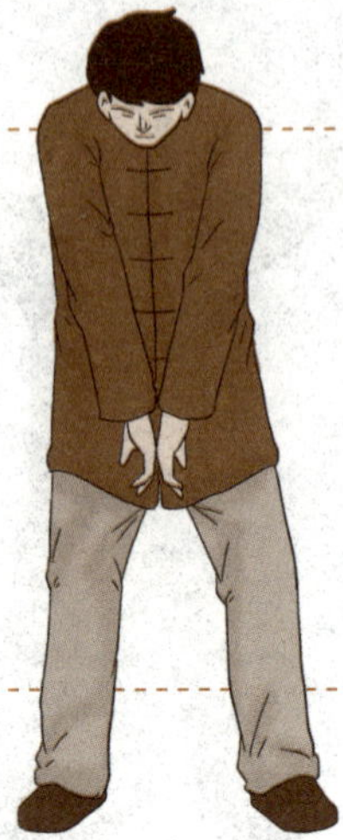

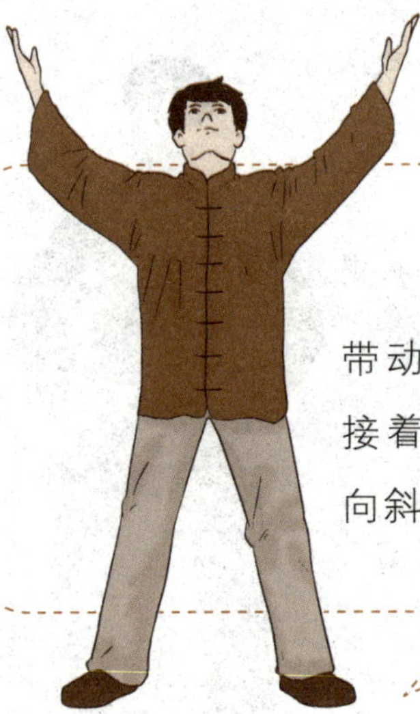

动作6

双膝慢慢地伸直，与此同时肘部上提，带动手部的运动，经过身体前方提到胸前，接着两手再向上举起，两臂呈弧形，掌心朝向斜上方，眼睛看着前上方。

动作7

将肘部弯曲，双手经过面部前方放置于胸部的位置，大约和肩部齐高，十指相对，掌心朝下，眼睛看着前下方，随后双膝微屈下蹲，与此同时双掌慢慢地下按至肚脐前，眼睛看着前下方。

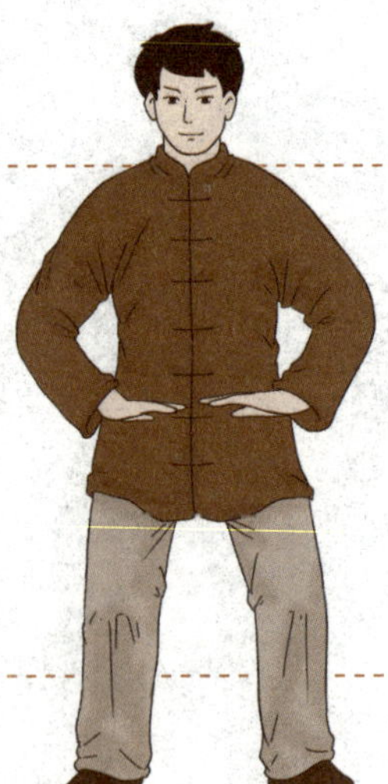

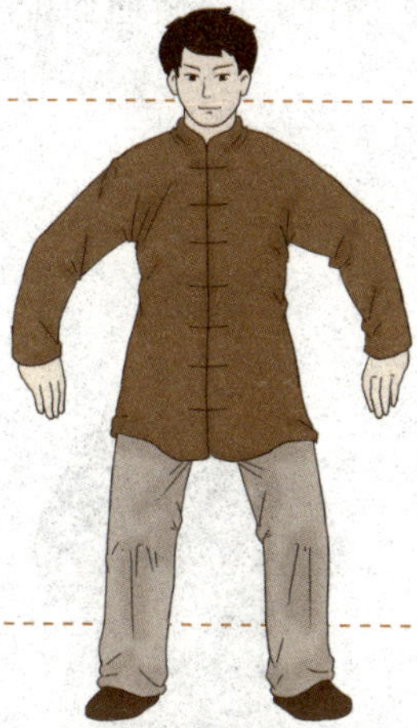

动作8

双掌向左右外开至髋旁大约15厘米处，掌心朝外，眼睛看着前下方，开始移动手掌的时候，嘴边就要吐出一个“嘻”字音。再将步骤5至步骤8反复练习4遍。

【纠偏说明】

心急求快：练习此种招式的时候，全身要放松，心无旁骛，动作要轻缓，不能急于求成，出现不耐烦的神色，否则前面的辛苦练习将功亏一篑。

收势：按揉脐腹理肠胃，气归丹田聚心神

【招式简介】

收势使得练功者慢慢地进入日常的状态当中，通过简单的引导动作，来拉动脏腑的经血运行，从而达到疏理肠胃、气沉丹田的功效。

【要领说明】

身体要放松，心静如水。

【基本功效】

这一招式可以通过收气静养来按摩肚脐和腹部的位置，将练气转

化为养气，能够起到引气归元的作用；可以疏理肠胃，能够使练功者从练功的状态中慢慢地转变到正常的状态中。

【分解动作图示】

动作1

接“嘻”字功末式，双手由外旋转变为内翻；掌心朝内，慢慢地在腹部前方合拢；双手虎口相互交叉，轻抚肚脐，与此同时双膝慢慢伸直，眼睛看着前下方，稍微停留片刻之后，双掌以肚脐为中心开始旋转揉搓，按照顺时针方向揉6圈，然后再按照逆时针方向揉6圈。

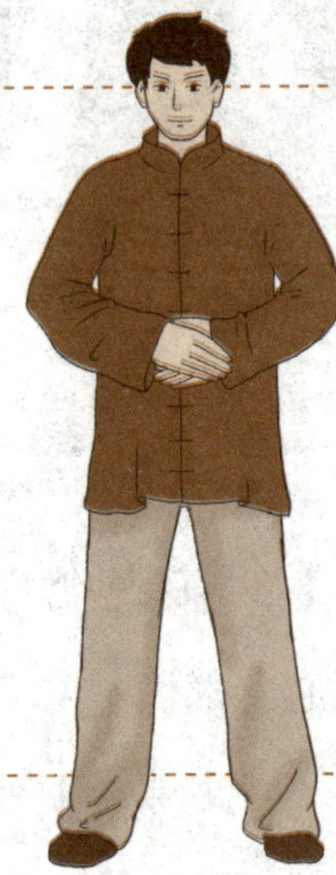

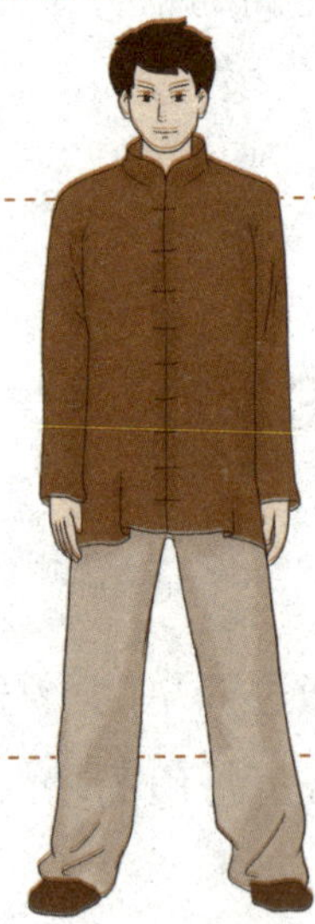

动作2

双掌自然松开，两臂放松垂于身体两侧，眼睛看着前下方。

【纠偏说明】

两肘下垂，忌两手未经胸前，直接下落到肚脐前。正确的方法是屈肘，两手经面部前回收至胸前，再缓缓下按至肚脐。

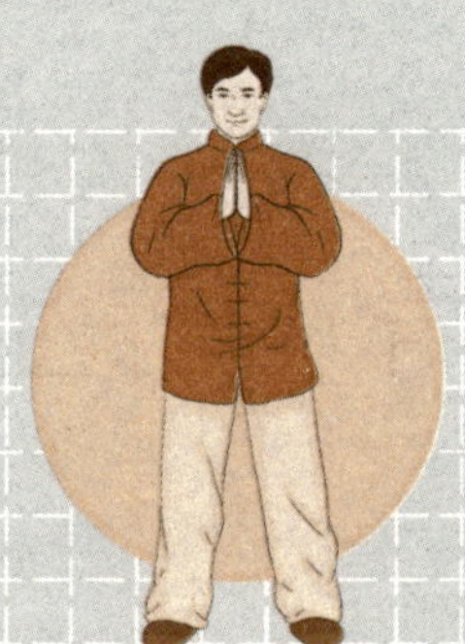

图解八段锦五禽戏六字诀易筋经
——最传统的养生术

第五章

易筋经——导引养生术

易筋经作为深受人们喜爱的健身气功功法之一，其中包含着一套“易筋洗髓”的锻炼模式，在体育锻炼的形式背后，也包含着术道并重、身心兼修的系统学问。气功养生的文化源远流传，健身文化更是丰富，所以为了更好地锻炼身心，应该更加深入地了解易筋经的历史内涵。

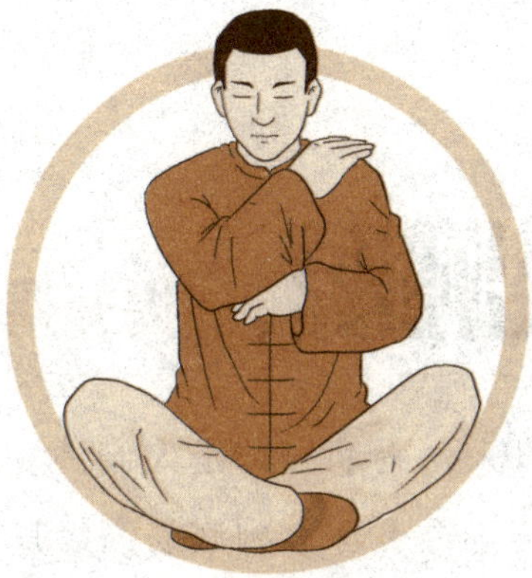

◎ 初识易筋经

◎ 易筋经动作分步图解

初识易筋经

追根溯源，揭开易筋经的神秘面纱

一直以来，易筋经都是人们钟爱的一项健身运动，以其自身的神奇功效流传至今，那么到底易筋经是怎样流传下来的呢？它的发展历史又是怎样的呢？

易筋经是产生在我国古代社会的一种健身方法，得到人们的广泛传诵，一直延续至今，对我国的传统功法以及现代的民族体育发展中有着非常大的影响，千百年来一直深受广大群众的好评。

相传易筋经是中国佛教禅宗的创始人——菩提达摩所传授。梁武帝时，也就是公元5世纪，达摩北渡来到了河南嵩山少林寺，将易筋经传授给了众弟子。那个时候，传授易筋经的主要目的只是缓解坐禅修炼的困倦与疲劳而已，所以易筋经的动作大多以伸腰踢腿等通血脉、利筋骨的动作为主，而且很多动作都是仿效古代的各种劳动姿势。后来，这套功法逐渐地流传开来，自唐朝之后，历代大多养生书中，对易筋经都有记载，因而其成为了中国民间广为流传的健身术之一。

易筋经，顾名思义，“易”是指移动、活动；“筋”，泛指肌肉、筋骨；而“经”，则是指常道、规范，也就是通过活动肌肉、筋骨，使全身的经络、气血通畅，从而强身健体、祛病延年。易筋经是中医养生的重要功法之一。

“健身气功·易筋经”将传统易筋经十二势中的精华继承下来，把科学性和普及性融为一体，它的风格古朴，意蕴新颖。易筋经的招式形成一个连贯的有机整体，在动作练习的过程中具有伸筋拔骨的功效，动作舒展连贯，刚柔并济；呼吸顺畅自然，动息相融；以形导气，意随形走，健身效果明显。

拔骨伸筋，找到易筋经的养生密码

易筋经的主要功效在于舒筋活血、祛病强身，达到平心静气、修养身心的作用，到底易筋经是通过什么样的方式达到以上效果的呢？易筋经是一项拔骨伸筋的健身运动，在不经意间让你的身体逐渐恢复到健康的状态。

易筋经是一套意念、呼吸、动作紧密结合的功法，特别重视锻炼人们的意念。在练习的过程中，要求练习者排除杂念，通过集中意识，达到一种“动随意行，意随气行”的境界，以便能够顺利地用意念调节肌肉、筋骨的紧张力。

易筋经特有的“伸筋拔骨”运动形式，能够使肌肉、筋骨在动势柔、缓、轻、慢的活动中，得到有意识的拉、收、伸。长期坚持练习，可以使练习者的肌肉、韧带富有弹性，收缩与舒张的能力增强，从而改善其营养。同时，练习易筋经可以使全身的经络、气血顺畅，五脏六腑调和，精神饱满，生命力旺盛。当然，若想取得容颜光彩、耳聪目明、老当益壮的效果，就需要练习者长期坚持锻炼。

由于易筋经内功的运动量比较大，其动作难度也相对较高，一般只适合体力比较好的青壮年或慢性病患者练习，长期坚持可以明显地改善其体质，达到祛病强身的效果。而易筋经的外功因为其主要运动指掌与上肢，可以普遍地适用于各年龄层的健康人及慢性病患者练习。

在练习易筋经时需注意的要领主要包括以下几点：

1.精神集中，心态平和。

2.舌抵上腭，呼吸均匀缓慢，通常采用腹式呼吸。

3.身体自然放松，动随意行，意随气行，不要紧张僵硬。

4.用的时候，应该使肌肉逐渐收缩，达到紧张状态，然后再缓缓放松。

有规矩才成方圆，易筋经的要领要牢记

练习易筋经不可急于求成，这是一个持久的过程。在练习的时候，应该注意自己的意形是否合一、呼吸是否顺畅自然、虚实结合是不是恰当等，这些都是练习过程中很容易忽略的问题。需要练习者达到身体和形体融合，必要时应该配合音乐进行。

想要练习好易筋经，并不是一朝一夕的事情，需要练习者持之以恒。但是，有相当大的一部分练习者虽然进行了练习，但是并没有起到应有的作用，究其原因，主要是没有记牢并把握好易筋经的要领。练习易筋经需注意以下几方面：

1.精神放松，形意合一

我们先不要着急进行易筋经的练习，先来将自己的精神进行一次彻底的放松，将意识保持平静，不去添加任何的意念引导。通常情况下，要根据具体的要求，意随形体的动作变化而变化，而不是刻意地去意守身体的某个点或者是某个部位。即使是在练习过程中，也要以调身为主，通过动作的变化来进行气的导引，做到意随

形走，意气相随，从而起到健体养生的作用。同时，在一些练习的动作当中，还需要适当地加入一些自己的意识活动。比如说“韦驮献杵第三势”中，当双手向上托起时，就需要适当加入自己的意念去关注两掌；在练习“摘星换斗势”时，要求眼睛看向上掌，将意念存在腰间的命门之处；“青龙探爪势”则要求将意念留存在掌心当中。其余的一些动作虽然没有明确要求配合意存，但却要求在进行动作的时候配合上形象的意识思维活动。如“三盘落地势”中的下按、上托时，需要表现出两掌犹如拿有重物的感觉；“出爪亮翅势”中在进行伸肩、撑掌动作的时候，两掌要有排山之感；“倒拽九牛尾势”中在进行拽拉时，两个肩膀要有如拽牛尾的感觉；“打躬势”中在进行脊椎的屈伸时，应该加入自己的意念，体会一下上体如“钩”一样的卷曲伸展运动。这些所有的动作都要求做到意随形走，用意要轻，似有似无，切记不可以刻意地去偏执于意识。

2.呼吸自然，贯穿始终

在练习易筋经的时候，要求保持呼吸的自然柔和和流畅，做到不喘不滞，对于身心的放松、心气的平和以及身体的协调运动是非常有帮助的。相反，如果不能够采用自然呼吸，而一味地追求呼吸的深长绵绵和细柔缓缓，就非常容易在导引动作的匹配过程中产生“风”、“喘”、“气”三相，也就是说在呼吸中带有声音，无声而鼻中带有喘相，不声不滞而鼻翼扇动。这样一来，练习者不仅不能够在练习中受益，反而会导致心烦意乱，难以松缓协调地进行动作，影响到健身的效果。因此，在练习易筋经的过程中，一定要以自然呼吸为主，保持动作与呼吸始终柔和协调。

此外，在易筋经功法的某些环节上也要将自然呼吸配合到这些环节的练习当中。如：“韦驮献杵第三势”中，在双掌向上托起的时候进行自然吸气；在“倒拽九牛尾势”中，进行收臂拽拉时自然呼气，在“九鬼拔马刀势”中，在展臂扩胸的时候自然吸气等。因为人体在进行这些动作的时候，胸廓会随着动作的变化而进行扩张或者收缩，在吸气的时候胸廓就会向外扩张，呼气时胸廓就会随之收缩。因此，在练习易筋经的时候，配合动作，让胸腔有规律、有节奏地进行扩张和收缩。

3.刚柔相济，虚实相兼

在易筋经当中，存在很多刚柔相济的动作，并且在这些动作当中，刚与柔处在不断的相互转化过程中；整个动作有张有弛，有轻有重，存在着一种阴阳对立统一的辩证关系。如在练习“倒拽九牛尾势”的时候，双臂向内收旋转并逐渐拽拉是刚，为实；然后通过旋转身体，通过腰的转动来带动两臂伸展到下次收臂拽拉是柔，为虚。又比如在“出爪亮翅势”中，双掌立在胸前并呈现出扩胸展肩的动作时，以肌肉收缩的张力增大为刚，是实；一松肩伸臂时，两臂肌肉等的收缩放松为柔，为虚。这些动作都需要练习者在进行练习之后做一些适当的放松，在松柔之后还需要适当有刚。这样一来，在练习易筋经的时候，动作就不会显得机械、僵硬，或者是出现疲软无力的松弛状况。

因此，在练习易筋经的时候，要尽力做到虚实适宜，刚柔相济。并在练习过程中也要注意刚柔、虚实之分，做到适当地协调配合，即刚中含柔、柔中寓刚。否则，用力过“刚”，就会产生拙力、僵力的感觉，从而影响到呼吸的平稳和破坏心境的宁静；动作过“柔”，则会出现疲软、松懈的情况，严重影响到健身的作用。

4.循序渐进，个别动作配合发音

虽然说易筋经适合所有的人群进行练习，但是练习者都应该根据不同年龄、不同体质、不同健康状况、不同身体条件对自己将要进行的各式动作和活动幅度或者是姿势进行适当的调节，如“三盘落地势”中屈膝下蹲的幅度、“卧虎扑食势”中十指是否一定要着地等。同时，练习者切不可急功近利，而是要遵循由易到难、由浅到深、循序渐进的原则。

另外，易筋经当中的某些特定工作还需要练习者在呼气时发音，但并不需要发出声音。如“三盘落地势”中，在身体下蹲和两掌向下按的时候，可以适当地配合口吐“嗨”音的动作，这样做就可以在身体下蹲的时候能够气沉丹田，避免产生因下蹲而导致的下肢紧张，从而使得气上逆至头部；同时口吐“嗨”音，还有助于强肾和壮丹田。因此，在动作中适当地加进去一些吐音和呼气，并注意吐音呼气时的口型，吐“嗨”音时口微微张开，音从喉咙当中发出来，上唇受到压力压于龈交穴，下唇松，不着力于承浆穴。以上也就是易筋经当中“调息”的特别之处。

内外双修，易筋经基本动作说明

坚持练习易筋经可以达到祛病养生的效果，如果练习者没有按照要求练习，不仅达不到预期的效果，有可能还会对自身造成损伤，所以懂得一些易筋经的入门动作要领是非常重要的。

易筋经的内外功虽然可以起到活血舒筋、祛病强身的效果，但并不是说只要进行盲目的练习就可以达到的，一定要注意最基本的动作，在规范掌握和准确运用的前提下进行易筋经的锻炼，才能够在最大程度上帮助练习者。下面就是经常在易筋经中出现并需要掌握的手形和步法：

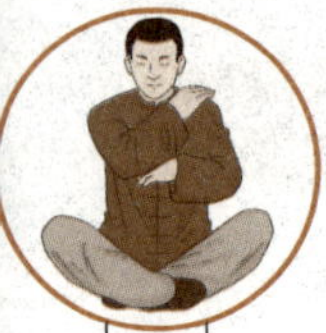

1.基本手型

（1）荷叶掌

将手掌的五指伸直并向外张开。

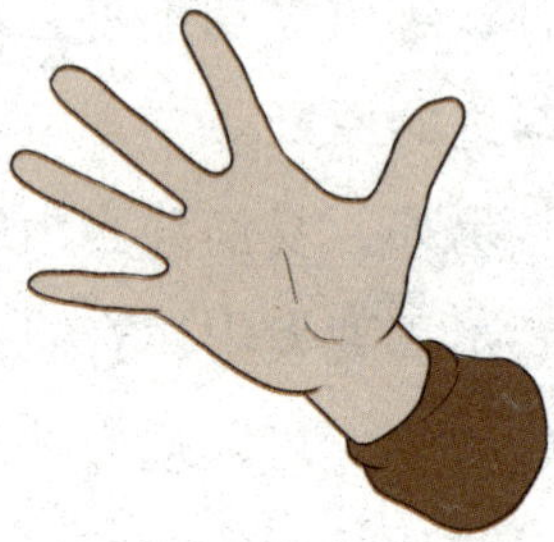

（2）柳叶掌

五指尽量伸直并拢。

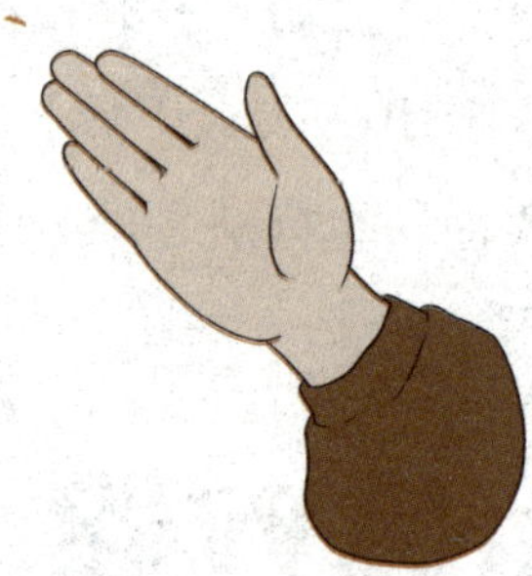

（3）龙爪

手掌的五指伸直并分开，中指前伸，其余四指向内进行内收。

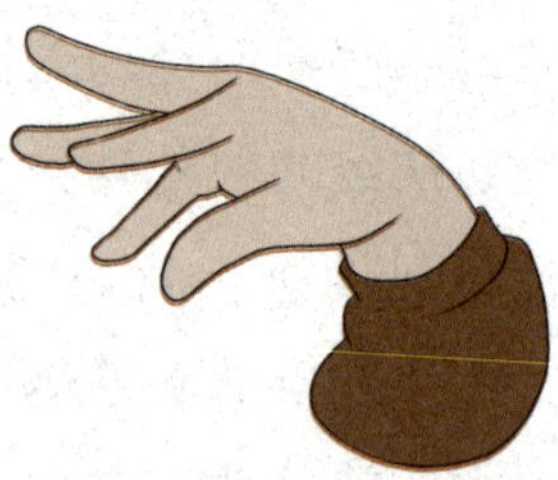

（4）虎爪

五指自然分开，第一、二指关节弯曲内扣，将虎口尽力撑圆。

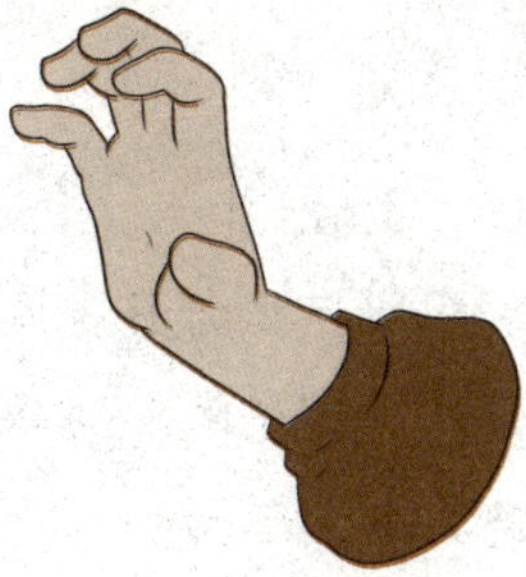

2.基本步形

（1）弓步

两腿分开，一腿向前迈出一大步，横向之间保持可以让自己舒服的宽度，前腿屈膝前弓，大腿向下压向地面，膝与脚尖最好上下相对，脚尖微微向内扣回；后腿伸直，脚跟蹬地，脚尖内扣，整个脚掌着地。

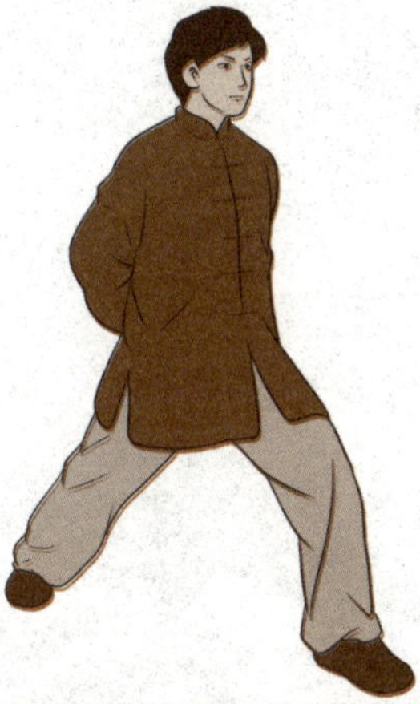

（2）丁步

两脚左右分开，保持间距10～20厘米。两腿屈膝向下蹲，前腿的脚跟微微提起，脚尖虚点着地面，放在后脚足弓的地方；后腿全脚掌全部着地。

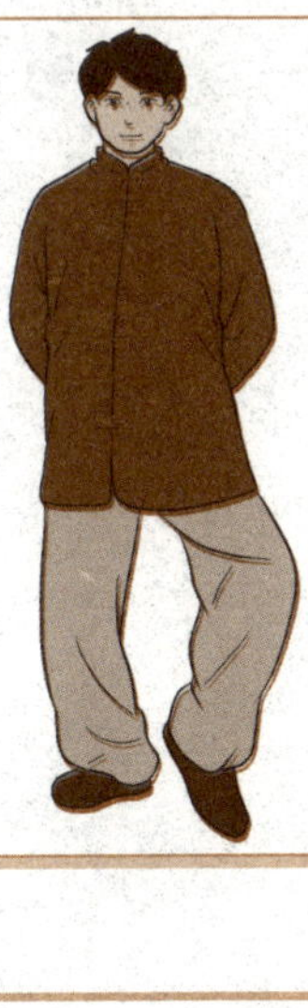

（3）马步

双脚自然分开，两脚之间的距离大概是本人脚长的2～3倍，屈膝半蹲，大腿略高于水平线。

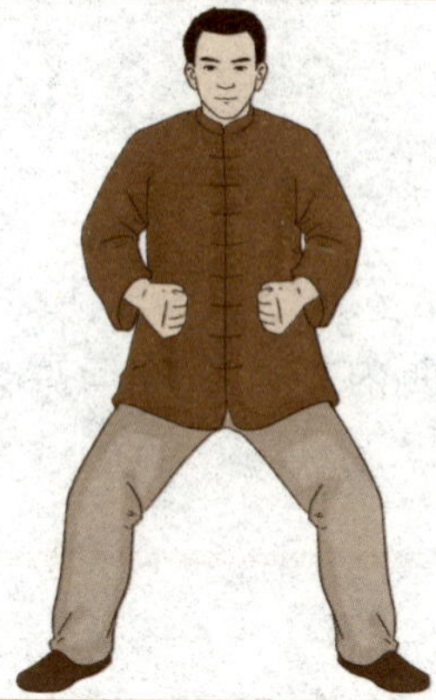

易筋经动作分步图解

预备势 精神内守，宁心静气

【招式简介】

预备势是易筋经的起式，动作简单易学，却能够让练习者宁心静气，为后面各式的练习做好准备，是易筋经养生健身不可或缺的一部分。

【要领说明】

身体保持正直，全身放松，心平气和，自然地呼吸。

【基本功效】

预备式通过调整身体、呼吸，从而达到宁心静气、安抚五脏的功效，此外还具有矫正身形的效果。

【分解动作图示】

动作

左脚慢慢提起和右脚并拢，前脚掌率先落地，随后全脚掌紧紧贴在地面上，恢复为预备势。眼睛注视前方。

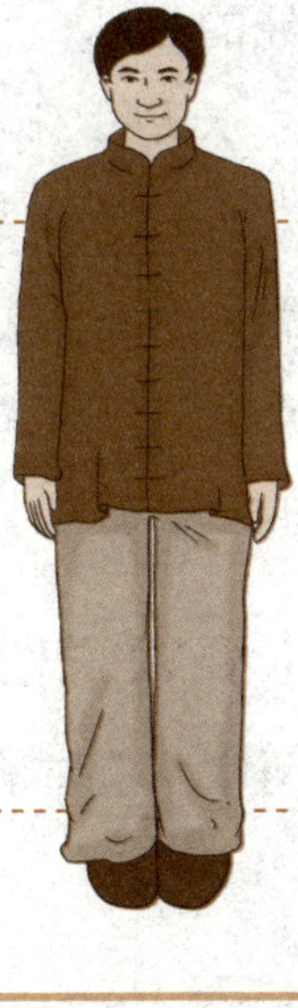

双腿并拢站立，身体保持挺直，双手自然放于身体两侧。下颏微微收起，百会虚领（感受百会穴处有一股劲缓缓向上升），唇齿合拢，舌头自然平贴在上腭上；眼睛看向正前方。

【纠偏说明】

心浮、杂念多，手脚摆放不自然：可以通过数次调息，使身体恢复自然状态，从而逐步地进入练功的状态。

第1式 韦驮献杵第一势，舒活你的血液

【招式简介】

立身期正直，环拱手当胸。

气定神皆敛，心澄貌亦恭。

韦驮献杵第一势的动作是在做好预备势的基础上，两臂前起，两掌合于胸前。动作相对简单，内涵却很深刻，两臂前举，可促使两胁肋运动，足少阳胆经循行于胁肋部位，该动作能自然发动足少阳胆经的气脉。少阳脉属半阴半阳脉，可以归阳，亦可以从阴。比如，春天是少阳初生，既有勃勃的生机，又有料峭的春寒，总是温暖几天，就会紧接着降温，降温之后，天气又会变好，总的趋势是气温回升，万物复苏，从季节的变化我们可以理解少阳之气的特点。调平少阳气脉可以使三阳开泰，水火相济，为后面的动作打下良好的基础。

【要领说明】

两掌于胸前合十的时候，应该停留片刻，以便达到气定神敛的效果。

【基本功效】

此式动作前起时指尖向前拉伸，大拇指在前领动，以手带动两臂前起。中医认为大指属肺，大指翘立，肺脉运行就会通畅。两掌合十当胸，与膻中相对，可使肺脏上下左右“位置适当”，可使气脉升降、开合与呼吸符合标准，从而达到“气定”的要求。呼吸调匀，自然可使心境澄清、神意内敛。这一式利于对肺气和胆气的调节，发挥了胆为少阳、肺主气的作用。此外，它还具有改善神经调节与体液调节、促进血液循环的功能。

【分解动作图示】

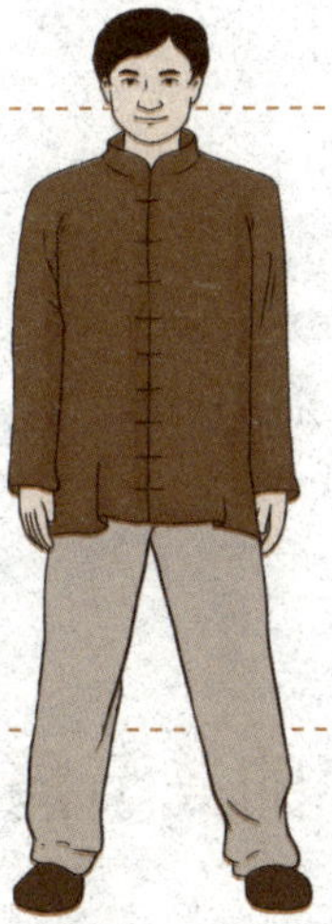

动作1

左脚向左侧迈开半步，约与肩同宽，双膝微微弯曲，成开立姿势，双手自然垂于体侧。

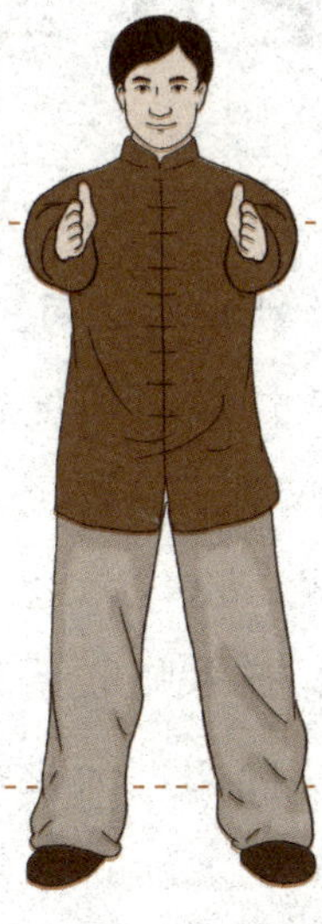

动作2

双臂从体侧向前缓缓抬起至前平举，掌心相对，指尖向前。

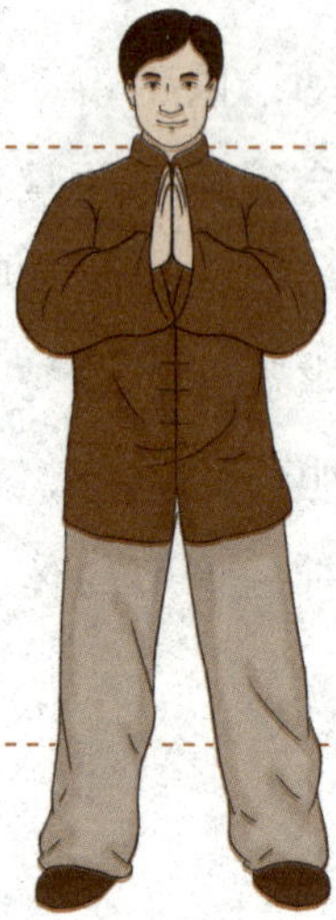

动作3

双臂屈肘，自然回收，指尖向斜前上方约30°，双掌于胸前合十，掌根与膻中穴保持同一高度；眼睛看向前下方。

【纠偏说明】

1.双脚距离过大：练习此式时，双脚分开，约与肩同宽即可。

2.过于紧张：练习者应保持“心静如水、气定神闲”的心态。

第2式 韦驮献杵第二势，治好你的关节痛

【招式简介】

足趾挂地，两手平开，心平气静，目瞪口呆。

从医学的角度来看，手上的穴位非常丰富，有手太阴肺经、手少阴心经、手厥阴心包经、手太阳小肠经、手阳明大肠经、手少阳三焦经，这“六经”经过手掌。换句话说就是，经过这“六经”将手与五脏六腑联系起来，手一动，五脏六腑也就跟着动起来。可谓是一动百动，全身都动，练手就等于练了全身。而此式正是练手的主要招式之一，长期坚持练习，可以轻松地达到养生保健的目的。

【要领说明】

1.双掌向外撑的时候，力在掌根。

2.坐腕立掌的时候，双脚脚趾抓地。

3.保持自然的呼吸，气定神敛。

【基本功效】

通过伸展上肢与立掌外撑的动作导引，可以起到疏理上肢等经络的作用，并且还能够增强肩部与臂部的肌肉力量，提高肩关节的灵活性。此外，对于调理心、肺之气，改善呼吸功能及气血的运行，也有着绝佳的效果。

【分解动作图示】

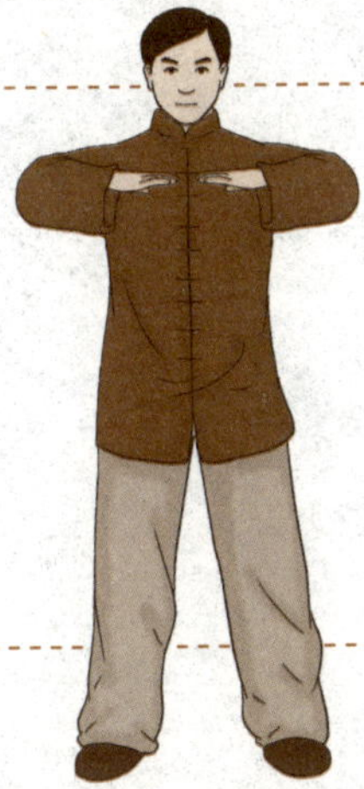

动作1

接上式。双肘缓缓抬起，双掌伸平，手指相对，掌心向下，使掌臂与肩部基本保持在一个水平线上。

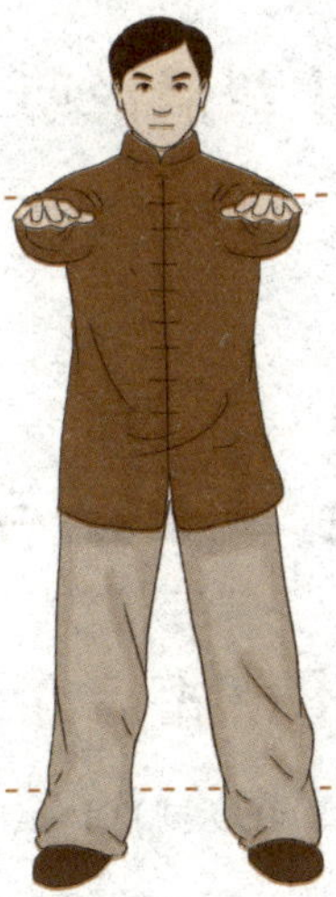

动作2

双掌慢慢地向前伸展，掌心向下，指尖指向前方。

动作3

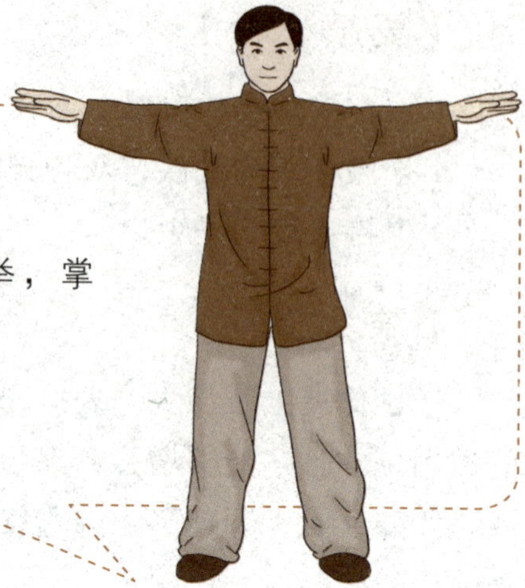

双臂向左右分开，直至侧平举，掌心向下，指尖向外。

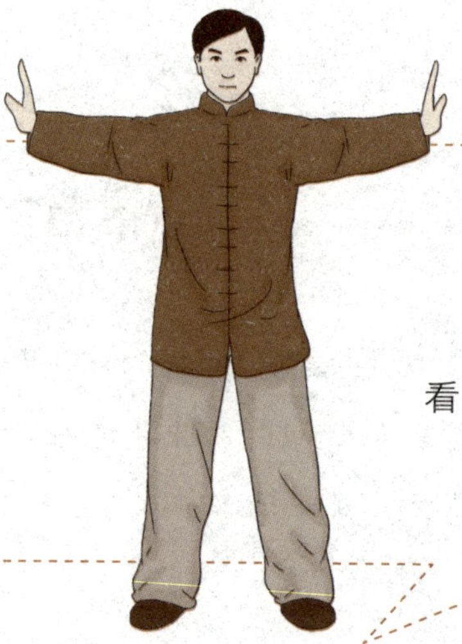

动作4

手指自然并拢，坐腕立掌；眼睛看向前下方。

【纠偏说明】

双臂侧平举时，在一条线上：双臂应该自然伸直，与肩部同高。

第3式 韦驮献杵第三势，运转你的五脏六腑

【招式简介】

掌托天门目上观，足尖着地立身端，

力周腿胁浑如植，咬紧牙关不放宽，

舌可生津将腭抵，鼻能调息觉心安，

两拳缓缓收回处，用力还将挟重看。

此式的健身原理的关键在于心包经的功能。在中医学里，心包经属于一个独立的经络，与很多疾病都有关系。从中医五行理论上讲，心属火，脾主土，火生土，故心脏的能力提升，也能够同时强化脾脏的功能。按摩心包经可以提升人体的免疫功能，而练习此式相当于“按摩”，尤其是当心脏外部的心包积液过多的时候，练习此式就是十分好的“经”。因为它能够贯穿横膈，联络上、中、下三焦，与此同时，心宁静而深邃，无思而无为，寂然不动，能够使心脏的功能正常发挥，促使血液输送到身体的各个部位，扫除多余的废物，从而保障了其健身的功能。

【要领说明】

1.双掌向上托的时候，前脚掌支撑，力达四肢，下沉上托，脊柱挺直，与此同时，身体的重心稍稍向前移动。

2.向上托的时候，意想通过“天门”关注两掌，眼睛看向前下方，保持自然地呼吸。

3.年老体弱者可以根据自已的实际情况，自行调整提高脚后跟的高度。

【基本功效】

此式在上肢撑举与下肢提踵的作用下，可以调动上、中、下三焦及手足三阴五脏之气，从而达到调理五脏六腑经络及内外的作用。此外，还能够促进全身血液循环，改善肩关节的活动功能，提高上下肢的肌肉力量。

【分解动作图示】

动作1

接上式。手腕放松，双臂向前平举内收至胸前平屈，掌心向下，手掌与胸部保持约一拳的距离；眼睛看向正前方。

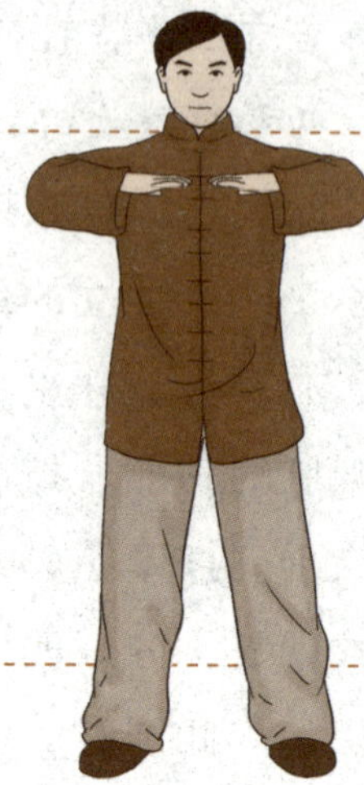

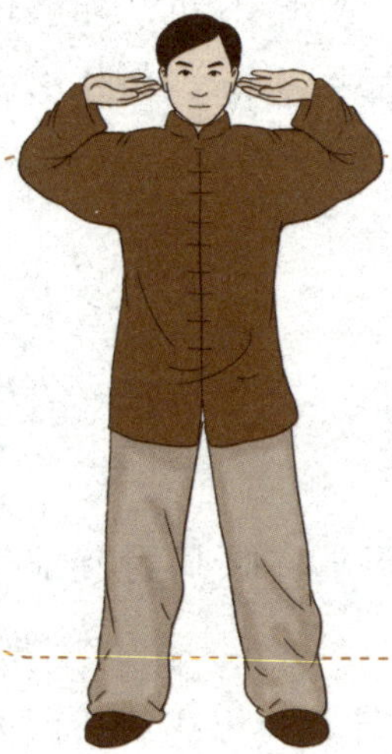

动作2

双掌同时向内旋转，翻掌至耳垂下，掌心向上，虎口相对，双肘向外展，基本与肩部持平。

动作3

身体的重心向前移动至前脚掌支撑，提起脚后跟，与此同时，双掌向上托至头顶，掌心向上，展肩伸肘，下颌微微收起，舌头抵住上腭，咬紧牙关。保持此姿势，静立片刻。

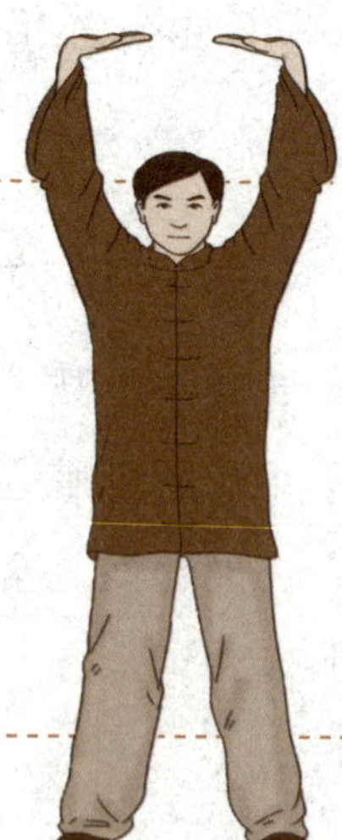

【纠偏说明】

1.双臂上托时，屈肘：此时，应该伸肘，双臂夹住耳朵，并且注意松肩虚腋。

2.头部抬起，目视上方：上托的时候，强调的是意注两掌，而不是眼睛看向双掌。

第4式 摘星换斗势，享受气运亨通的舒畅

【招式简介】

双手擎天掌覆头，更从掌内注双眸，
鼻端吸气频调息，用力收回左右眸。

此式较其他各式要难一些，是易筋经中重要的一部分。练习的时候，以意运气，以气随意，使全身气血得以畅达。坚持练习，就能体会到其祛病强身的神奇功效。

【要领说明】

1.转身的时候，以腰部带动肩部，以肩部带动手臂。

2.眼睛看向掌心，意注命门穴，保持自然的呼吸。

3.如果患有颈肩疾病，其动作幅度的大小可以根据自身情况灵活掌握。

【基本功效】

此式通过阳掌转阴掌（掌心向下）的动作牵引，眼睛看向掌心、意存腰间命门，将发动的真气收敛，下沉入腰间两肾及命门，从而达到壮腰健肾、延缓衰老的效果。此外，还能够增强颈部、肩部以及腰部等部位的活动能力。

【分解动作图示】

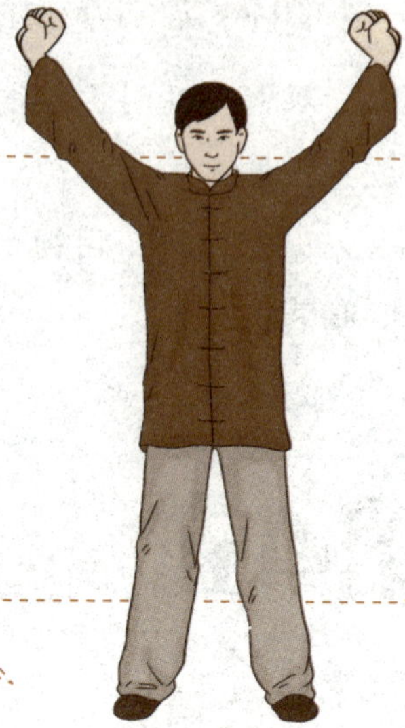

动作1

接上式。双脚脚跟慢慢地落地，与此同时，双手握成拳状，拳心向外，双臂下落至侧上举位置。

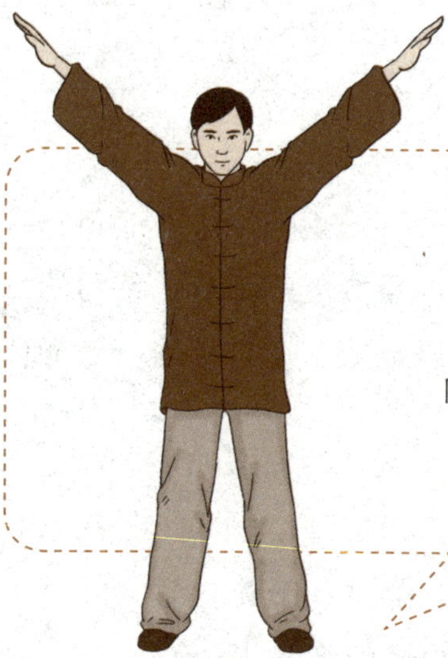

动作2

双拳慢慢地伸开变成掌，掌心斜向下，身体放松；眼睛看向前下方。

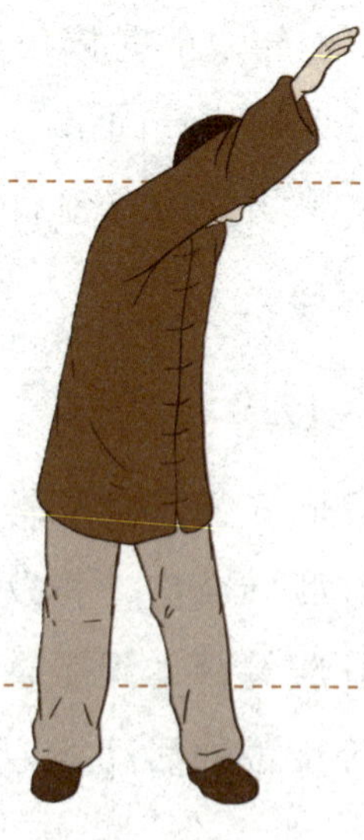

动作3

身体向左转动，膝盖稍稍弯曲，与此同时，右臂向上举，经过体前下摆至左髋关节外侧，右掌自然地张开。

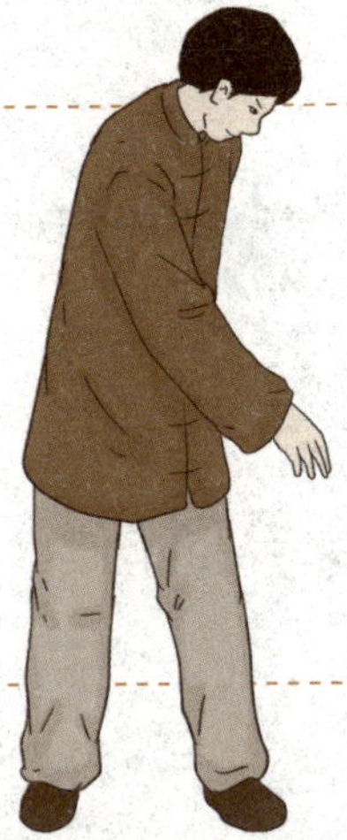

动作4

左臂经过体侧下摆至体后，左手背轻轻地贴于命门穴；眼睛看向右手手掌。

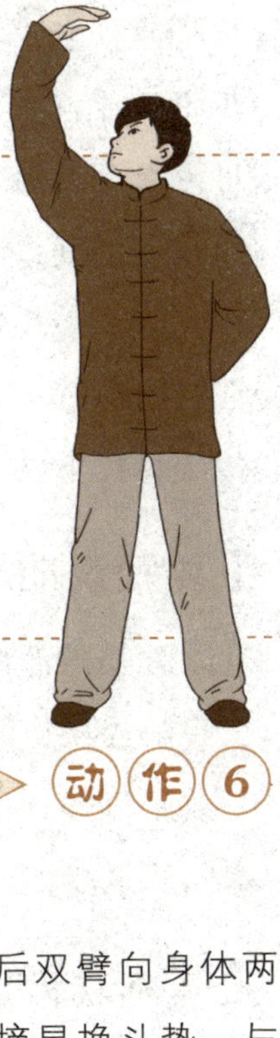

动作5

膝盖伸直，身体转正；与此同时，右手经过体前向额上摆至头顶右上方，放松手腕，肘部微微弯曲，掌心向下，手指向左，中指尖与肩髃穴垂直；左手背轻轻地贴于命门穴，意注命门穴。右臂向上摆的时候，眼睛随着手移动，定势之后，眼睛看向掌心。

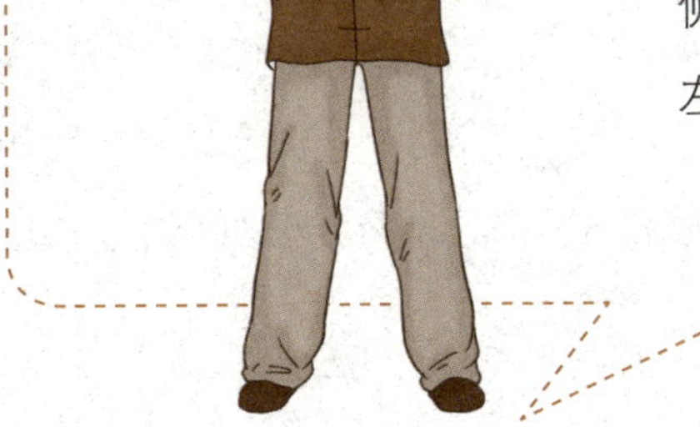

动作6

静立片刻，然后双臂向身体两侧自然伸展。换右摘星换斗势，与左摘星斗势动作相同，方向相反。

【纠偏说明】

1.眼睛上视时挺腹：此时应该松腰收腹。

2.双臂动作不协调，不到位：保持自然放松，以腰部带动双臂动作。

第5式 倒拽九牛尾势，壮骨强身要对法

【招式简介】

两腿后伸前屈，小腹运气放松，

用力在于两膀，观拳须注双瞳。

此式是易筋经功法中马步、弓步交换锻炼之势，是模仿牵牛拉粮之动作。此式着重锻炼前臂、掌指部、髋部、大腿部的肌筋，可以作为慢性腰肌劳损、老年性膝关节炎、老年性肌肉减少症、肩周炎等病症的传统体疗方法。

【要领说明】

1.以腰部带动肩部，以肩部带动手臂，力贯双膀。

2.腹部放松，眼睛看向拳心。

3.前后拉伸，松紧适当，并且与腰部的旋转紧密配合。

4.向后退步的时候，注意掌握重心，使身体保持平稳。

【基本功效】

通过腰部的扭动，可以带动肩胛活动，从而刺激背部的夹脊、肺俞、心俞等穴位，从而有效地疏夹脊、调理心肺功能。通过四肢上下协调活动，可以很好地改善软组织的血液循环，继而增强四肢肌肉的力量与活动功能。

【分解动作图示】

动作1

接上式。右手缓缓下落，左脚向左右方约45° 撤一步；右脚跟向内旋转，右腿弯曲成右弓步；与此同时，左手向内旋转，向前下方划弧后伸，小指到拇指逐个相握形成拳状，拳心向上；右手向前上方划弧，伸展至与肩部持平，小指到拇指逐个相握形成拳状，拳心向上，稍稍地高于肩部；眼睛看向右拳。

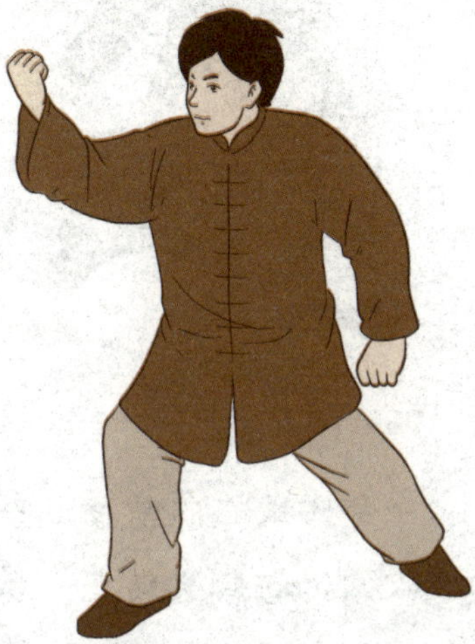

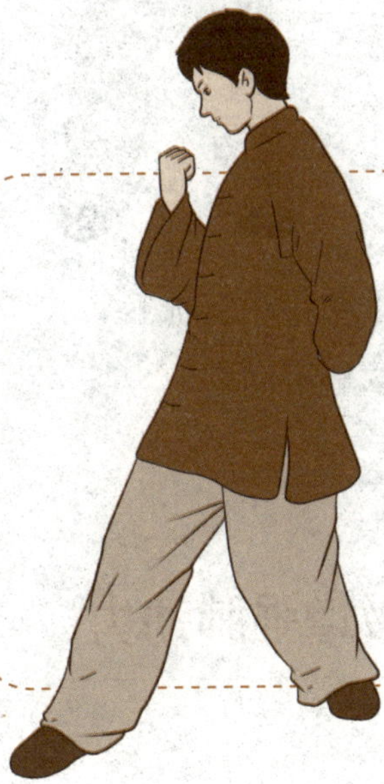

动作2

身体重心向后移动，左膝微微弯曲，腰部稍稍向右转动，以腰部带动肩部，以肩部带动手臂；右臂向外旋转，左臂向内旋转，肘部弯曲内收；眼睛看向右拳。

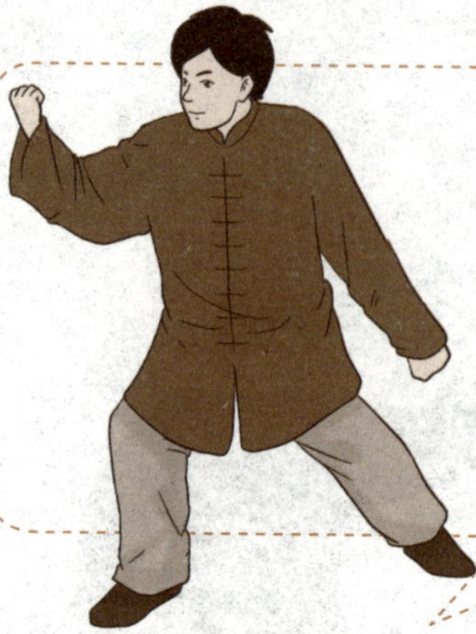

动作3

身体重心向前移动，膝盖弯曲成弓步；腰部稍稍向左转动，以腰部带动肩部，以肩部带动手臂，双臂放松前后伸展；眼睛看向右拳。上述动作重复2~3遍。

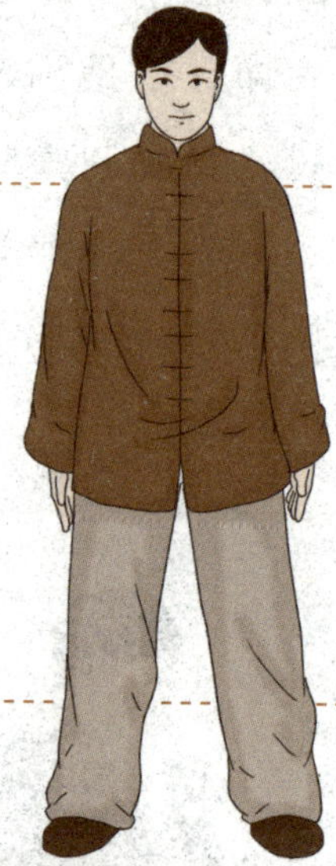

动作4

身体重心向前移动至右脚，左脚缓缓收回，右脚尖转正，呈开立姿势；与此同时，双臂自然放于身体两侧；眼睛看向前下方。展开双臂换左倒拽牛尾势。与右势动作相同，方向相反。

【纠偏说明】

1.双臂屈拽用力僵硬：双手应该放松，保持动作自然流畅。

2.双臂旋拧不够：旋拧双臂的时候，要注意拳心向外。

第6式 出爪亮翅势，通畅呼吸增强肺动力

【招式简介】

挺身兼怒目，握手向当前，

用力收回处，功须七次全。

此式是易筋经中的重要组成部分，主要锻炼练习者的手臂筋骨，以此达到通畅呼吸、增强肺活量的目的，在气功修炼中占据着举足轻重的地位。

【要领说明】

1.出掌的时候，身体保持挺直，瞪眼怒目，与此同时，双掌运用内劲向前伸，先轻轻地如推窗一般，然后重如排山；收掌的时候，就好像是海水退潮似的。

2.出掌的时候，要注意为荷叶掌，收掌在云门穴的时候，应该为柳叶掌。

3.收掌的时候，保持吸气自然；推掌的时候，保持呼气自然。

【基本功效】

中医认为"肺主气，司呼吸"。通过伸臂推掌、屈臂收掌、展肩扩胸的动作导引，可以反复启闭云门、中府等穴，促进自然之清气与人体之真气在胸中交汇融合，达到改善呼吸功能及全身气血运行的作用。此动作还能够增强胸背部及上肢肌肉力量。

【分解动作图示】

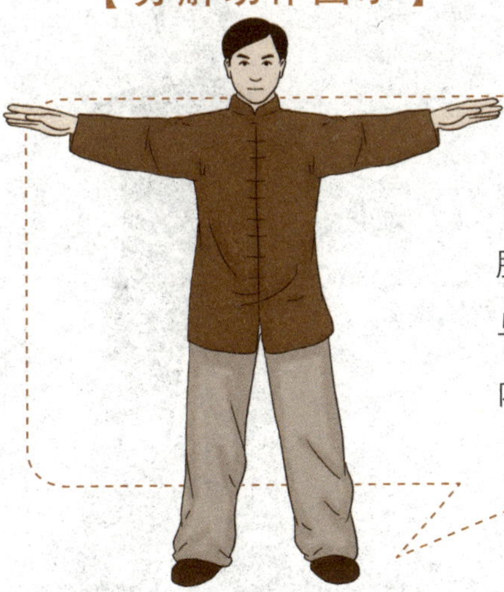

动作1

接上式。身体的重心移到左脚，右脚缓缓收回，成开立姿势；与此同时，右臂向外旋转，左臂向内旋转，摆至侧平举。

动作2

两掌心向前，在身体前方环抱，然后双臂内收，双手变成柳叶掌立于云门穴前，掌心相对，指尖向上；眼睛看向前下方。

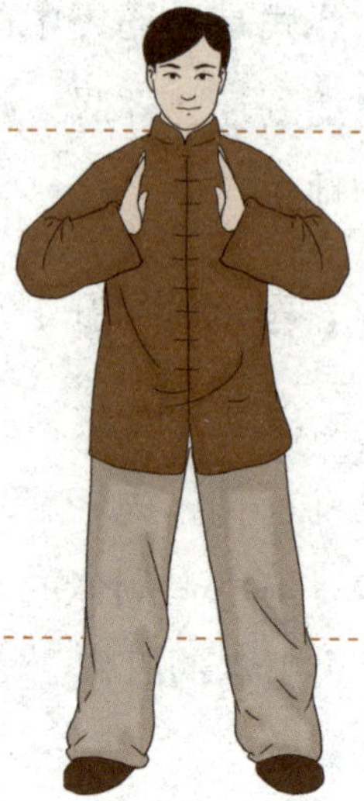

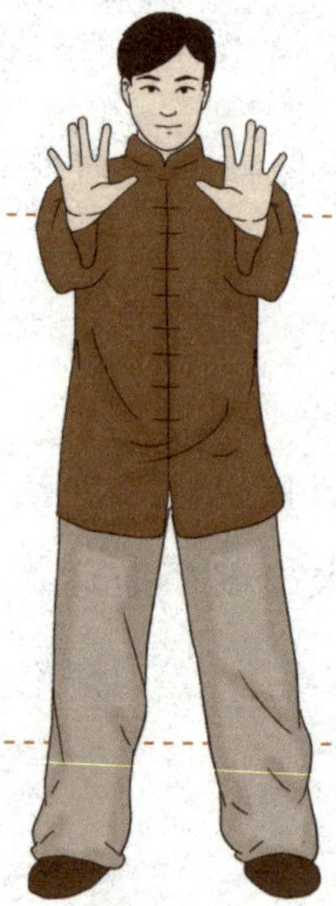

动作3

伸展肩部，扩展胸部，然后放松肩部，双臂慢慢地向前伸展，并且逐渐地转动掌心向前，成荷叶掌，指尖向上；眼睛使劲瞪大。

动作4

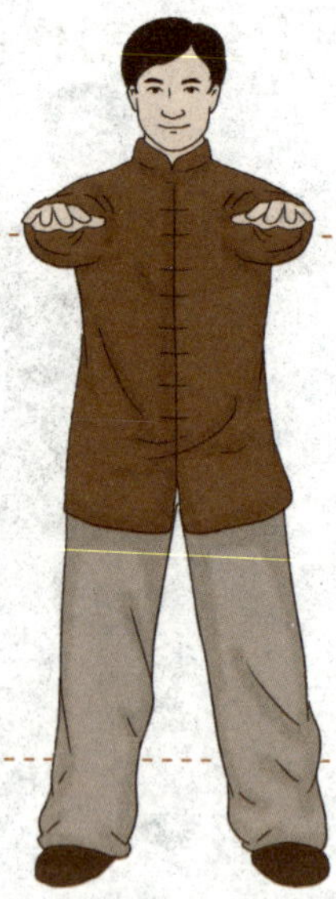

手腕放松，肘部弯曲，手臂收回，十指微屈，手心向下，指尖向前。

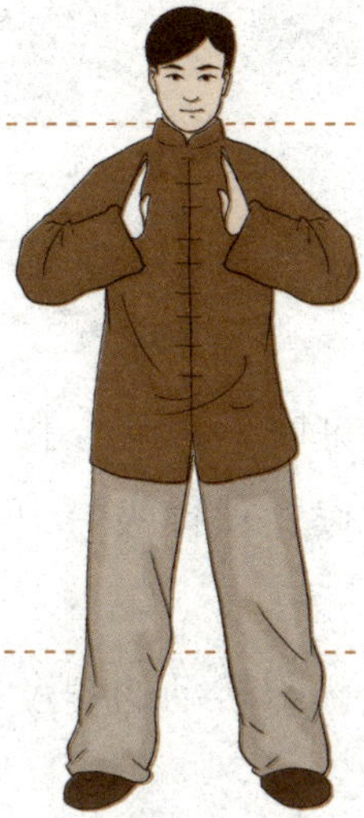

动作5

两掌变柳叶掌立于云门穴，眼睛看向前下方。重复步骤3至步骤5的动作3~7遍。

【纠偏说明】

1.呼吸不自然：保证呼吸自然是练习易筋经最基本的要求，所以练习的时候，要注意调整气息，保证在一个心情舒畅的状态下进行练习，可以“推呼收吸”作为参考。

2.推掌时，用蛮力或软弱无力：出掌的时候，要保证肩胛内收，逐渐地用力。

第7式 九鬼拔马刀势，养护肺肠促进消化

【招式简介】

侧首弯肱，抱顶及颈，自头收回。

弗嫌力猛，左右相轮，身直气静。

此式主要锻炼手太阴经脉。中医认为，手太阴肺经与手阳明大肠经相互络属于肺与大肠，故肺与大肠互为表里。肺主一身之气；主呼吸之气，司呼吸；主宣发，外合皮毛；主肃降，通调水道。因此，练

习此式可以起到养肺护肠、促进消化的作用。

【要领说明】

1.动作对拔拉伸的时候，尽可能地用力。一个手臂尽量贴于脊柱，另一个手臂按压耳郭，同时手掌扶按玉枕穴。

2.配合适宜的呼吸法，扩胸展臂的时候，保证吸气自然，松肩合臂的时候，保证呼气自然；双臂内合、上抬的时候，保证吸气自然，起身展臂的时候，保证呼气自然。

3.年老体弱或是患有高血压、颈椎病的人，头部转动的角度应该小而且动作缓。

【基本功效】

身体通过伸展、扭曲等运动，可以使全身真气开合启闭，有利于活动脾胃、疏通关节、强肾护肾，同时还能够改善颈肩活动功能以及腰背部的肌肉力量，最终增强人体各关节的活动功能。

【分解动作图示】

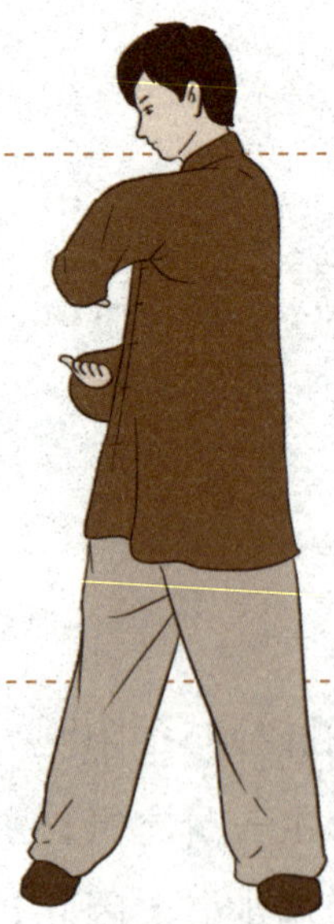

动作1

接上式。身体向右转动，与此同时，右手向外旋转，掌心向上，左手向内旋转，掌心向下，双掌相对。

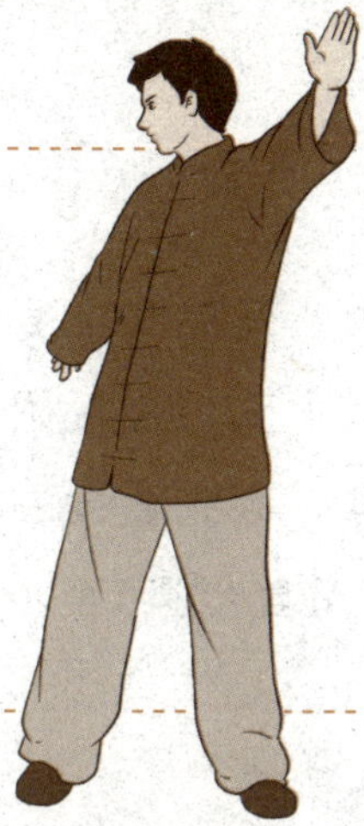

动作2

使身体打开，右手由胸部前方向内收起，经过右腋下向后伸，掌心向外；与此同时，左手由胸部前方伸至前上方，掌心向外。

动作3

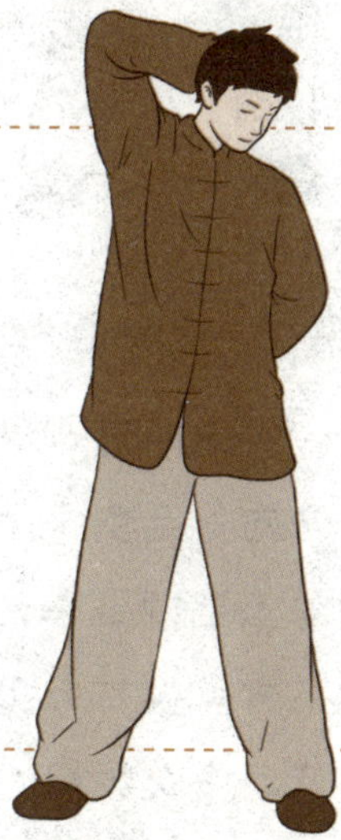

身体稍稍向左转动，双手反向划弧，右手向左绕头半周，中指按压耳郭，手掌扶按玉枕穴，身体向左转动，左手经身体左侧下摆至左后，屈肘，手背贴于脊柱，掌心向后，指尖向上。目随右手动，定势后看向左后方。

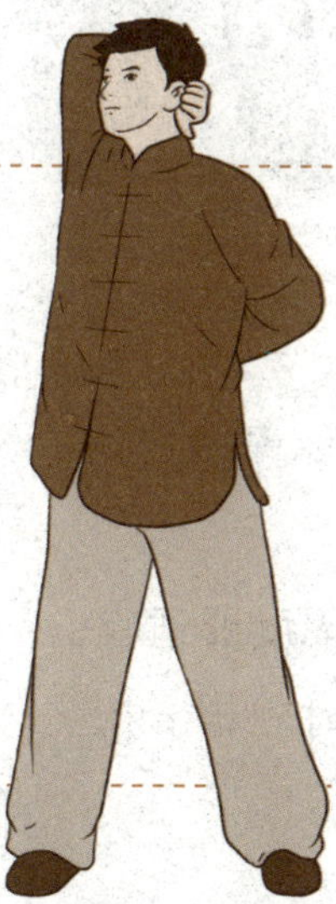

动作4

身体向右转动，展臂扩胸；眼睛看向右上方，保持此姿势稍稍停留片刻。

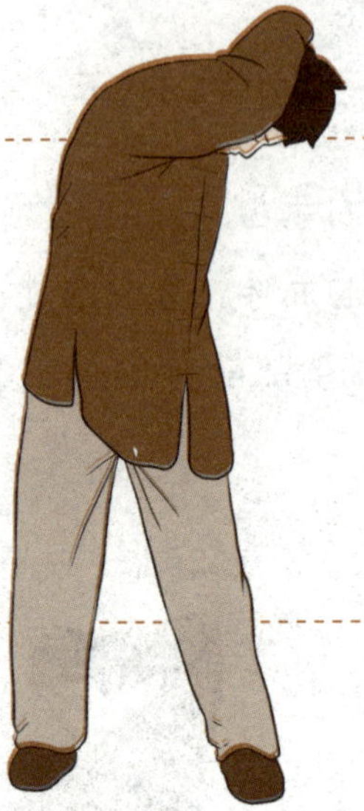

动作5

双膝微微弯曲，与此同时，上身向左转动，右臂内收，含胸；左手沿着脊柱尽可能地向上推，眼睛看向右脚跟，动作停留片刻。重复步骤4至步骤5的动作3遍。

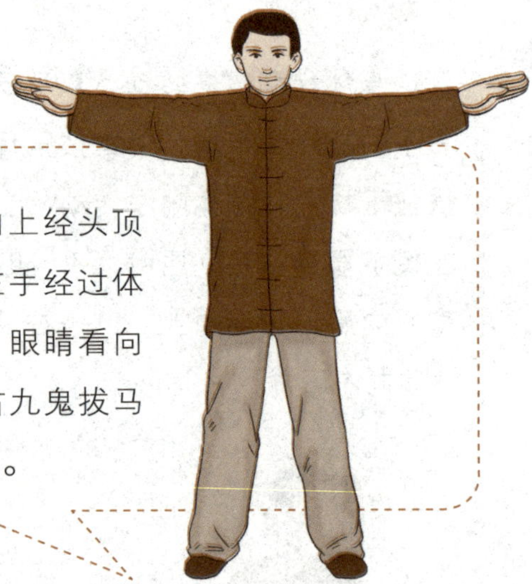

动作6

双膝伸直，身体转正，右手向上经头顶上方向下至侧平举，与此同时，左手经过体侧向上至侧平举，双掌掌心向下；眼睛看向前下方。换左九鬼拔马刀势，与右九鬼拔马刀势动作次数相同，只是方向相反。

【纠偏说明】

1.屈膝下蹲时，重心不稳：正确的做法是身体保持自然放松，不急不缓，这样重心就不会偏移到一侧了。

2.头部转动幅度过大：头部不要随意转动，幅度要适宜。

3.屈膝下蹲时，双肘外展：下蹲的时候，双肘应该合拢。

第8式 三盘落地势，强筋养肾保养精气神

【招式简介】

上腭坚撑舌，张眸意注牙，足开蹲似踞，手按猛如拿，

两掌翻齐起，千斤重有加，瞪眼兼闭口，起立足无斜。

肾，人体器官名，系五脏之一，与膀胱相表里。主藏精，藏先天之精和后天之精，主发育、生长、生殖。《素问·六节脏象论》：“肾者主蛰，封藏之本，精之处也。”《素问·上古天真论》：“肾者主水，受五脏六腑之精而藏之。”又称之为后天之本。肾为水之下源，主水，与肺、脾、三焦、膀胱等脏腑共同调节水液代谢，是水液代谢的重要脏器。而此式主要锻炼足少阴肾经，坚持练习可以强筋养肾保养精气神。

【要领说明】

1.易筋经中的三盘落地势，配合有“嗨”音，嘴巴微微张开，声音从后部发出。

2.下蹲的时候，松腰、裹臀；起身的时候，双掌犹如托千斤重物一般。

3.年老体弱者的下蹲深度可以根据自身的情况灵活掌握。

【基本功效】

下蹲的动作配合“嗨”音，有利于体内之气沉于丹田，促使体内真气在胸部腹部之间有序升降，这不但可以增强腰腹及下肢的力量，而且还能够起到强腰固肾的作用。此外，下肢的屈伸活动对提高肢体的活动能力，也有着极好的促进作用。

【分解动作图示】

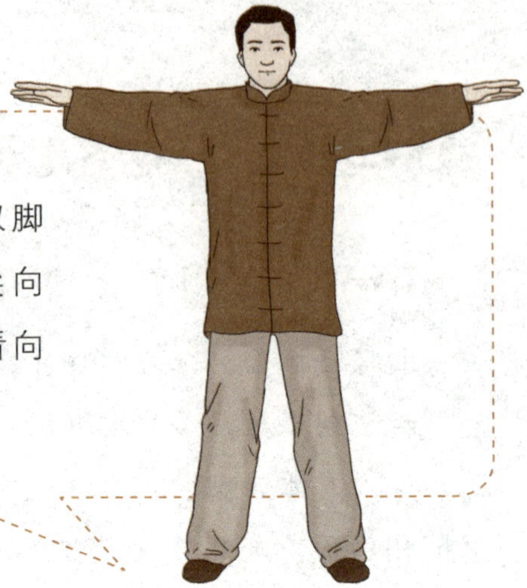

动作1

接上式。左脚向左迈一步，双脚之间的距离约与肩部同宽，脚尖向前，双手平举，掌心向下，眼睛看向前下方。

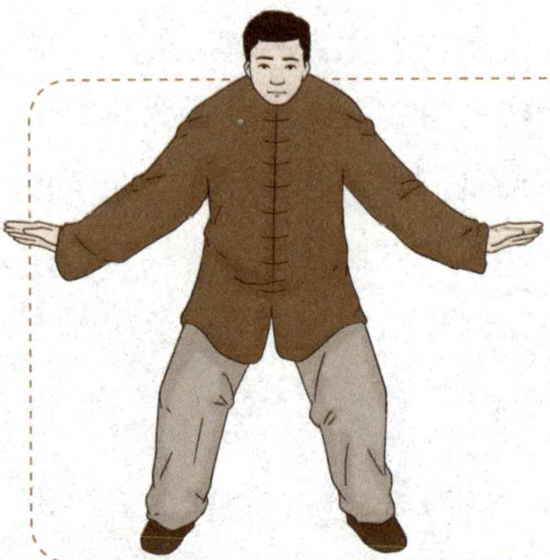

动作2

双膝弯曲下蹲，肩部下沉，肘部下坠，双掌逐渐用力向下按，约与环跳穴同高，双肘稍稍弯曲，掌心向下，指尖向外，眼睛看向下方。与此同时，口吐“嗨”音吐尽的时候，舌尖向前轻抵上下牙之间，吐音终止。

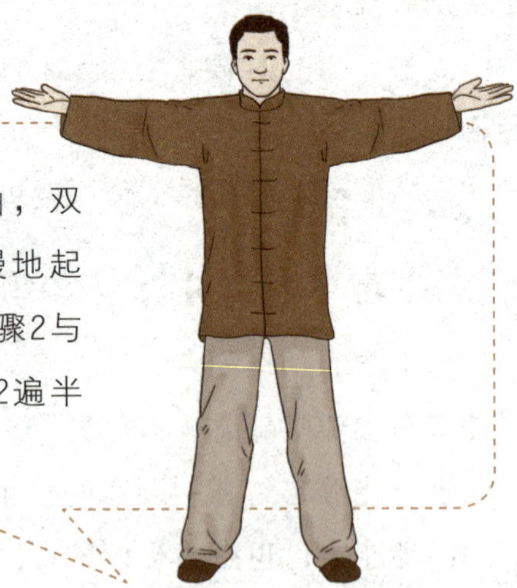

动作3

掌心向上翻转，双肘微微弯曲，双掌向上托至侧平举，与此同时慢慢地起身直立，眼睛看向正前方；重复步骤2与步骤3的动作3遍。第1遍微蹲；第2遍半蹲；第3遍全蹲。

【纠偏说明】

1.下蹲时，上身前俯后仰：无论是下蹲还是起身的时候，上身都要保持挺直。

2.下蹲时，直臂下按，忽略“嗨”音：正确的做法是，下蹲的时候，肘部微微弯曲，双掌逐渐向下按，要记住同时口吐“嗨”音。

第9式 青龙探爪势，疏肝理气换个好心情

【招式简介】

青龙探爪，左从右出，修士效之，掌平气实，

力周肩背，围收过膝，两目注平，息调心谧。

此式着重锻炼的是足少阳胆经。胆的经脉与肝的经脉相互络属，构成表里关系，所以《灵枢·本输》中说：“肝合胆。”其功能包括三方面：第一，储藏并排泄胆汁；第二，主决断；第三，调节脏腑气机。人体是一个升降出入气化运动的机体，肝气通达，气机调畅，那么脏腑气机升降有序，出入有节，而阴阳平衡，气血和调。胆为腑，肝为脏，脏腑之中脏为主。总而言之，坚持练习此式，可以很好地疏肝理气，让练习者拥有一个好心情，是养生保健非常重要的一部分。

【要领说明】

1.躯干转体的时候，都必须做到接近90°。

2.手掌起来的时候，要直体转身，肩部不要倾斜，腰部不要弯曲。

3.变龙爪的时候，五指应该伸直、分开，不可弯曲。除了大拇指之外的其余四指应该内收，力在“爪心”。伸臂探“爪”，下按

划弧，力注肩背，膝盖不可以弯曲，整个过程要做到自然、协调。

4.年老体弱者在前俯下按或是划弧的时候，可以根据自身实际情况，自行调整幅度。

【基本功效】

中医记载“两肋属肝”、“肝藏血，肾藏精”，二者同源。通过转体、左右探爪以及双手“握固”并且贴于章门穴，能够很好地改善腰部及下肢肌肉的活动功能，具有疏肝理气、调理脾胃的功效。

【分解动作图示】

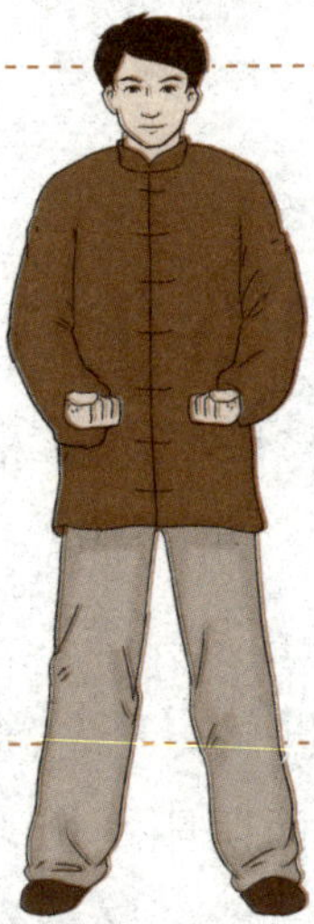

动作1

接上式。左脚收回半步，大致与肩部同宽；双手握固，双臂弯曲内收至腰间，拳轮贴在章门穴上，拳心向上；眼睛看向前下方。

动作2

右拳变化为掌，右臂伸直，向右上侧外展，略低于肩部，掌心向上，眼睛随着手动而移动。

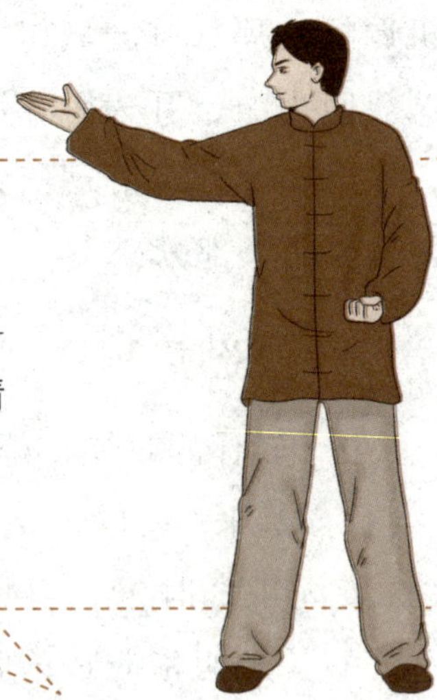

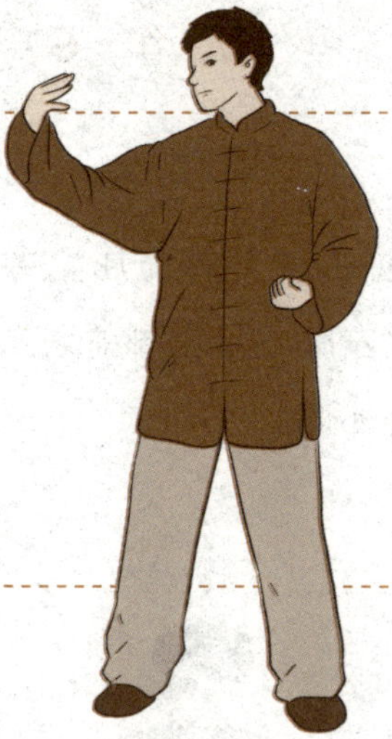

动作3

右臂屈肘，松腕，右掌变化为“龙爪”，指尖指向左方。

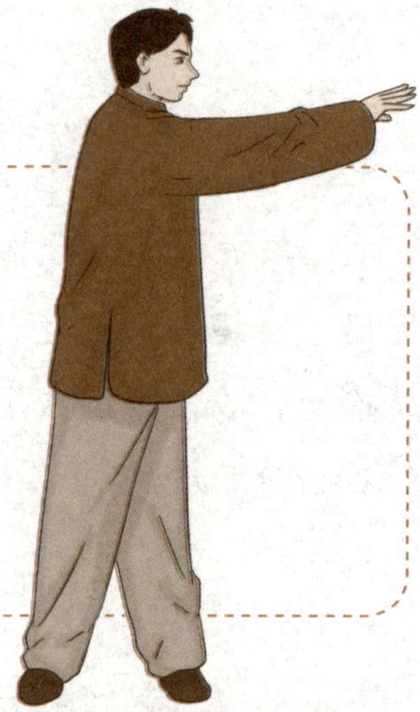

动作4

“右龙爪”向身体左侧水平伸出，眼睛随着手移动，身体随即向左转动约90°；与此同时，眼睛看向“右龙爪”所指的方向。

动作5

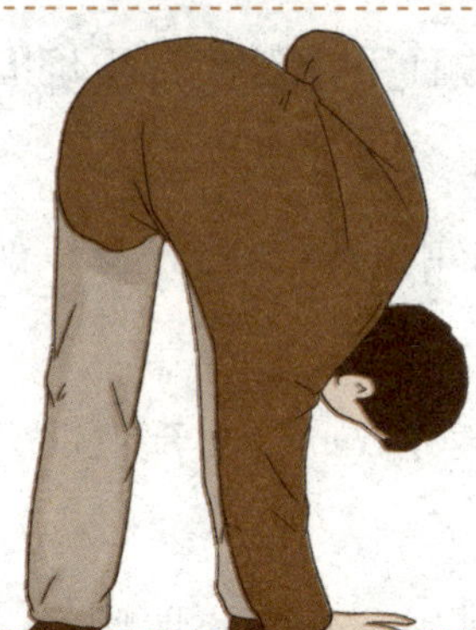

“右龙爪”变回掌的时候，身体随即向左前屈，掌心向下按至左脚外侧；眼睛看向下方。

动作6

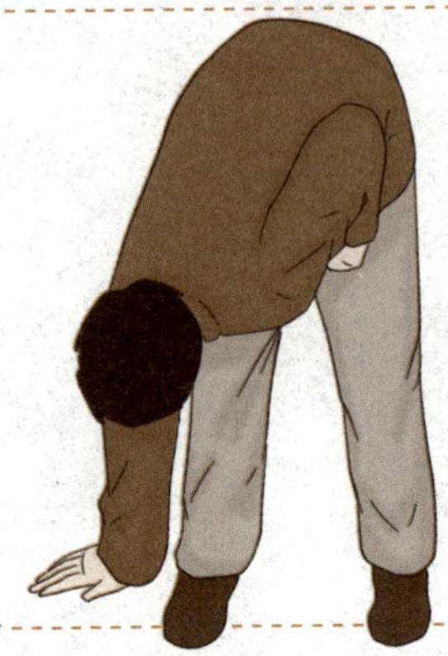

身体由左前屈转至右前屈，并且带动右手经过左膝或是左脚前划弧至右膝或者右脚外侧。

动作7

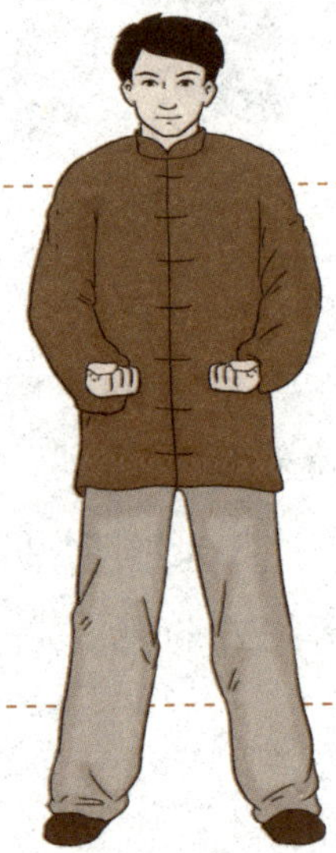

手臂向外旋转握固，拳心向前，然后上身缓缓地直立，右拳随着上身慢慢抬起，收于章门穴上，拳心向上；眼睛看向前下方。

【纠偏说明】

1.右掌变龙爪时，眼睛没有跟随手动，并且手指弯曲：正确的做法是，变爪的时候，应该做到目随“爪”走，意存“爪”心。

2.前俯时，双腿弯曲，动作幅度过大：正确的做法是，身体前俯的时候，幅度应该适当，膝盖保持直立。

3.手掌下按时，直体下按：下按的手应该先收回，肘部弯曲，然后再沿着体侧慢慢地下按于脚面。

4.斜肩，转体动作不一致：身体转动的时候，肩部不要倾斜，手掌打开，手臂伸直向上抬。

第10式 卧虎扑食势，伸筋活骨怡然自得

【招式简介】

两足分蹲身似倾，屈伸左右腿相更，

昂头胸做探前势，偃背腰还似砥平，

鼻息调元均出入，指尖着地赖支撑，

降龙伏虎神仙事，学得真形也卫生。

此式是模仿卧虎扑食的动作，可以伸展筋骨，愉悦心灵，是易筋经的组成部分之一，也是气功养生不可缺少的一部分。

【要领说明】

1.成“扑虎”式的时候，“虎爪”应该十指伸展，下按着地的时候应该做到抬头、挺胸、塌腰、瞪眼，腰背部呈反弓形。

2.虎爪则要求五指弯曲，力在指尖。

3.用心体会从胸部到腰部的逐节屈伸，用身体的蠕动带动双手环绕，切记幅度不要太大。

4.年老体弱者可以根据自身状况，自行调整动作的幅度。

【基本功效】

通过双手“虎爪”的十指伸展、下按、抬头、挺胸、塌腰、后仰等动作，可以有效地调理任脉与阴经之气，长期坚持练习，可以使气血畅通，增强腰腿肌肉的活动功能，从而达到强健腰腿的目的。

【分解动作图示】

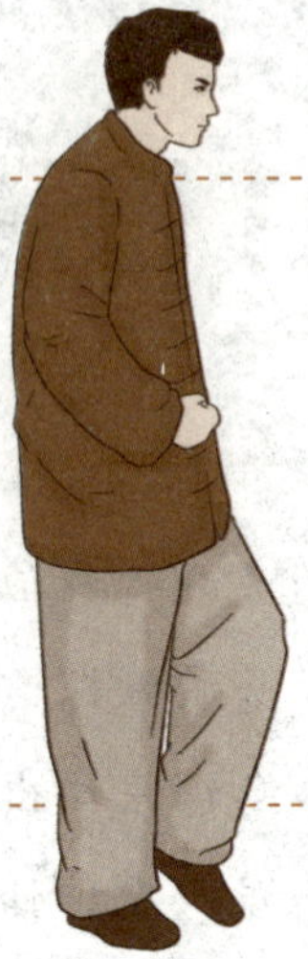

动作1

接上式。右脚尖向内扣约45°，左脚慢慢收回至右脚内侧成丁步；与此同时，身体向左转动90°，双手握固在腰间章门穴不变；眼睛随着身体转动看向左前方。

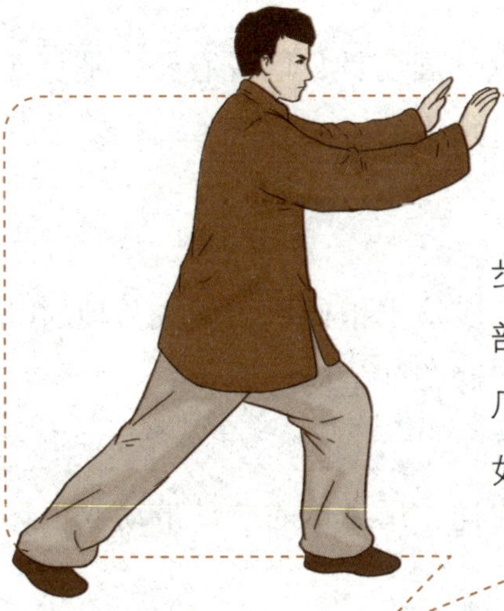

动作2

左脚向前迈一大步，形成左弓步状；与此同时，双拳缓缓提至肩部云门穴，并且向内旋转变成“虎爪”，肘部微微弯曲，向前扑按，犹如饿虎扑食一般；眼睛看向正前方。

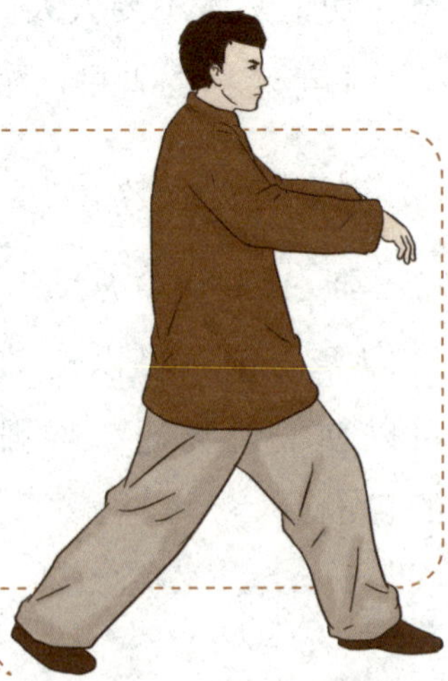

动作3

身体由腰部开始到胸部逐节屈伸，重心随之前后适度地移动；与此同时，双手随着身体屈伸向下、向后、向上、向前各绕环1周。

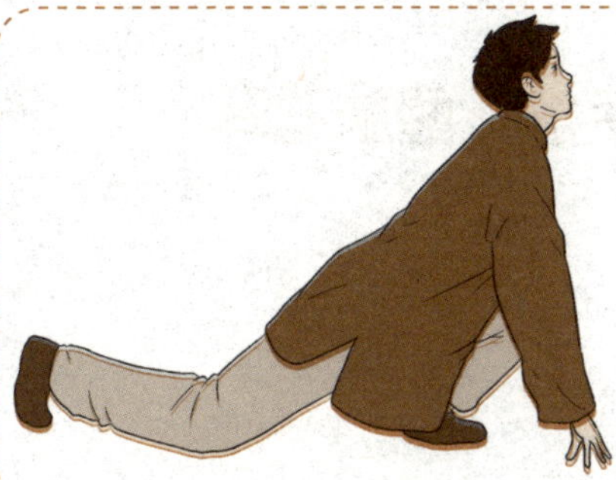

动作4

上身向下俯，双“爪”向下按，十指指腹着地；向后退，膝盖弯曲，脚趾着地，前脚跟稍稍抬起，随之腰部下塌，胸部挺直，头部抬起，眼睛怒瞪，动作停留片刻。

动作5

上身抬起，双手握固重新放于腰间章门穴上，身体重心随即向后移动，左脚脚尖向内扣约135°；身体重心向左移动；与此同时身体向右转动180°，右脚收回放于左脚内侧成丁步。右卧虎扑食势与左卧虎扑食势动作相同，只有方向弯曲相反。

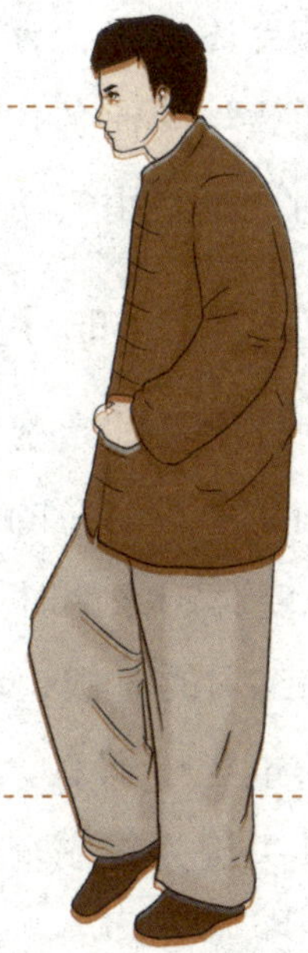

【纠偏说明】

1.俯身时，含胸、头晃：俯身的时候，身体应该保持挺直，眼睛看向前上方。

2.由腰部至胸部的逐节屈伸中，幅度过大：在逐节屈伸的时候，胸椎、腰椎应该做出波浪状，与此同时脊椎的蠕动也要做出来。

3.做虎爪时，五指弯曲度不当：正确的做法是，五指末端弯曲，力在指尖。

第11式 打躬势，去疲解乏醒脑聪耳

【招式简介】

两手齐持脑，垂腰至膝间，

头唯探胯下，口更啮牙关，

掩耳聪教塞，调元气自闲。

舌尖还抵腭，力在肘双弯，

此式与其他各式相比，较为简单，易于学习，但也有着十分重要的作用，是利用气功锻炼不可缺少的一部分。

【要领说明】

1.打躬势的定势中，身体需要前伸与伸展3次，脊柱需要分别向上、向下做拔与拉的动作。

2.身体起来的时候，发力在腰部，并且慢慢向上。

3.练习的时候，动作不要太快，必须做到放松、自然。

4.年老体弱者，可以根据自身实际情况，灵活地调整练习的难度，其关键为在安全的范围之间，做前屈与拔伸。

【基本功效】

此式通过头部、颈椎、胸椎、腰椎、髋椎逐个牵引屈伸，充分地锻炼了背部督脉，使全身的经气得以发动，长期练习，可以达到锻炼腰背、强健腰腿、消除大脑疲劳的效果。

【分解动作图示】

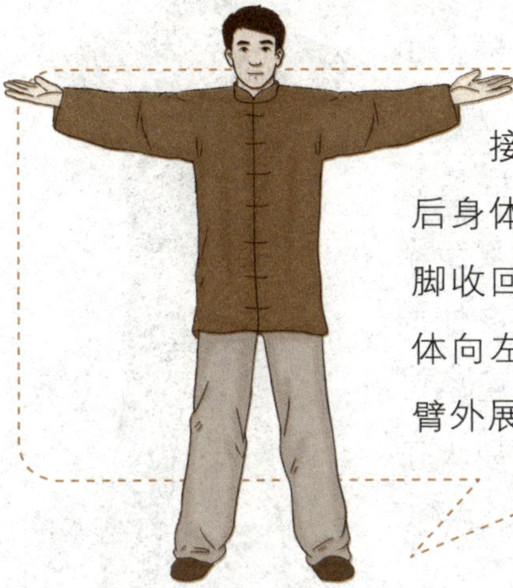

动作1

接上式。直立，身体重心向后移动，然后身体转正，右脚尖向内扣，脚尖向前，左脚收回呈开立姿势；与此同时，双手随着身体向左转动放松，向外旋转，掌心向前，双臂外展至侧平举；眼睛看向正前方。

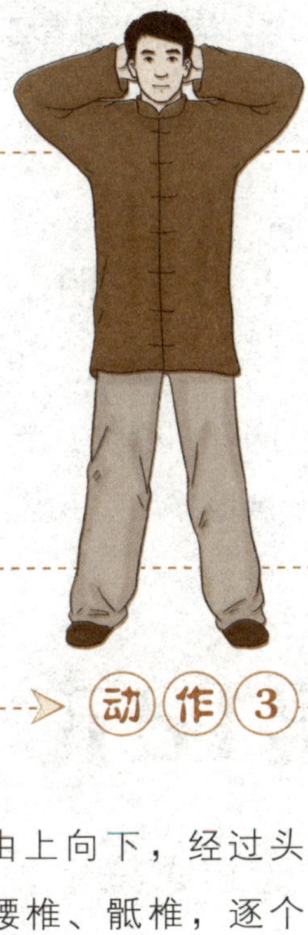

动作2

双肘弯曲，以双掌掩住耳朵，十指扶按于枕部，指尖相对，并且以双手食指弹拨，中指击打枕部7次，也就是鸣天鼓；眼睛看向前下方。

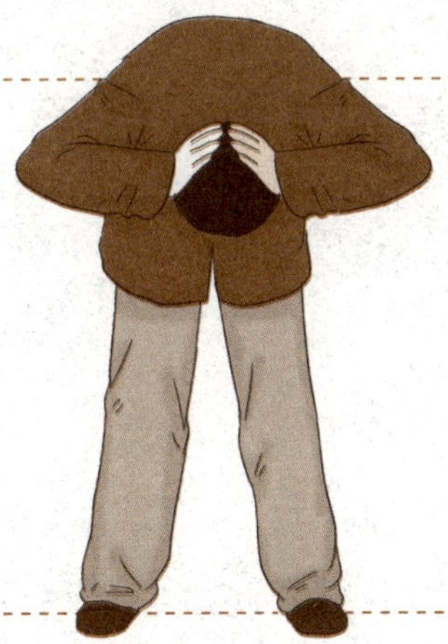

动作3

身体向前俯，由上向下，经过头部、颈椎、胸椎、腰椎、骶椎，逐个慢慢地牵引前屈，动作缓慢，双腿伸直，眼睛看向脚尖，停留片刻。

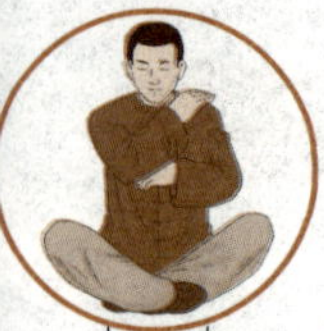

动作4

由骶椎到腰椎、胸椎、颈椎、头部，由下向上依次慢慢地逐节伸直之后，直立；与此同时，双手手掌掩住耳朵，十指扶按枕部，指尖相对；眼睛看向前下方。重复步骤3与步骤4的动作3遍，并且逐步加大身体向前屈的幅度，停留片刻。第1遍向前屈小于90°，第2遍向前屈约90°，第3遍向前屈大于90°。年老体弱者可以分别前屈约30°、45°、90°。

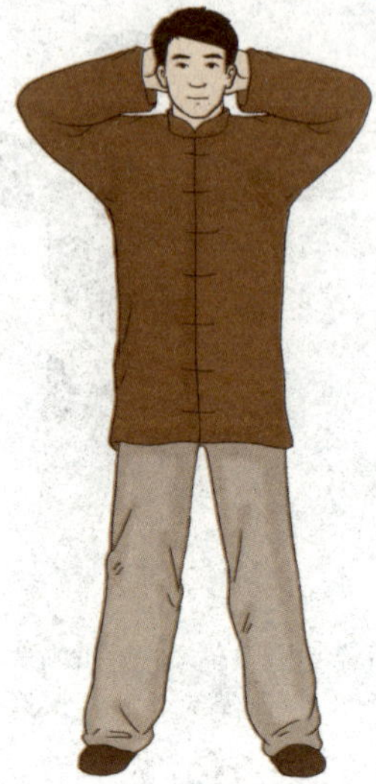

【纠偏说明】

腰直、腿弯，太快：身体向前俯的时候，先低头，紧接着是脊椎、胸椎、腰椎，节节拔伸。事实上，这个过程是用头部牵引整个脊椎慢慢地移动，双腿必须站直，膝盖不可以弯曲。

第12式 掉尾势，拥有健康脊柱不再是梦

【招式简介】

膝直膀伸，推手至地，

瞪目昂头，凝神一志。

此式是治疗强直性脊柱炎的利器。做“掉尾势”，除了头部动作之外，还要注意让两腿伸直，这样才能充分打开膀胱经。另外，头向左侧看的时候，臀部也向左；头向右侧看的时候，臀部也向

右。这样，人的脊柱就得到了充分的活动。动尾闾就好像动物在摆动自己的尾巴，可以把人体背部的脊柱整个带动起来，从而有效地锻炼督脉。

【要领说明】

1.身体自然放松，保证呼吸均匀顺畅，排除一切杂念。

2.在扭头和转臀的时候，注意头部与臀部是反方向运动。

3.年老体弱或患有高血压、颈椎病的人，可以根据自身的实际情况，灵活地调整练习的难度与次数，特别是前屈动作与臀部扭动。

【基本功效】

此式中的抬头、翘臀等动作，可以很好地刺激督脉，伸展任脉，反复练习摇摆，能够帮助调理全身的气脉，使腰部、背部的肌肉得到很好的锻炼，同时对于改善脊柱关节的活动功能也有着神奇的效果。

【分解动作图示】

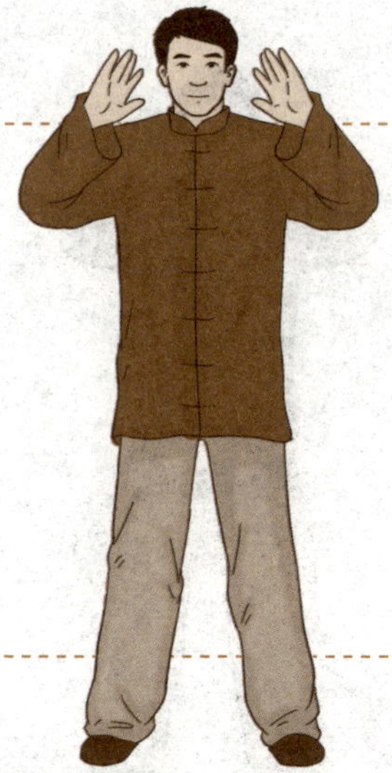

动作1

接上式。身体直立，保持挺直，双手猛然拔离双耳，也就是拔耳。

动作2

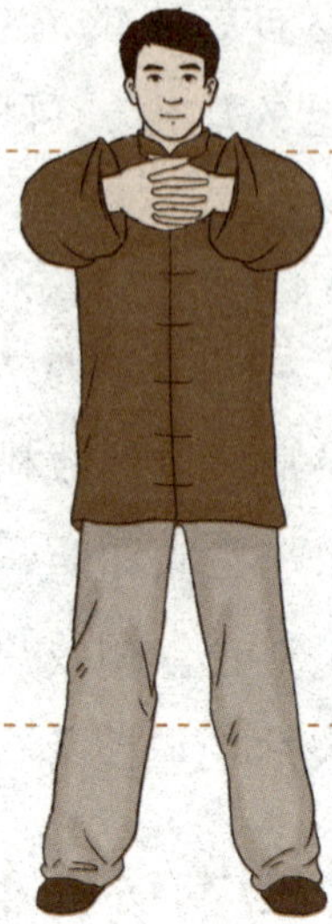

双臂自然向前伸展，十指交叉相握，掌心向内。

动作3

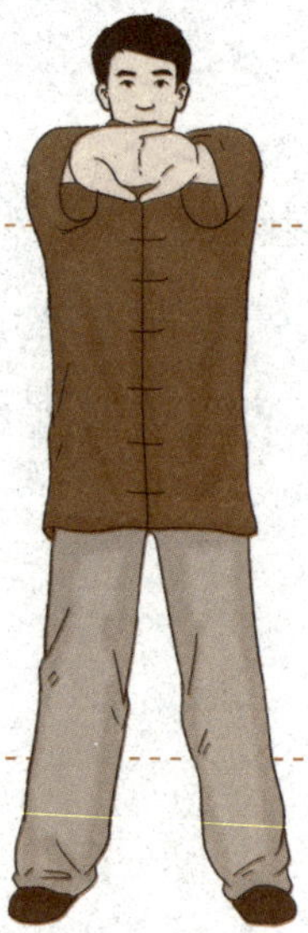

双肘弯曲，翻掌向前伸，掌心向外。

动作4

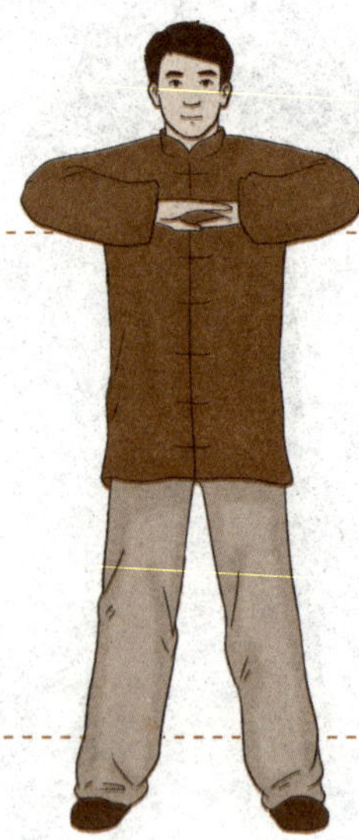

双肘再次弯曲，转动掌心，向下内收于胸前，然后身体向前屈，腰部下塌，头部抬起，双手交叉慢慢地向下按；眼睛看向正前方。

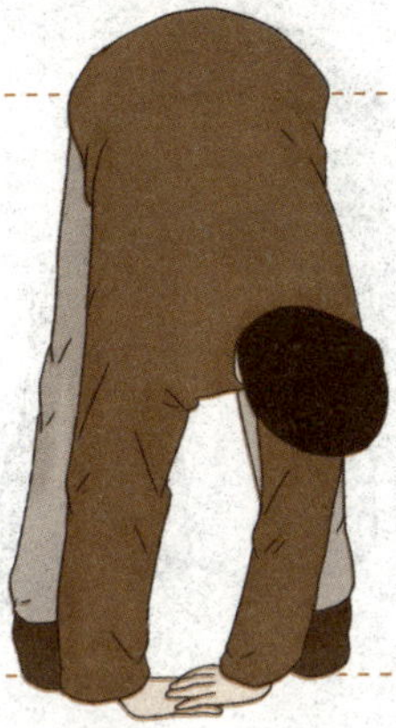

动作5

头部向左后方转动，与此同时，臀部向左前方扭动，眼睛看向尾闾，似乎是狗咬尾的模样。

动作6

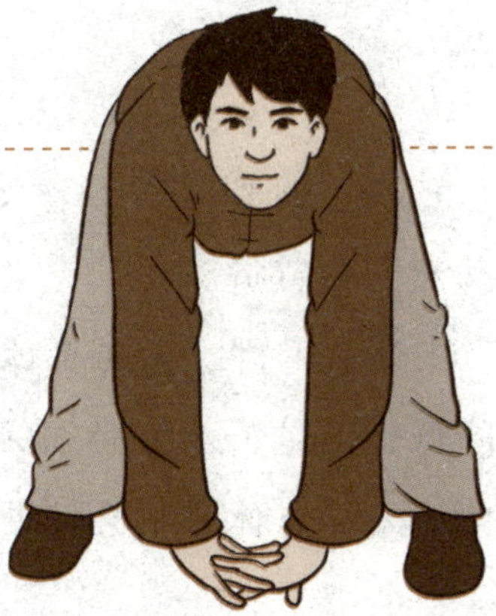

双手交叉不动，充分放松，还原至体前屈。

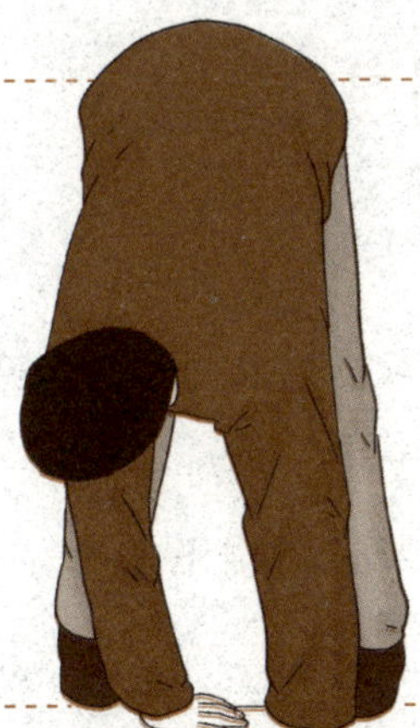

动作7

头部向右后方转动，与此同时臀部向右前方扭动；眼睛看向尾闾。

动作8

双手交叉不动，充分放松，还原至体前屈。

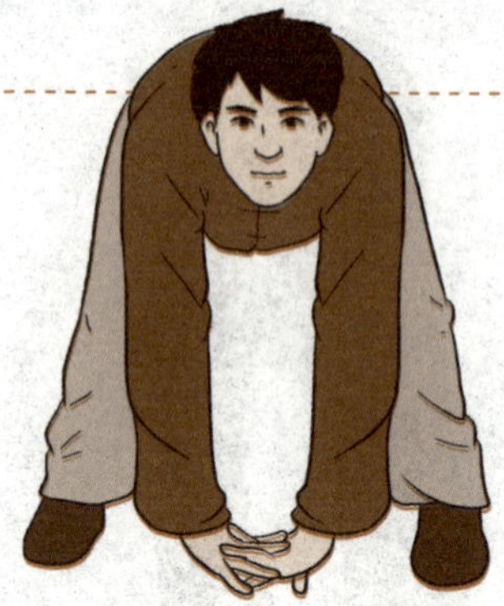

【纠偏说明】

1.双手拔耳时，动作太慢：双手应该快速地拔离双耳，必须有“猛然”的感觉。

2.刻意甩臂、扭转身体：在回头看向尾闾的时候，前屈的幅度可以降低，但是，双膝必须保持挺直，双手最好固定交叉，抬起头部，如此一来，身体就不会随便乱动。

收势 气运丹田，延年益寿的调息法

【招式简介】

收势属于易筋经的最后收功招式，动作简单，但却十分重要。因为这是在为前面的各式做收尾工作，如果马虎大意地对待，很可能会使前面的努力受到很大的影响。因此，练习者必须端正态度，认真对待。

【要领说明】

双手下行的时候，速度应该均匀缓慢，在第一、第二次双手引至腹部以下之后，意念继续向下引，经过涌泉穴入地，最后一次，意念则应该随着双手向下引至腹部停留片刻。

【基本功效】

通过上肢的上抱下引动作，引气归于丹田，可起到放松全身肌肉、关节的作用。

【分解动作图示】

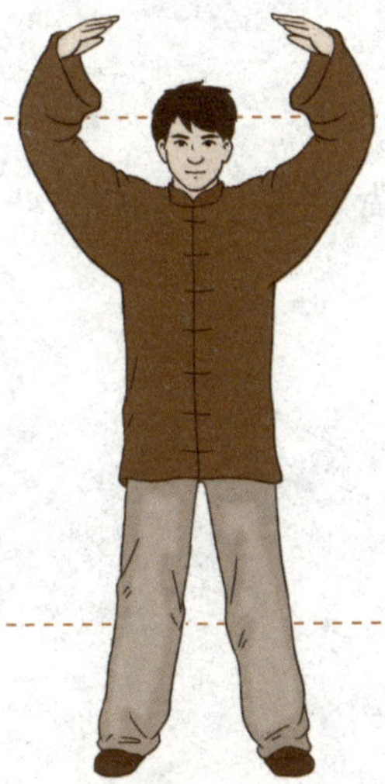

动作1

接上式。双手松开，双臂向外旋转；与此同时，上身慢慢地挺直，双臂伸直向外展开成侧上举。

动作2

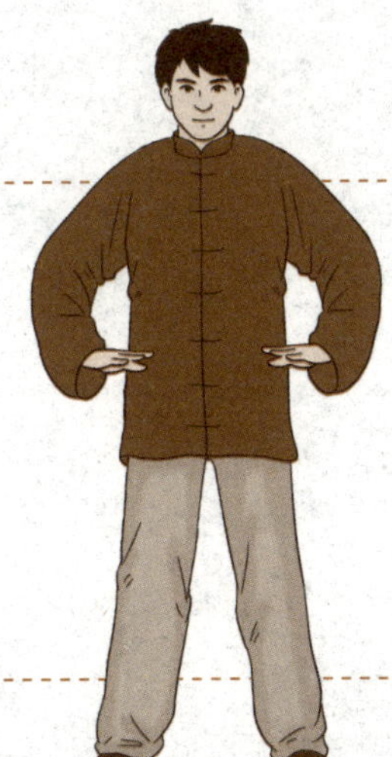

肩部放松，肘部弯曲，双臂向内收起，双掌经过头、面、胸前向下引至腹部，掌心向下指尖相对；眼睛看向前下方。重复步骤1与步骤2的动作3遍。

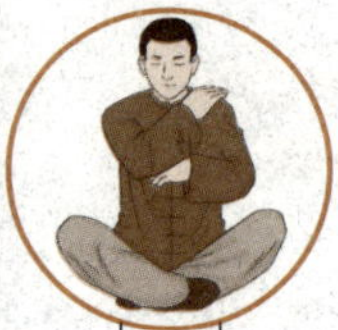

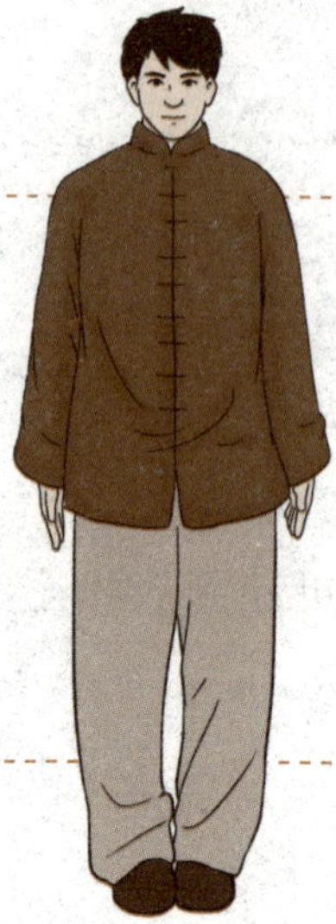

动作3

双臂放松还原，自然地放于身体两侧，左脚收回，并拢站立；舌头抵住上腭；眼睛看向正前方。

【纠偏说明】

双臂上举时，眼睛随之向上看去：正确的做法是，头部保持端正，眼睛看向正前方。

附录 医疗保健操，半小时调治百病

医疗保健操的神奇功效

医疗保健操是伴随着人类产生而发展起来的一门预防和康复医学，它集中了我国导引术、按摩学、养生学、气功、针灸、穴位等医学原理、方法和精华，继承和发扬了祖国医学的经络、脏腑等基本理论，去掉神秘化和不科学的部分，吸取了现代医学、解剖学、生物学、人体化学、物理学、预防和康复医学等基本理论和长期实践的精华，经过许多医学专家及学者的精心研究和实践，逐步积累和发展起来的。

医疗保健操能调整全身各器官，疏通脉络，促进血液循环，加强新陈代谢，松解和改善肩带、肘腕、膝盖、肢体等关节和软组织的活动，避免粘连和痉挛。通过按摩穴位，从头部、腰部、腿部一直到肢部进行四肢与躯干有节奏地全面地活动，能全面提高神经体液的调节功能，增强大脑和内脏、器官的活动能力。据调查，医疗保健操的神奇功效主要表现在以下几个方面：

1. 对神经系统疾病效果最为明显。如神经性头疼、神经衰弱、神经官能症，有效率为84%。

2. 对肠胃病、便秘、肝炎、肾炎、肾结石、胆结石、糖尿病患者，有效率为61%。

3. 对高血压、心脏病、脑血管硬化、偏瘫患者，有效率为81%，肥胖症减轻体重的有效率为81%。

4. 对风湿性关节炎、腰腿疼、肩周炎、硬腱鞘、抽筋、麻木，有效率为71%。

5. 对气管炎、支气管炎、哮喘、肺气肿病，有效率为61%。

6. 对鼻窦炎、鼻出血、嗅觉不灵等鼻病，有效率为64%。

7. 对眼病，如白内障、沙眼、花眼有效率为65%。

8. 对耳病，如耳聋、耳鸣有效率为64%。

9. 对肿瘤病的有效率为50%。对癌症也有一定的防治作用。

医疗保健操适合不同年龄、性别、职业和体质的人，练习时无须任何器具。各人应当根据自己的身体条件，速度由慢到快，活动量由小到大，次数由少到多，循序渐进，耐心细致，反复进行。各个动作可以连续全面地做，也可以有重点有选择地做，因人而异，因病而定，不强求统一，不强求一致，但要求动作准确，持之以恒。不要过度疲劳，以感觉舒适为宜。

预备式：排除杂念

取站姿，两脚自然分开，与肩同宽，头正，眼平视，全身放松，上虚下实，上虚是指脐以上的上体要虚灵，好似空灵无物；下实是指脐以下的下体要充实，好似精力充沛、内气满盈。思想安静，排除杂念。

第1节 游 臂

【动作】取站姿，用右掌心拍打肚脐，同时左手背拍打身后与肚脐相对称的命门穴，力量稍重。左右臂各拍打32下。

【功效】沟通任脉和督脉，舒展经络，防治腹痛、水肿、便秘、尿频、虚损腰痛、头晕耳鸣、手足逆冷等症。

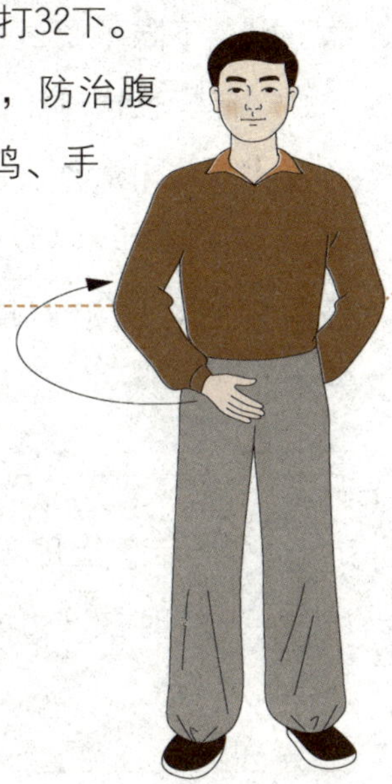

【提示】拍打时手落呼气，手起吸气。两臂一前一后交替进行。配合拍打，两膝一屈一伸。

第2节 转 腰

【动作】取站姿，两手叉腰，两拇指在后掐住命门穴两旁各1.5寸的肾俞穴。先顺时针方向转腰，同时带动肚脐以下的两胯和两膝做小幅度旋转，转16圈。再逆时针方向旋转16圈。

【功效】舒通经络，增加腰部血液供应，防治腰肌劳损、闪腰岔气、习惯性便秘，缓解肠粘连，消除腰疲劳。

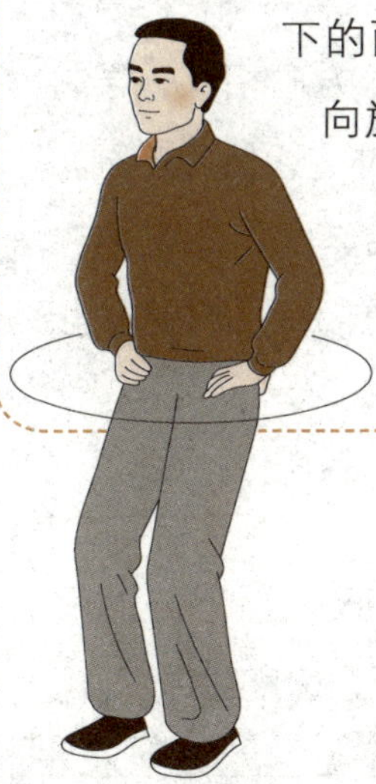

【提示】转向前吸气，转向后时呼气，上身和两脚保持不动，两腿要伸直。

第3节 甩臂

【动作】两臂高举头顶，手心向前，自然下甩，下限不超过臀部，双膝配合一屈一伸，轻松自然，甩16次。

【功效】活动肩肘关节，增强手指末梢神经的经络活动，舒展内脏，防治肩周炎、手臂麻木。

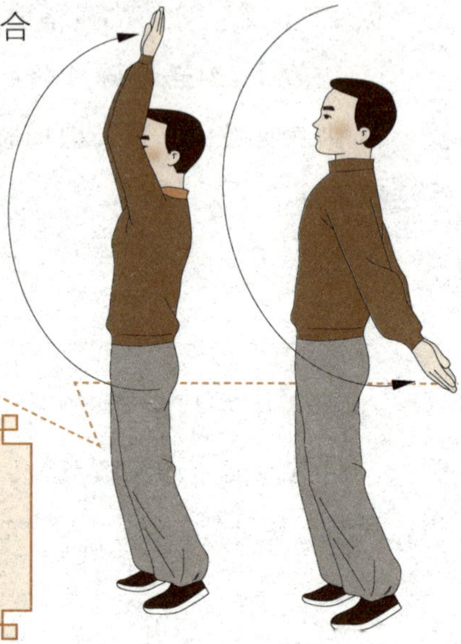

【提示】上甩吸气，下甩呼气。下甩时要干脆利落，轻松自然。

第4节 双摇臂

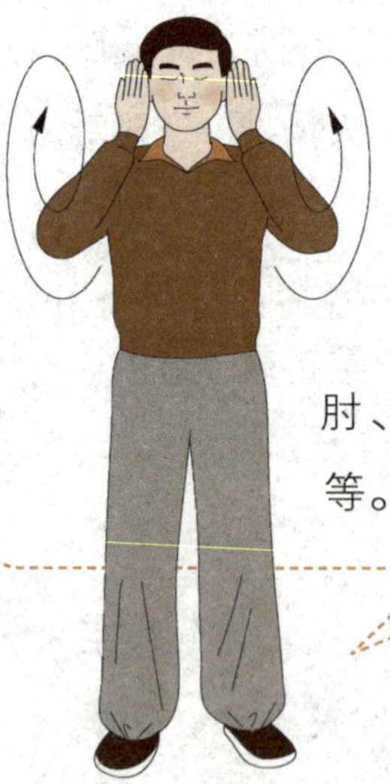

【动作】取站姿，双手置于面前，手心向里，再左右分开，臂伸直，以肩为轴，两臂由前、下、后、上摇转16圈。方向相反，再转16圈。摇臂完毕时，臂向前伸直，然后还原。

【功效】舒展肩、肘、背部经络，防治肩、肘、臂、腕处关节疾病，如肩周炎、手臂疼痛等。

【提示】上摇时吸气，下摇时呼气。摇臂时要身心放松，速度适中。

第5节 推 拳

【动作】取站姿，两脚分开一肩半宽，两腿稍曲，臀下坐，如骑马势。双手握拳，拳心向上置两侧腰间。先右拳用力向前推，拳心随即改向下，再用力把右拳收回腰侧，拳心改向上。换左拳，用同样方法，左右交替，共推32次。

【功效】舒展肩、背、胳膊部位的经络，增强臂力、强身健体，辅助治疗全身无力、腰酸腿软、消化不良等。

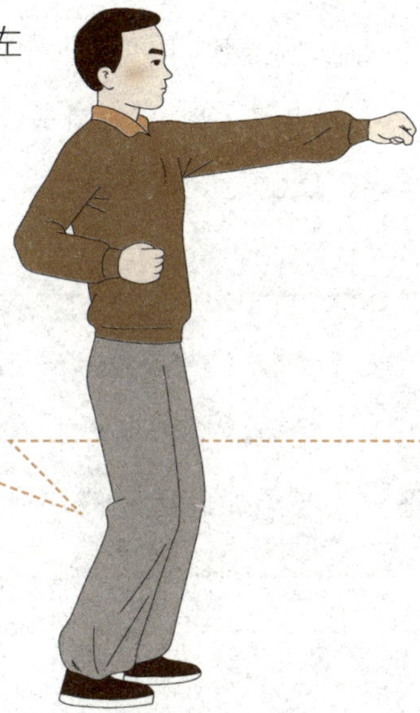

【提示】拳推出去时呼气，收回两腰间时吸气。

第6节 拍 胸

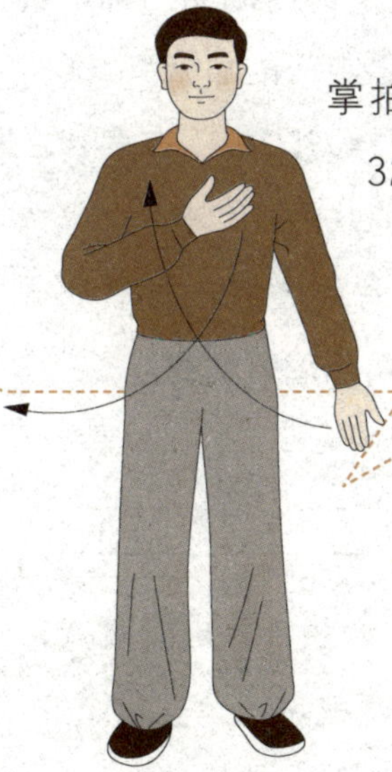

【动作】右手掌拍打左胸心前区，再用左手掌拍打右胸肺区。左右交替进行，两边共拍打32次。

【功效】促进胸部心肺区气血畅通，有助于缓解气闷、胸闷、胸痛。

【提示】拍打左胸时吸气，拍打右胸时呼气。拍打的力度以稍重为好，以自我感觉舒适为度。

第7节 叉跳

【动作】取站姿，两臂自然下垂，然后交叉在身前，两臂一左一右，互相摆动。第一次摆动，右臂在前，左臂在后，第二次摆动，左臂在前，右臂在后。交替进行。同时两脚一上一下，原地跳动。共跳32次。

【功效】活动全身关节，促进血液循环，使全身轻松舒适。

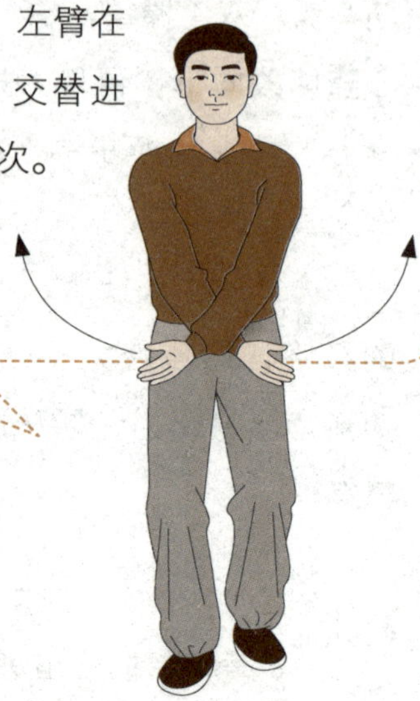

【提示】原地跳动时，大腿要稍抬高，抬高右腿时吸气，放下右腿时呼气。冬季做此运动应加倍。

第8节 打背

【动作】自然站立，两脚分开与肩宽，右手掌经身前用力拍打左肩肩井穴（在颈旁肩部高处），同时左手背经身后用力拍打右后背肾俞穴（与肚脐对称后背正中门的命穴旁1.5寸处），换左手掌和右手背用同样方法拍打右肩和左背。左右手掌交替拍打。两边共拍打32次。

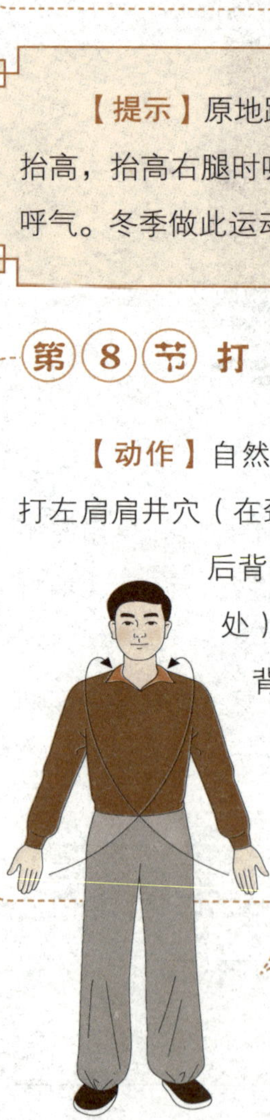

【功效】舒展肩部和背部经络，防治肩周炎、高血压，调节气血，解除肩背酸痛。

【提示】右手掌拍打左肩时吸气，左手掌拍打右肩时呼气。

第9节 扩 胸

【动作】自然站立，两脚分开与肩宽。两手握拳，拳心向内，肘平曲，左拳在右肘上，拳稍微超过肘，吸气，两臂用力向胸两侧扩展、挺胸、呼气。随即两拳回复平曲，左拳回到右肘下，用同样方法向胸两侧扩展，交替进行，共做32次。

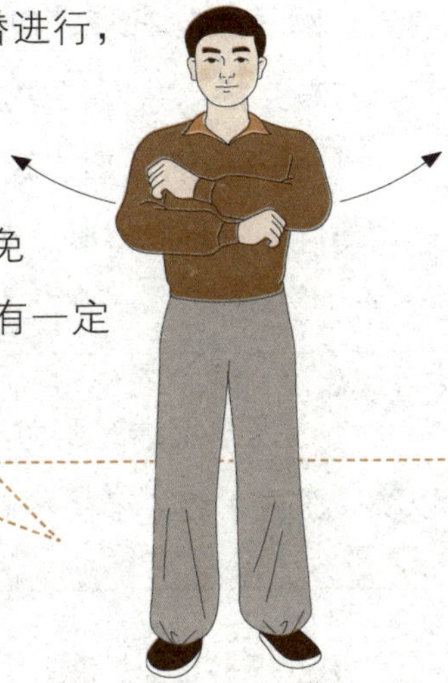

【功效】疏通气血，宽胸健肺，增强心肺功能；运肘练臂，能够增强免疫功能，同时对纠正鸡胸、预防癌症都有一定的辅助治疗作用。

【提示】扩胸时身板要挺直，保持呼吸通畅。

第10节 单摇臂

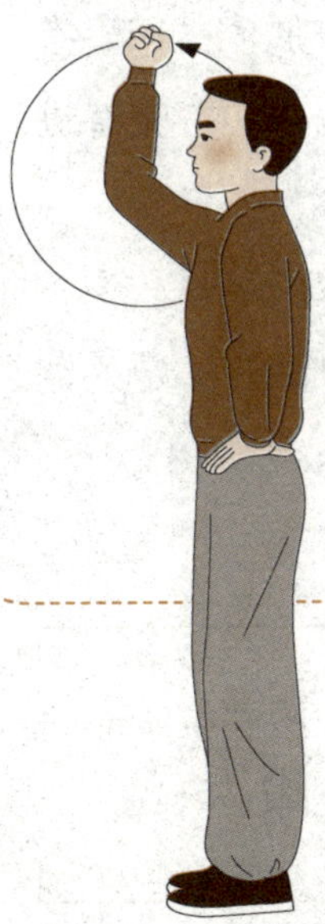

【动作】自然站立，两肢分开，与肩同宽。左手叉腰，拇指在后。右臂斜上举，以肩为中心，由前、下、后、上方向划12圈。再由前、上、后、下方向划12圈，最后一圈手指向前甩出后，拉回叉腰。然后换左臂单摇，方法同上。

【功效】舒筋活络，畅通气血，活动肩、肘、关节和经络，有助于防治肩周酸疼、上肢麻木等。

【提示】上摇时吸气，下摇时呼气。

第11节 甩拳

【动作】取站姿，两脚自然分开。两手握拳，腰向左转，左拳向左甩出，与肩平，吸气，同时右拳移放左胸处，头随着左拳转动，眼注视左拳的前方。然后腰向右转，用同样方法甩右臂，呼气。左右交替，共甩16次。

【功效】活动肩、颈、臂、腰部各关节，对老年慢性气管炎、哮喘、肺气肿有辅助治疗作用。

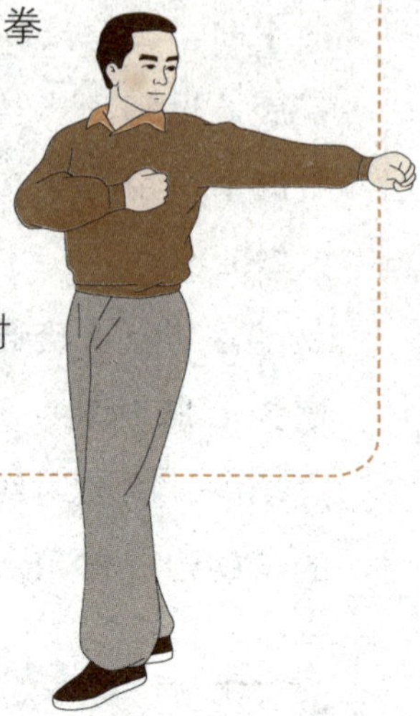

【提示】甩拳时用力不可过猛，以防腰肌或手臂关节受伤。

第12节 搂拳

【动作】取站姿，两脚分开一肩半宽，两腿稍屈，臀半蹲，上身挺直，呈骑马姿态。两手握空拳，置于两侧腰间，拳心向上。右臂向前平伸，掌心转向右，用力往腰间拉回，拳心转向上。再换左拳，方法同上。左右交替进行，共搂拳24次。

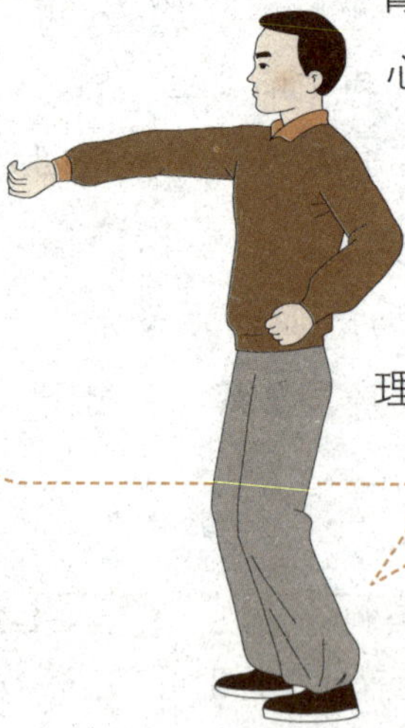

【功效】促进血液循环，增强新陈代谢，活动上肢和肌腱关节，并对脾胃有一定的调理作用。

【提示】出拳时吸气，往腰间拉拳时呼气，动作不可过猛，要保持适中。

第13节 左右弯腰

【动作】取站姿，两脚分开一肩半宽。双手叉腰，拇指在后，扣住命门穴侧1.5寸处的肾俞穴。上身慢慢往右弯，臀稍左移，重心落在左脚。一弯一起，连续8次。用同样方法再向左弯8次。

【功效】活动腰部、脏腑及脊柱，并对脾胃有一定的调理作用。

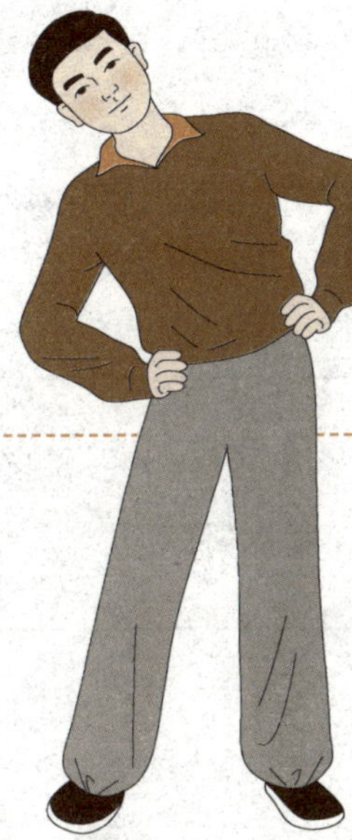

【提示】弯腰呼气，起来吸气。可以根据自己的身体情况增加锻炼的次数。

第14节 原地跑

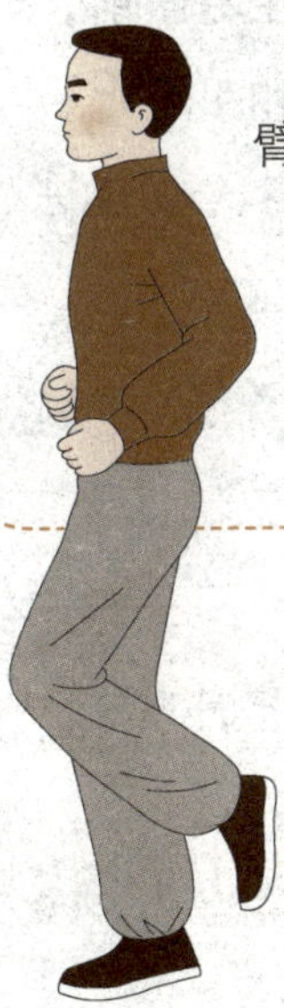

【动作】取站姿，两脚自然分开。握拳，曲肘，两臂摆，原地跑步，脚平放落地。跑64步，冬天加倍。

【功效】舒活肩、肘及腿部的经络，蠕动内脏，加快血液循环，对消化系统疾病有一定的辅助治疗作用。

【提示】抬右腿时吸气，抬左腿时呼气。

第15节 慢游臂

【动作】左臂向前上摆，与肩平；右臂同时向后摆，不要用力，自然上下，左右臂交替进行。配合手臂运动，两膝盖一屈一伸。共32次。

【功效】解除疲劳。

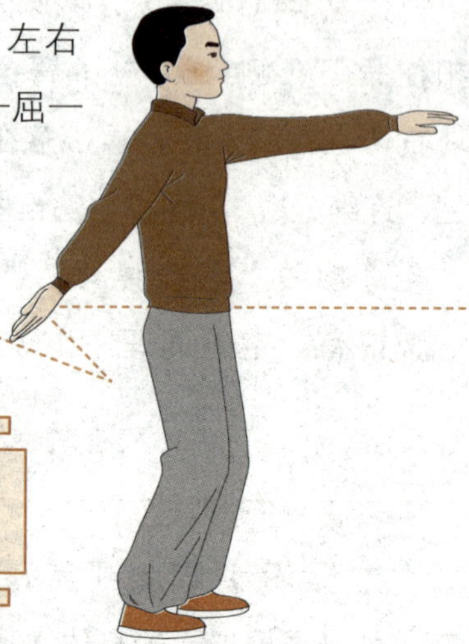

【提示】手臂向上摆时吸气，向下摆时呼气。

第16节 捺 手

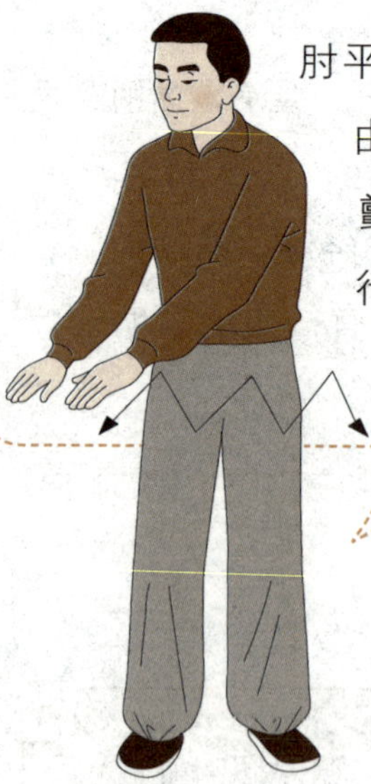

【动作】取站姿，两脚自然分开与肩同宽。肘平曲，两手平放，手心向下，并齐在右腰前，由右向左用力捺四下，力量在前臂和手掌上，颤动手指。再由左向右用力捺四下，交替进行。共32下。

【功效】增强臂部力量，防治两手无故颤抖。

【提示】按捺时呼气，手起时吸气。捺手时要注意掌握身体平衡。

第17节 上摇球

【动作】取站姿，两脚分开一肩半。两手如抱球，举在头前部，略抬头，沿上、左、下、右方向摇12圈，眼跟着手转。方向相反再摇12圈。

【功效】舒活肩、肘部的经络，增强脑垂体平衡功能，对增强视力有好处。

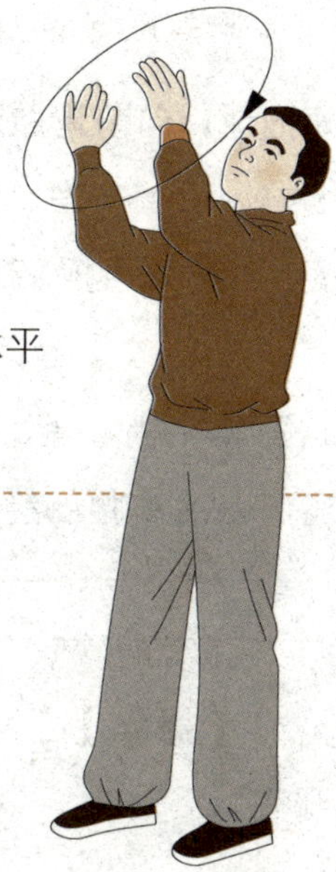

【提示】上摇时吸气，下摇时呼气。

第18节 中摇球

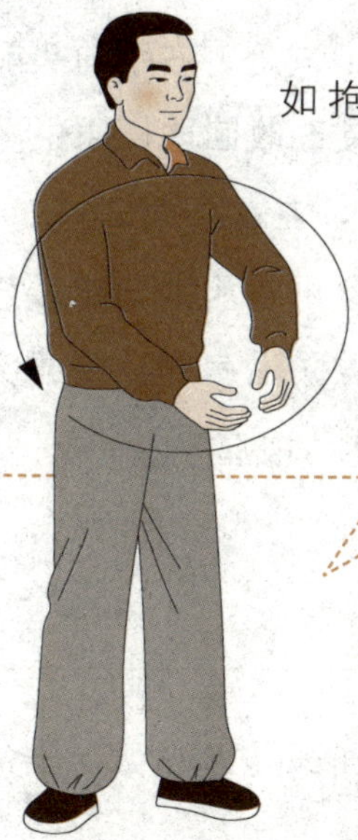

【动作】取站姿，两脚分开一肩半宽。两手如抱球，放在胸前，沿上、左、下、右摇12圈，眼睛平视前方。方向相反，用同样方法再摇12圈。

【功效】舒活肩、肘部的经络，增强脑垂体平衡功能，对视力有好处。

【提示】上摇时吸气，下摇时呼气。

第19节 下摇球

【动作】取站姿，两脚分开一肩半宽。两手如抱球，向前弯腰50°左右，两手从头顶部上方，沿上、左、下、右方向划大圈12圈。反方向再摇12圈。

【功效】活动肩、肘经络，增强脑垂体平衡功能，增强视力。同时，还可以活动腰部经络。

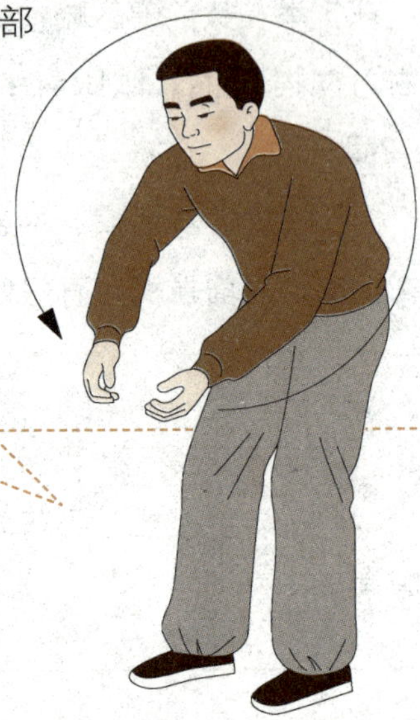

【提示】上摇时吸气，下摇时呼气。

第20节 抓 空

【动作】自然站立，两脚分开与肩同宽。两臂自然下垂于左右体侧。伸右臂，高举头顶前方，手指松开，掌心向外，右手向头前方用力一甩抓空握拳，立即使劲收回体侧原位。换左臂，同样方法交替进行，左右共做32次。

【功效】调节心、肺、肝、胆的功能，舒展手臂部的关节、经络，防治肩部及臂部疾病，如肩周炎及手臂麻木、酸痛等。

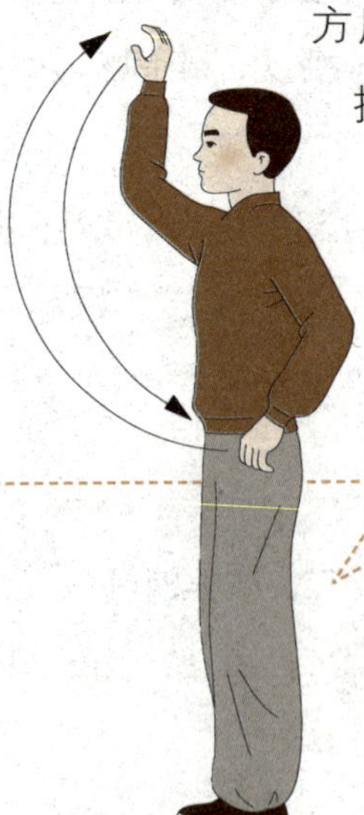

【提示】手臂高举头顶时吸气，手臂收回体侧时呼气。

第21节 摇放辘轳

【动作】取站姿，右腿向前跨一步，两臂前伸，两手握空拳，手心向下，如摇辘轳，由上往下摇，右腿微屈，左腿伸直；由下向上摇，左腿随着微屈，右腿伸直，摇到胸前要挺胸后仰。摇16圈。换左腿跨前一步，两手放辘轳，方向相反，方法同上，摇16圈。

【功效】增强脏腑蠕动，调理脾胃功能，同时还有助于舒展肩、肘、腰部的经络，使关节灵活。

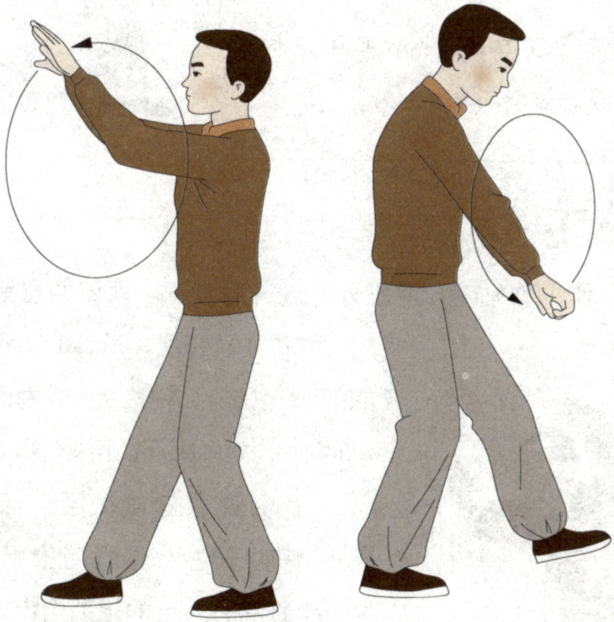

【提示】由上向下摇时呼气，由下向上摇时吸气。

第22节 摸鱼

【动作】取站姿，左腿向前跨一步，伸直，右膝微弯，两肘平直，两手伸平并齐，从右向左划大圈。划到左前方，左腿微屈，右腿伸直，上身挺直向前倾；沿左胸向右划，左腿伸直，右膝微曲，上身挺直向后倾。划12圈。换右腿向前方跨一步，用同样方法，方向相反，再划12圈。

【功效】活动腰、腿、肩、肘各关节经络。

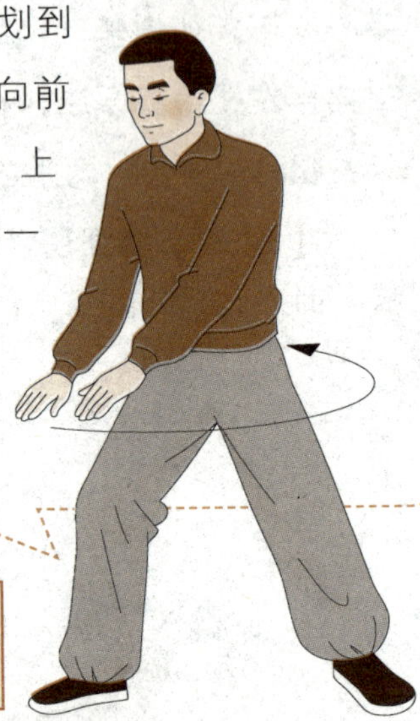

【提示】上身挺直向前倾时呼气，上身挺直向后倾时吸气。

第23节 大转腰

【动作】取站姿，两脚分开成一肩半宽。两臂伸直举过头，沿上、左、下、右方向转6圈，下转时头稍低，两手到膝部；上转时，稍抬头，下身略后仰。用同样方法，方向相反，再转6圈。

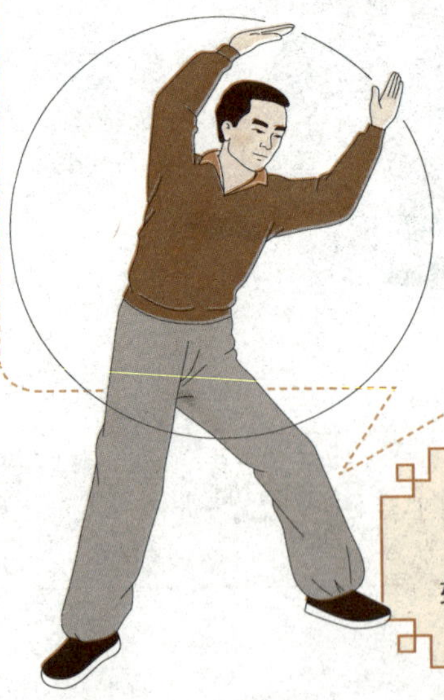

【功效】健肾活腰，促进气血通畅，有助于防治腰肌劳损，对腰疼及腰、胯酸麻有一定的辅助治疗作用。

【提示】由上向下转时呼气，由下向上转时吸气。转圈时节奏要缓慢，防止摔倒。

第24节 挖 泥

【动作】取站姿，两脚分开与肩同宽。两臂举在头顶两侧，手心向外。右手从右侧，左手从左侧下移，同时两腿慢慢下蹲，待两手移动到脚部前方时，手心转向上随身上托，两腿跟随慢慢直立。反复共做8次。

【功效】舒展腰、膝、上髋关节，调节五脏六腑的功能，并有助于防治肥胖症。

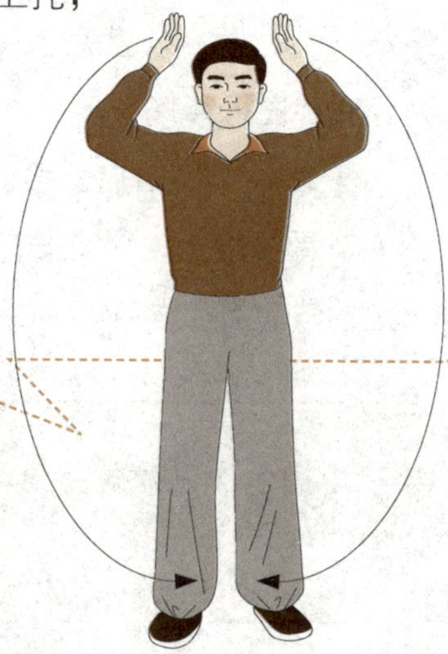

【提示】两臂上举时吸气，两腿慢慢下蹲时呼气。

第25节 拍打膝盖

【动作】取站姿，双脚分开与肩同宽，上身微屈，掌心呈碗状，双手交替拍打膝盖。共拍打32下。

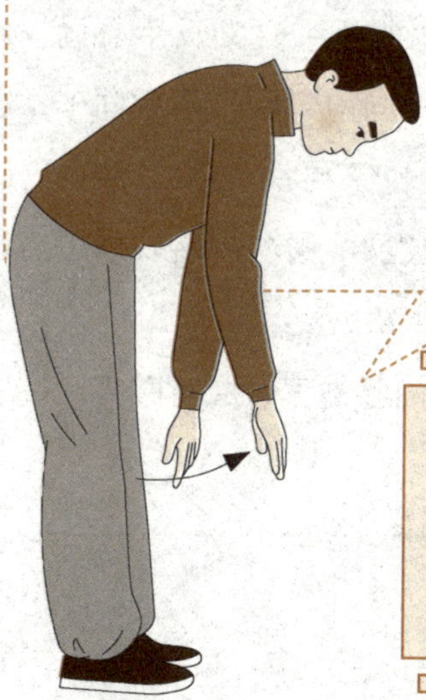

【功效】使腿局部温度提高，血液循环加快，能有效缓解膝盖的一些不适，比如膝盖发软、不明原因的疼痛等，对改善手掌的血液循环也有非常好的作用。

【提示】打右膝吸气，打左膝呼气。在拍打的过程中，手一定要把膝关节扣住，而且一定要用力。在拍打后，你会感到膝盖和手掌都是火辣辣的。刚开始拍打时会有一些不适，继续拍打几天就会自然好转。

第26节 回头看足跟

【动作】取站姿，两脚分开与肩同宽。肘平曲，两手并齐放在左侧腰部，头向右后转动，带动上身，两眼看到右足跟时，双手随着转到右后方，吸气，双手向下按一下，呼气。然后头向左后转，用同样方法，交替进行共16次。

【功效】防治肩、腰、肘、脊柱部位的关节骨质增生，对颈椎软骨骨质增生有一定的辅助治疗作用。

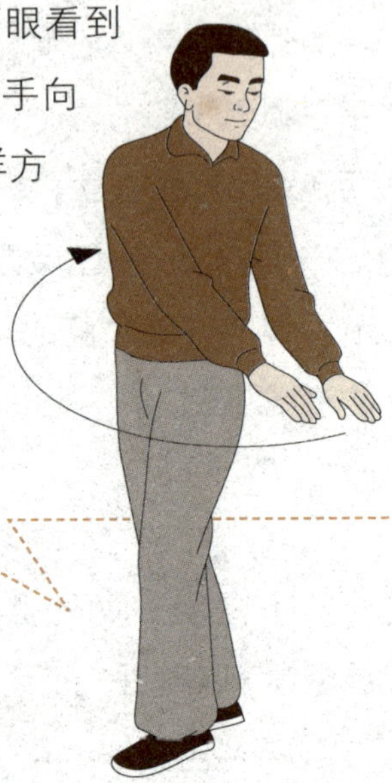

【提示】注意保持身体平衡，防止摔倒。

第27节 大弯腰

【动作】取站姿，两脚自然分开与肩宽。两手交叉，手心向上，手臂往上伸直，连举3下，连续吸气3次；向前弯腰，两手向下慢慢按压3下，连续呼气3次。重复两次。两手交叉再举3下后，腰向右转，用同样方法从上向右脚面按3下。重复2次。腰向左转，从上向左脚面，用同样方法按3下。重复2次。

【功效】舒展腰、背、脊柱的经络，对闪腰岔气、腰背酸疼、脊柱侧弯有一定的辅助治疗作用。

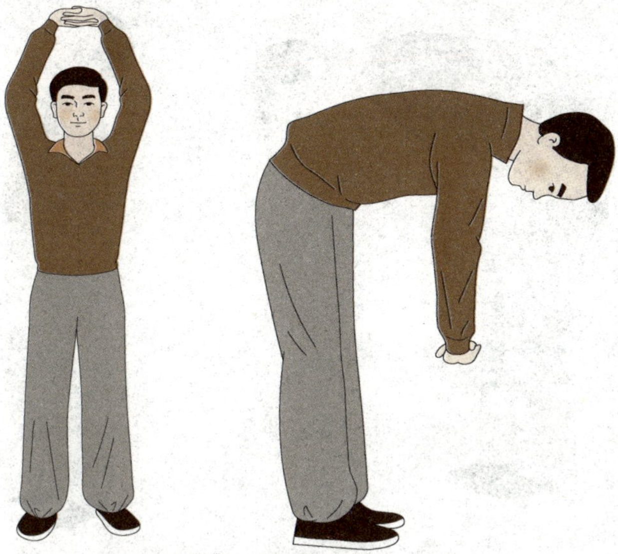

【提示】初练时按不到脚面，经过锻炼，才能逐步达到。练习时腿要伸直，不能弯曲。

第28节 前后弯腰

【动作】在后腰处两手抱肘，上身向前尽可能弯腰，呼气。再尽可能向后仰，吸气。共做16次。

【功效】沟通任、督二脉，增强腰椎功能，用于防治驼背，对体虚、肾亏、腰酸、背痛和腰椎骨质增生有一定的辅助治疗作用。

【提示】注意保持身体平衡，防止发生意外。

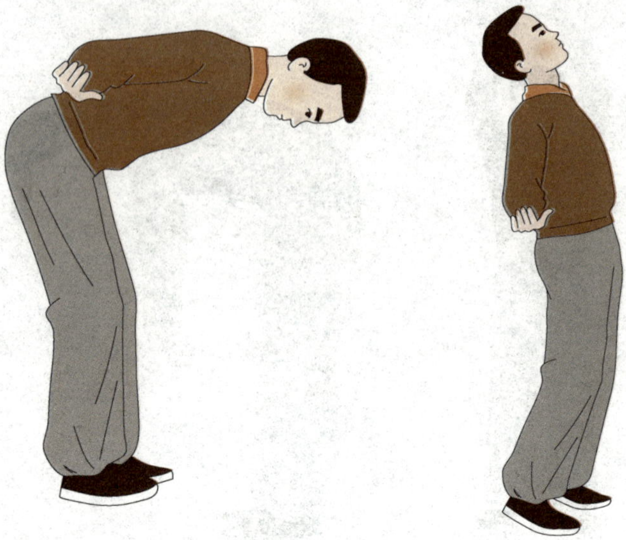

第29节 转腰

【动作】取站姿，两手叉腰，两拇指在后掐住命门穴两旁各1.5寸的肾俞穴。先顺时针方向转腰，同时带动肚脐以下的两胯和两膝做小幅度旋转，转16圈。再逆时针方向旋转16圈。

【功效】舒通经络，增加腰部血液供应，防治腰肌劳损、闪腰岔气、习惯性便秘，缓解肠粘连，消除腰疲劳。

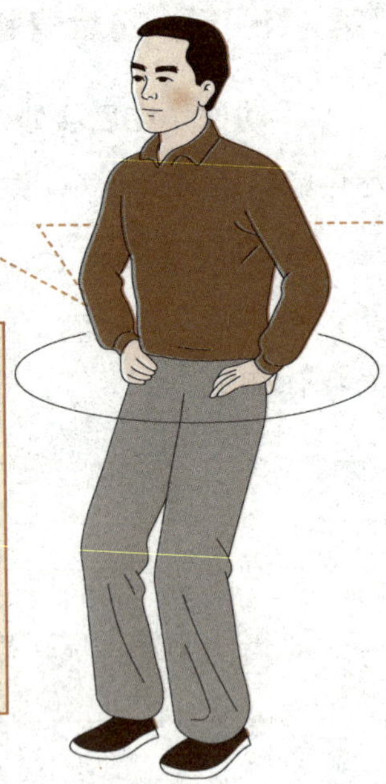

【提示】转向前时吸气，转向后时呼气，上身和两脚保持不动，两腿要伸直。此节与第二节转腰相同。重复练习一遍有助于消除以上各节弯腰活动可能引起的腰肌疲劳，防治外伤和闪腰岔气。

第30节 转膝

【动作】取站姿，两脚自然分开与肩同宽。上身稍微前俯，两腿下蹲，两膝并拢，两手手心分别扣紧左右膝盖，膝关节从右、前、左、后方向旋转16圈；方向相反再转16圈。

【功效】活动膝盖和关节，增强腰、腿、足、膝的功能，抵抗衰老，对足膝痿软、酸痛、乏力和鹤膝风等症有疗效。

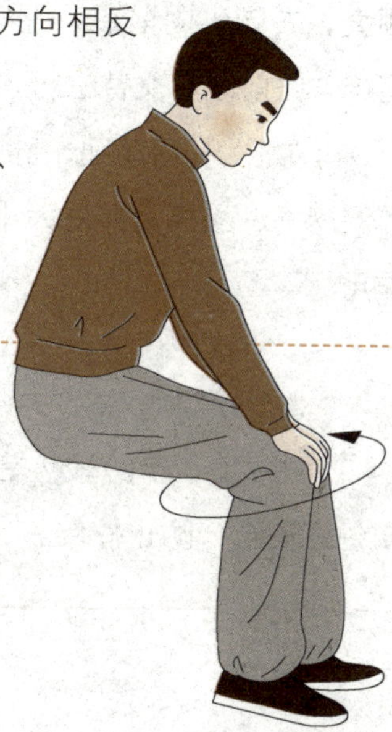

【提示】向前转时呼气，向后转时吸气。

第31节 压腿

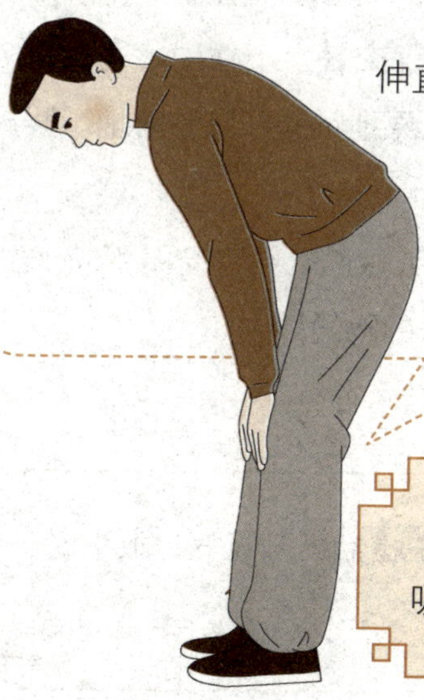

【动作】取站姿，两脚分开一肩宽。两腿伸直，上身前俯，两掌心分别扣住左右膝盖，用力压膝盖16次。

【功效】舒展膝关节经络，防治腿部疾病。同时还可以消除膝关节疲劳。

【提示】掌心下压时呼气，掌心起来时吸气。

第32节 前踢腿

【动作】自然站立，双手叉腰，拇指在后，紧扣左右两侧的肾俞穴。右大腿抬平，吸气，脚尖向下，脚面绷直，右脚尖向前踢，呼气，右脚还原。换左腿，用同样方法前踢。交替进行，共踢32下。

【功效】活动腿、膝、踝关节，防治下肢无力、风湿麻木、酸痛，并对大小腿痉挛症有一定的辅助治疗作用。

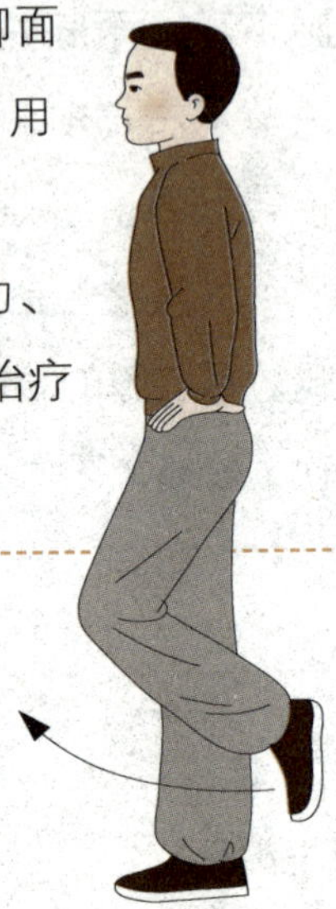

【提示】年龄较大者做此练习要注意安全，防止摔倒。

第33节 原地小跳

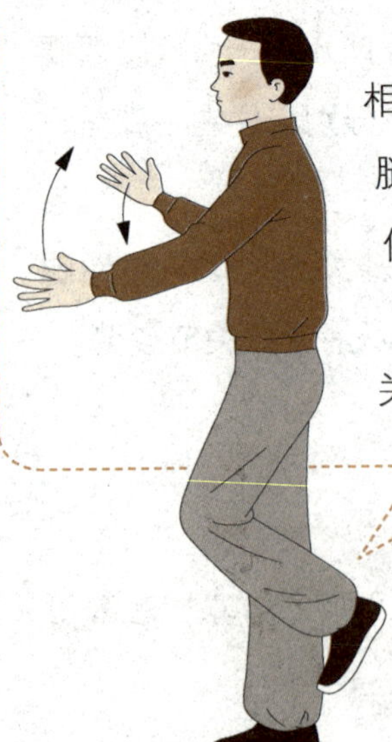

【动作】自然站立，两臂向前平伸，手心相对，先右臂，后左臂，交替上下摆动，同时两腿交替抬高，一上一下原地跳动，脚平落地。共做32次。

【功效】调节五脏六腑，活动全身肌肉、关节，有助于全身气血的畅通。

【提示】左腿抬高时吸气，放下时呼气。

第34节 七敲

【动作】

一敲大陵穴：两手握空拳，拳心相对，两手腕关节横纹的正中两筋之间的大陵穴，对敲32次。有助于治疗心脏病、胸痛、胸闷，缓解紧张情绪。

二敲腕骨：两手握空拳，放松，右拳在上，拳心向上，左拳在下，拳心向下，放松，腕骨对腕骨，用力敲打16次。换左拳在上，用同样方法，再敲16次。有助于调整内脏功能，预防及治疗糖尿病。

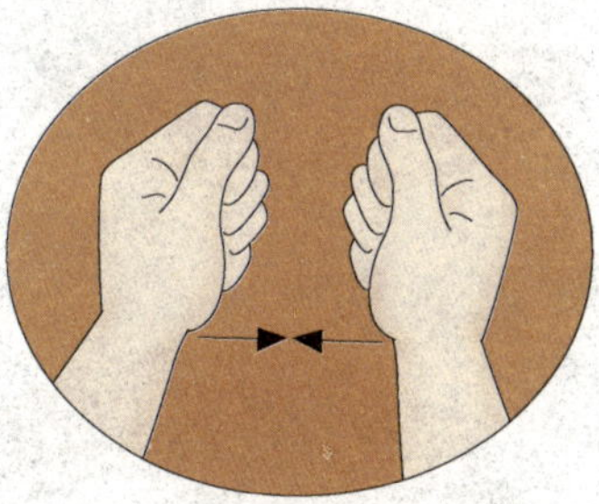

动作1

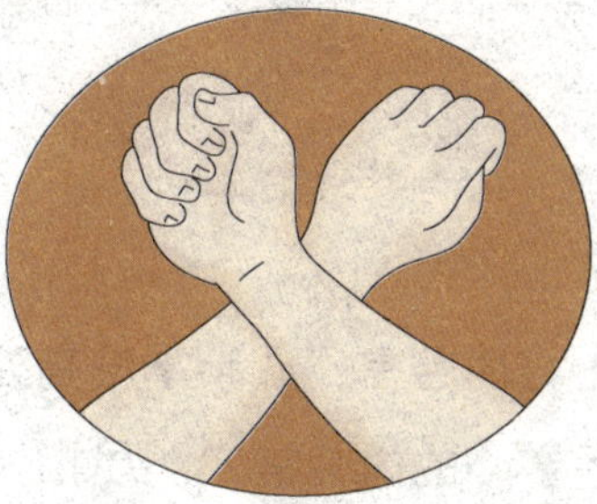

动作2

三敲合谷穴：双手握空拳，拳心向下，手臂向前平伸，用右拇指关节的高处敲左手合谷穴（拇指、食指张开，以另一手的拇指关节横纹放在虎口边缘上，拇指尖到达之处，就是合谷穴）16次；换左手，用同样方法敲右手合谷穴16次。预防及治疗颜面部位的疾病，如鼻炎、视力模糊、口齿疼痛、头痛及预防感冒。

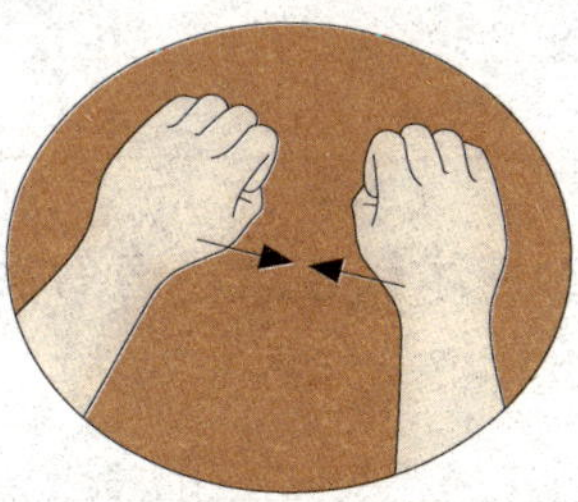

动作3

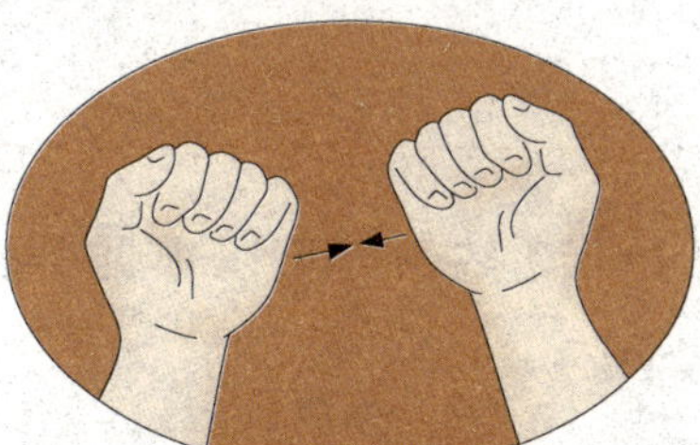

动作4

四敲后溪穴：肘曲两手握空拳，拳心向里，第五掌骨小头后方的掌横纹头的两手后溪穴，对敲32次。放松颈项肌肉群，预防骨刺、骨头退化，主治头项强痛。

五叉虎口：两手拇指、食指分开，掌心向下，对叉虎口（相当于合谷穴），叉32次。预防及治疗手麻、脚麻等末梢循环疾病。

六叉八邪穴：十指张开，手心向里，十指对叉五指歧骨间的八邪穴，32次。预防及治疗手麻、脚麻等末梢循环疾病。

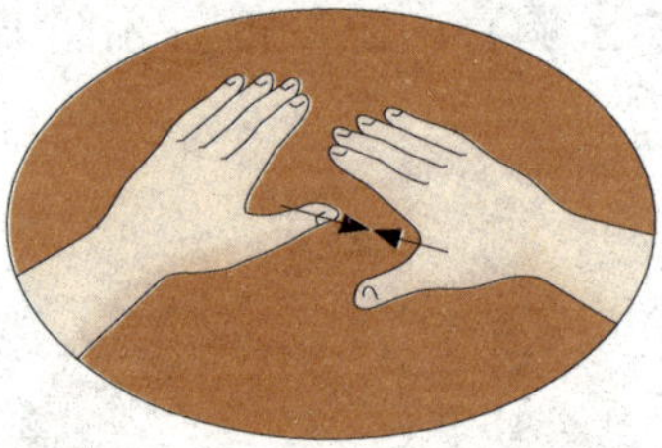

动作5

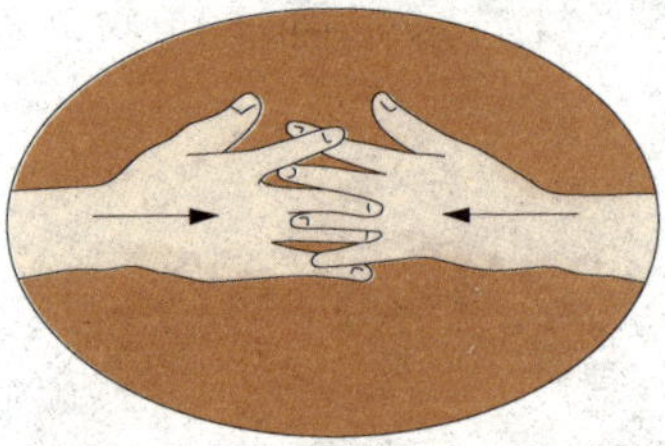

动作6

七打内劳宫：右拳掌骨高处敲打左手掌心的内劳宫穴。屈指握拳时，中指与无名指之间，即内劳宫，敲16次。换左拳敲打右掌心内劳宫16次。有消除疲劳、提神的作用。

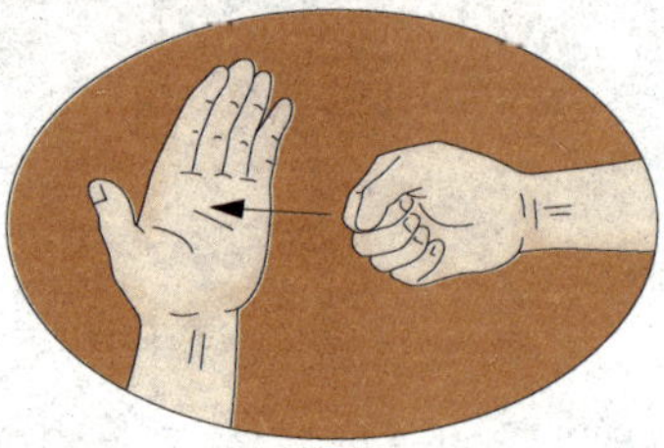

动作7

【功效】活动手腕，灵活手指，防治手腕、手掌、手指肿麻无力。同时还有助于增强心肺功能。

【提示】练习时可以根据自己的身体状态选择有针对性的敲打方法。

第35节 八 打

【动作】取站姿，右脚向前跨一步，左腿微屈，上身向前弯。一打三阴交：左掌心拍打右脚内踝骨直上四个横指处的三阴交穴，右掌心在右脚外侧对应处同时拍打24次。二打足三里：右掌心拍打右腿外膝眼下三寸、胫骨外侧一横指处的足三里穴，左掌心在右腿内侧对应处同时拍打24次。三打阳陵泉：右掌心拍打腓骨小头前下方凹陷处的阳陵泉穴，左掌心同时拍打侧对应处24次。四打风市、血海穴：直立时，两手垂直中指尖触到处是风市穴；髋骨内缘上二寸是血海穴。以右掌心拍打风市穴，左掌心同时拍打血海穴24次。五打箕门穴：以左掌心拍打血海穴上六寸处的箕门穴，右掌心同时拍打右侧对应处24次，然后两掌心从三阴交沿着腿的两侧向上连续拍打到箕门，再从箕门向下连续拍打到三阴交。右腿还原。换左腿向前跨一步，用同样方法拍打左腿各穴。拍打完毕，还原直立。六打居髎穴（髋关节处）:右掌心拍打右腿居髎穴，左掌心同时拍打左腿居髎穴24次。七打承扶穴：臀下蹲，右掌手指拍打右臀下横纹之中央处的承扶穴，同时左掌手指拍打左臀承扶穴24次。八打环跳穴（在股骨大转子的后方，并足直立时出现的凹陷处）：右掌心拍打右腿环跳穴，左掌心拍打左腿环跳穴24次。两掌心从两腿的居髎经承扶同时连续拍打左腿环跳穴24次。两掌心从两腿的居髎经承扶同时连续拍打到环跳，再从环跳连续拍打到居髎。

【功效】舒筋活血，促进下肢血液循环，有助于防治下肢关节酸痛、坐骨神经痛、下肢麻痹、偏瘫和功能性腰腿痛等。

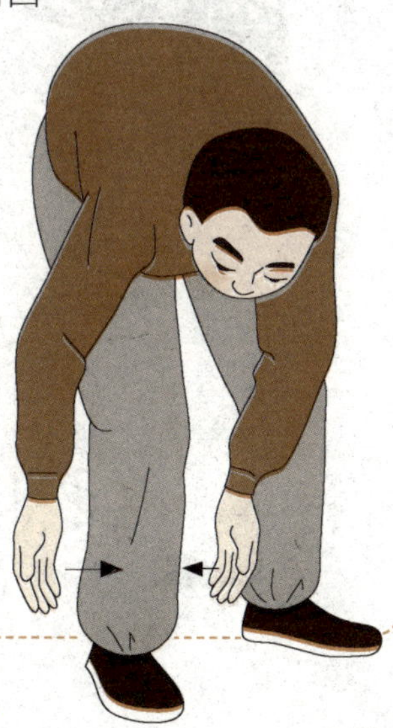

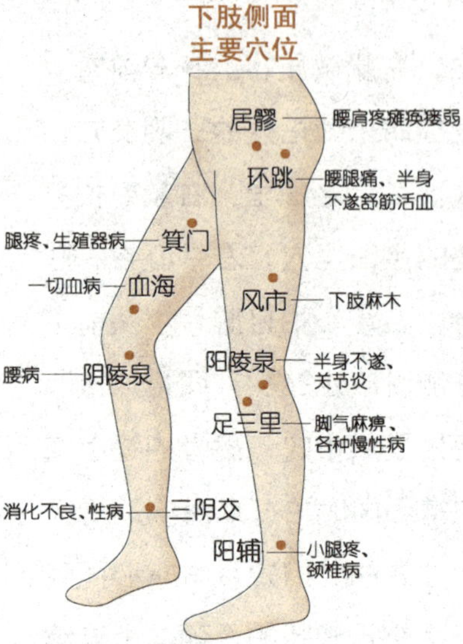

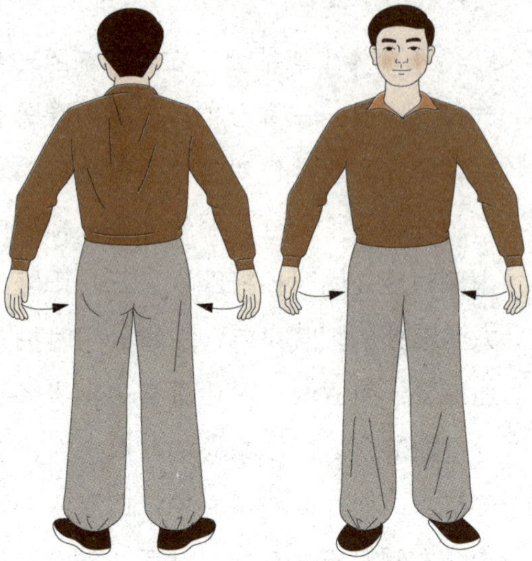

第36节 蹲 堆

【动作】自然站立，两脚分开与肩同宽。两臂前伸与肩平，手心向下，两腿慢慢弯曲下蹲，上身挺直。反复8次。

【功效】活动腿、踝部的关节及经络，增强腿部力量，有助于防治下肢酸软无力、疼痛及髋、膝关节炎等。

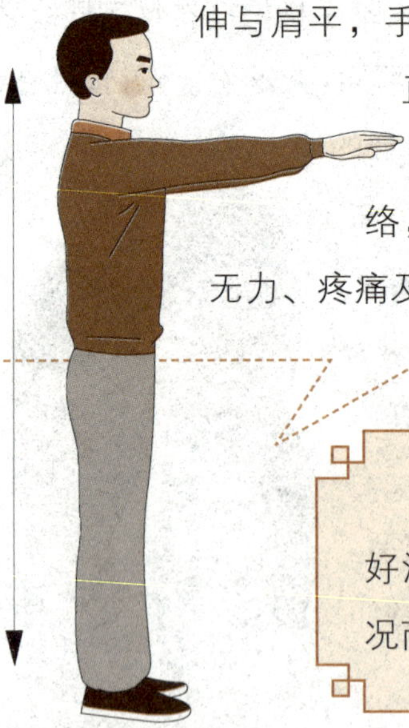

【提示】下蹲时呼气，起立时吸气。最好深蹲，蹲到底，但不要勉强，视自身状况而定。

第37节 打膝盖

【动作】取站姿，两脚分开与肩同宽。膝关节微屈，右手掌拍打右膝盖一下；再用左手掌拍打左膝盖一下。交替进行，共拍打32次。

【功效】解除腿部、膝部的疲劳，预防膝关节病，对腿软、腿痛有一定的辅助治疗作用。

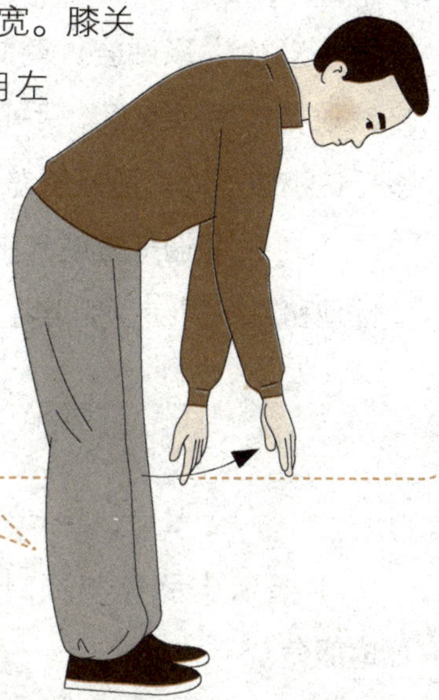

【提示】拍打右膝盖时吸气，拍打左膝盖时呼气。

第38节 抱后脑颠足跟

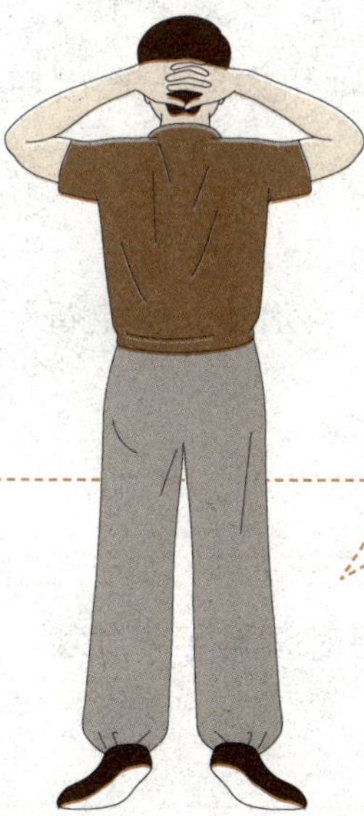

【动作】双手交叉，抱住后脑颠足跟，脚跟颠起，然后再落地。一起一落为1次，共颠8次。

【功效】沟通任、督二脉，使大脑、脊髓充满活力。同时有助于防治足跟病和痔疮。

【提示】脚跟颠起时吸气，落地时呼气。颠脚跟时要收腹提肛。

第39节 托 腹

【动作】取站姿，两脚分开一肩半宽。身体自然放松，两手交叉，手心向上，身下沉，两手托住小腹不动，两腿膝盖上下颠动200次。

【功效】调理五脏六腑的功能，防治习惯性便秘、肠胃病、肥胖症。

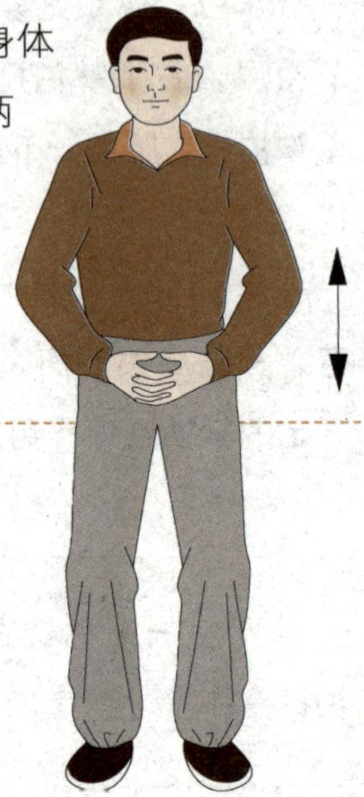

【提示】膝盖下颠时呼气，上颠时吸气。

第40节 左右蹬腿

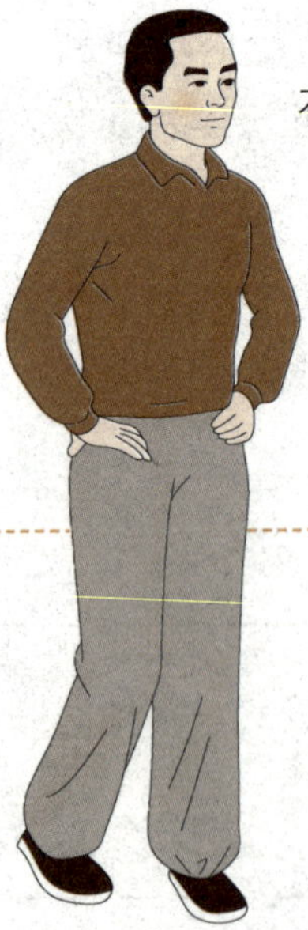

【动作】两手叉腰，拇指在后，紧扣肾俞穴。右腿侧曲收回，吸气，随即足跟用力向右蹬出伸直，呼气。换左腿用同样方法，交替进行。左右共做16次。

【功效】活动下肢关节，防治腿、膝酸痛无力有疗效。

【提示】初次练习时蹬腿不可过猛，以防拉伤肌肉或关节。

第41节 后踢腿

【动作】两手叉腰，拇指紧扣肾俞穴。右腿后屈，足跟踢臀部，然后腿落地。换左腿，用同样方法交替进行。左右共做16次。

【功效】活动下肢关节，防治腿膝酸痛无力。

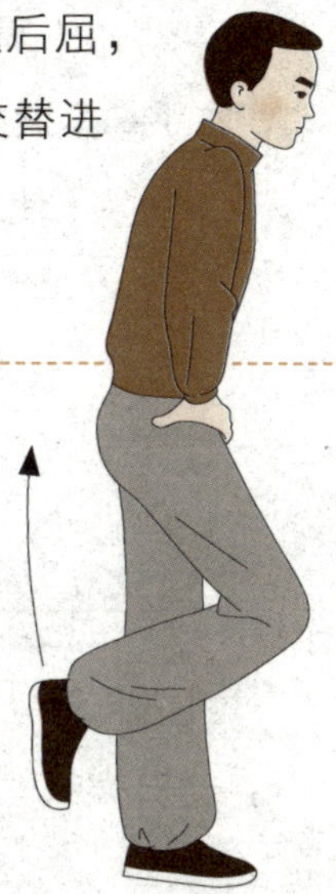

【提示】踢臀部时吸气，腿落地时呼气。注意保持身体平衡，以防摔倒。

第42节 转脖颈

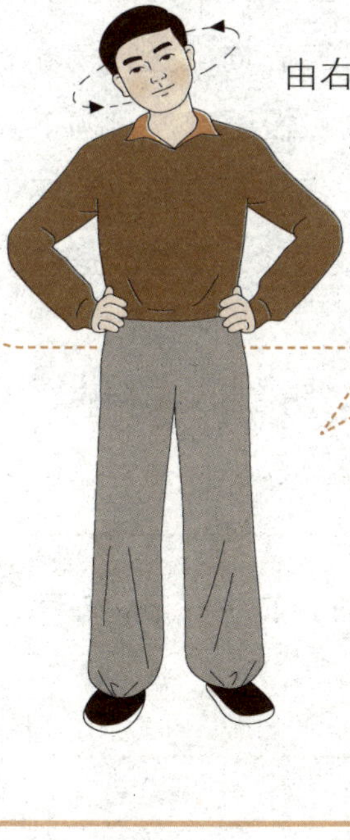

【动作】两手叉腰，拇指在后，两眼微闭，头由右、下、左、上方向慢慢转6次。方向相反，用同样方法再慢转6次。

【功效】活动颈部关节，有助于防治颈椎病、晕车、晕船、神经官能症等。

【提示】向下转时，尽量低头，呼气；向上转时，尽量仰头，吸气。高血压患者不做“转脖颈”，改做“搓脖颈”。

第43节 搓脖颈

【动作】两手手掌紧按后脖颈，用力向左右来回搓32次。搓毕，右手掌紧紧抓住后脖颈的中央捏5下。

【功效】使颈项灵活，精神焕发，防治颈骨增生、落枕和扭伤。

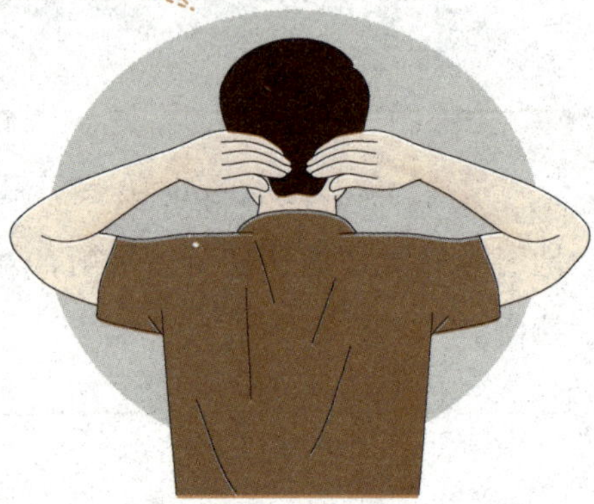

【提示】向左搓呼气，向右搓吸气。

第44节 揉搓压膝

【动作】左腿向前跨一步，伸直，右腿微屈，双手叠在一起，左掌在下，放在左膝上，从左、下、右、上方向揉16圈。揉毕，不要站立，双手上下搓膝16次。向下搓呼气，向上搓吸气。搓毕，双手用力在膝盖上向后慢压16次。向下压呼气，掌心略起时吸气。压毕，左腿收回还原。换右腿，用同样方法做揉膝、搓膝和压膝动作。

【功效】活动膝关节，防治膝关节疾病。

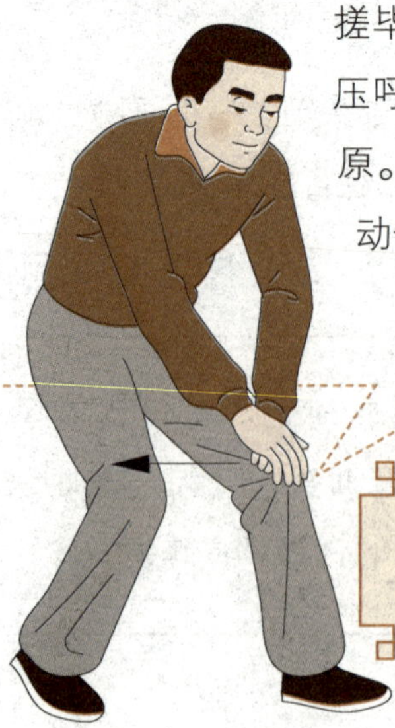

【提示】换右腿时，右手在下，左手在上。

第45节 洗眼

【动作】两手半握拳，眼微闭，两拇指弯曲，拇指背分别轻轻地压在左右眼球上，将上眼皮向内眼角晃动。晃32次。

【功效】增加肌肉弹性，防治眼睑下垂，促进眼周围组织气血畅通，对近视、远视、白内障、老花眼有一定的辅助治疗作用。

【提示】上眼皮向内眼角晃动时呼气，晃回时吸气。

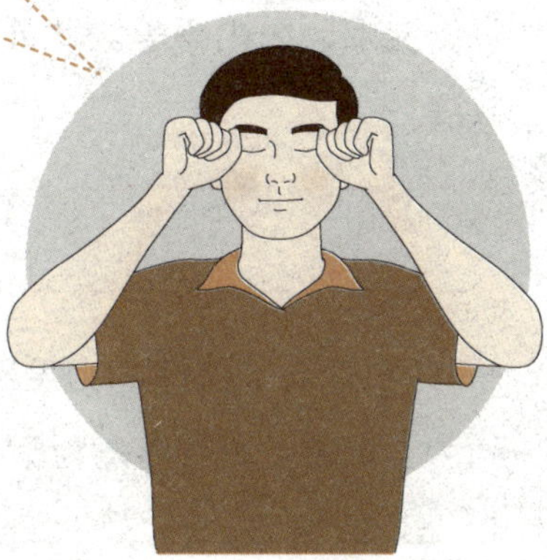

第46节 摩眼皮

【动作】两手中指腹轻轻地从左右两个内眼角顺着上眼皮往外眼角划圈，吸气；再往回沿下眼皮划到内眼角，呼气。共16圈。

【功效】促进眼部血液循环，防治眼干噪症，缓解青光眼和白内障。

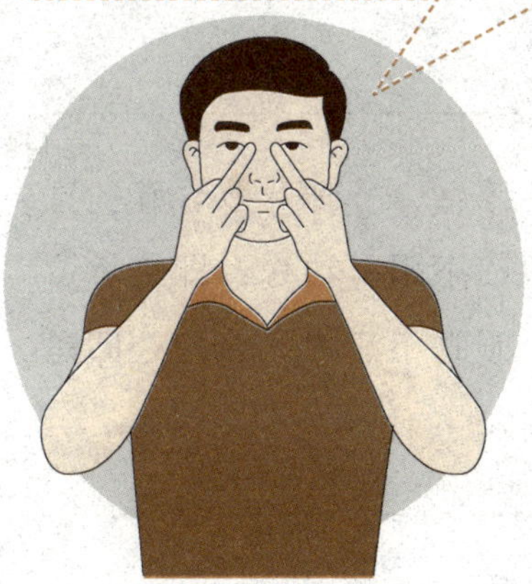

【提示】按摩的力度宜轻柔，以感觉不到疼痛为宜。

第47节 摩鱼腰

【动作】两眼微闭，两手的中指和食指由两眉之间的印堂穴，分别沿眉毛用力横摩到太阳穴，吸气。手指离开太阳穴，呼气。反复做16次。

【功效】使眼睛明亮，防治各种眼病，如角膜炎、流泪、白内障等。此外，还可以防治偏头痛。

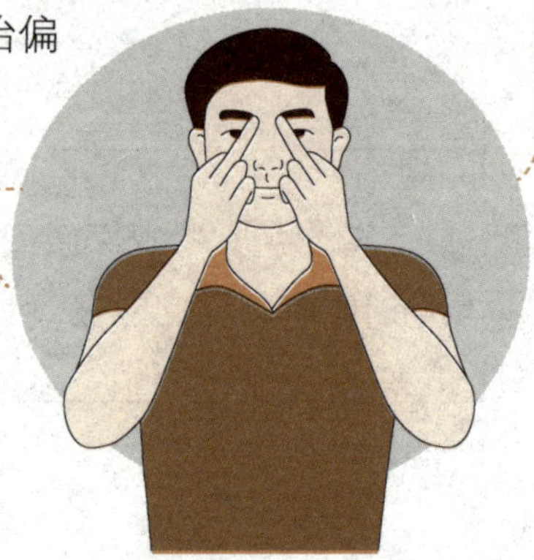

【提示】按摩的力度不宜过大，以感觉不到疼痛为宜。

第48节 晃承泣、四白

【动作】两眼微闭，两手中指指腹压住承泣、四白，同时分别向里晃动，呼气；晃回吸气。共16次。

【功效】防治近视、远视、老花眼。

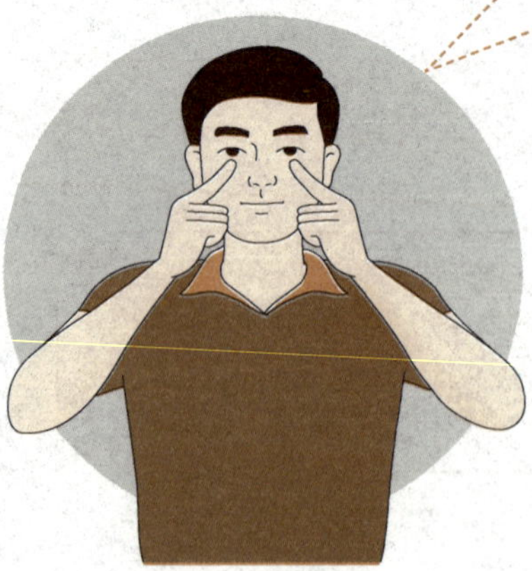

【提示】眼平视，瞳孔直下，在下眼眶边缘上即是承泣穴。眼眶下正中一横指处即是四白穴。

第49节 揉睛明

【动作】左手叉腰，右手拇指和食指指腹轻轻地捏揉两眼内眼角的凸部，这是泪管头，手不离开，连捏带揉16圈。

【功效】改善眼球周围血液循环，增强视神经及眼肌功能，消除视力疲劳，用于防治见风流泪、近视、远视、老花眼等。

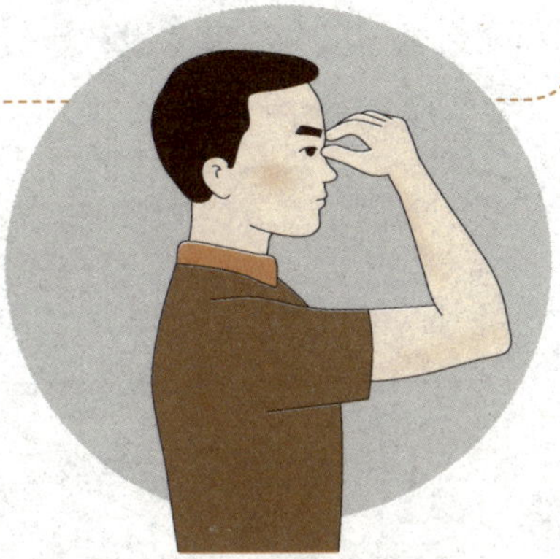

【提示】向下揉时呼气，向上揉时吸气。

第50节 洗 鼻

【动作】两手中指指腹紧按鼻翼两侧，同时从两边鼻尖处挤一下，用力沿鼻梁向上搓到内眼角；再轻轻搓回鼻翼两侧。上下为1次，共做16次。

【功效】促使鼻黏膜血液循环加快，增强耐寒力，使嗅觉灵敏，经常练习可防治感冒、鼻炎、鼻窦炎、鼻出血。

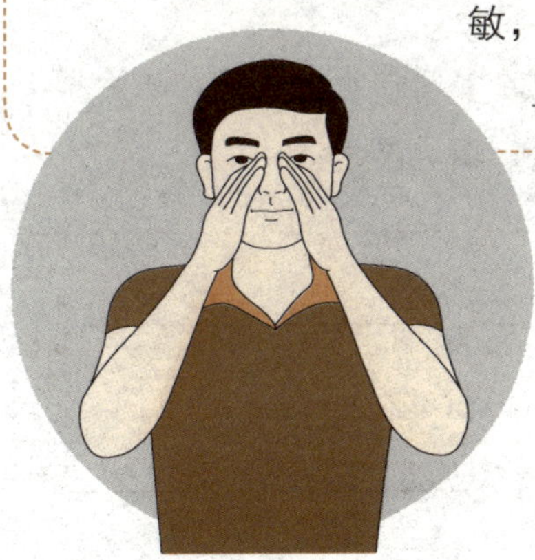

【提示】向上搓时吸气，搓回鼻翼时呼气。

第51节 按迎香

【动作】双手食指按揉鼻翼两旁的迎香穴。共揉16圈。

【功效】维护嗅觉功能，可防治鼻炎、鼻塞、鼻窦炎、牙痛、感冒等。

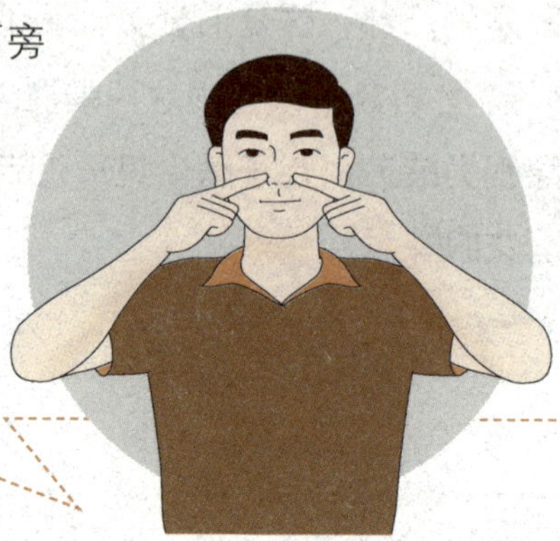

【提示】向上揉时吸气，向下揉时呼气。

第52节 指 耳

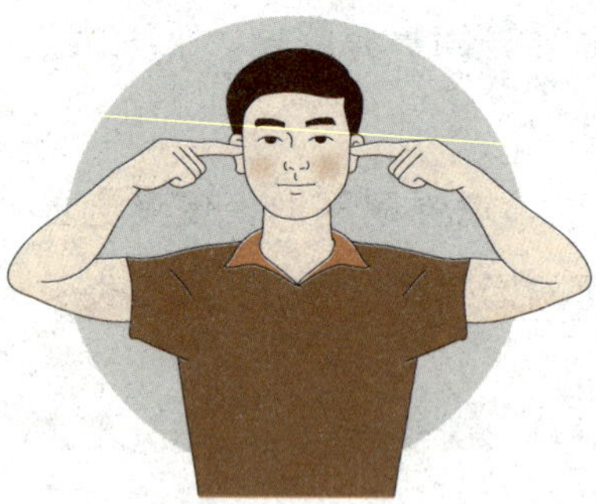

【动作】双手握拳，食指伸直，分别捅进左右耳孔向前转3圈，再向后转3圈，往里一捅拔出来。共做8次。

【功效】增强听觉功能，防治耳鸣、耳聋、听力减弱。

【提示】每圈向上时吸气，向下时呼气。

第53节 震 耳

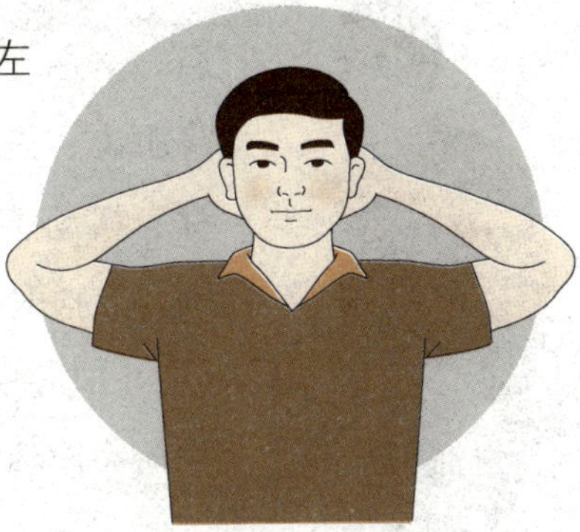

【动作】将两手掌心用力按压左右耳孔，其余四指按压后脑枕骨不动；把掌心骤然离开，可以听到耳膜的震动声浪。反复10次。

【功效】增强听觉功能，防治耳鸣、耳聋、听力减弱。

【提示】两掌心按压左右耳孔时吸气，骤然离开时呼气。

第54节 搓 手

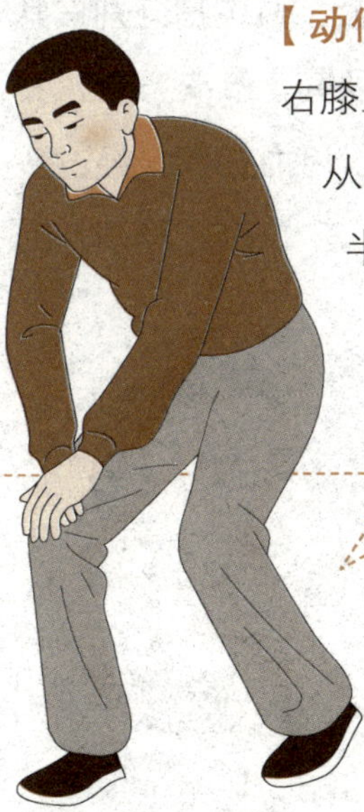

【动作】右腿跨前半步，伸直，左腿微屈。右手放在右膝上，左手心按住右手背，从手背用力搓到手指；从手指搓回手背。共32次。右腿还原，左腿跨前半步，用同样方法搓左手32次。

【功效】促进手部血液循环，防治手部麻痛无力。

【提示】由手背搓向手指时呼气，从手指搓回手背时吸气。

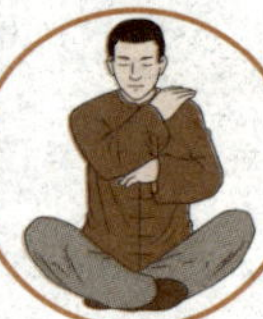

第55节 全身抖动

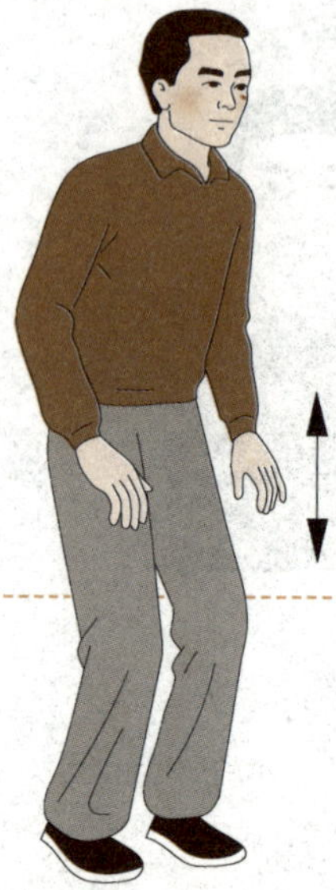

【动作】全身放松，两臂自然下垂，两膝稍屈，一屈一伸，带动全身抖动。两手、两膝和全身肌肉、内脏、乳房、男子阴囊、女子阴部等，都有抖动感，上下牙齿也抖动。手、膝下抖时呼气，上抖时吸气。速度不宜太快。共200下。

【功效】调理内脏功能，消除疲劳，增强全身血液循环。睡前做，可防治失眠。

【提示】手和上肢有病，宜两手下垂；高血压和腿病患者，手呈90°平放；腰疼和心脏病患者，手呈50°斜放。

第56节 干洗面

【动作】两手掌心紧按两腮下部，手指向上，两中指分别按紧鼻两侧，用力向上搓擦，经过双眼到上额时，吸气，改变方向，右掌在前，手指向左，左掌在后，手指向右，继续用力搓擦，经过头顶到后颈时，呼气，两掌分开，右掌沿右脖颈，左掌沿左脖颈，回到两腮下部，共做16次。

【功效】调整血压、明目醒脑、消除疲劳、促进面部血液循环，防治低血压、高血压、眩晕、衰老。

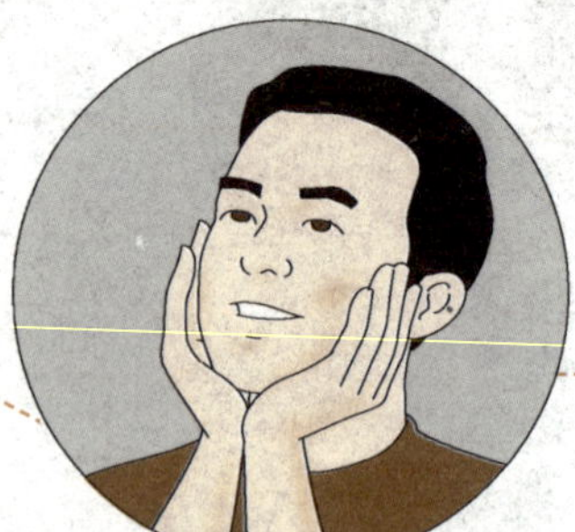

干洗面

【提示】洗面时最好把手先搓热再洗面。

第57节 十指干梳头

【动作】除拇指外，两手手指并列一字形置于前额头发边缘的中央，吸气，手心向后，用指尖和指甲向后梳头，经过头顶梳到后颈，呼气。反复16次。两手手指分别置于前额两角的头发边缘，吸气，向后梳，经过耳后到后脖颈，呼气。共做16次。

【功效】改善大脑供血供氧，提高大脑思维能力，增强记忆力，增强脑部血液循环，用于防治动脉硬化、中风等。

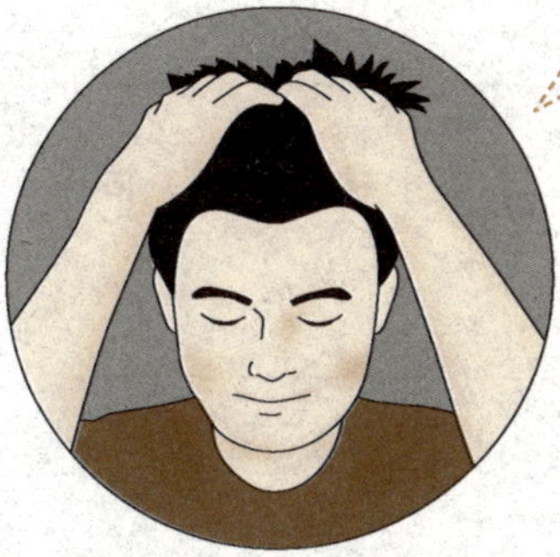

【提示】干梳头时手指要朝着一个方向梳，不可像拉锯似的梳。指甲要剪短，以免伤着头部皮肤。

第58节 揉风池

【动作】两眼平视前方，两手拇指分别紧按两个风池穴，顺时针方向揉16圈，逆时针方向揉16圈。

【功效】祛风散寒，增强人体抵抗力，用于防治中风、头痛、眩晕、颈项强痛、目赤痛、目泪出、耳聋、感冒等。

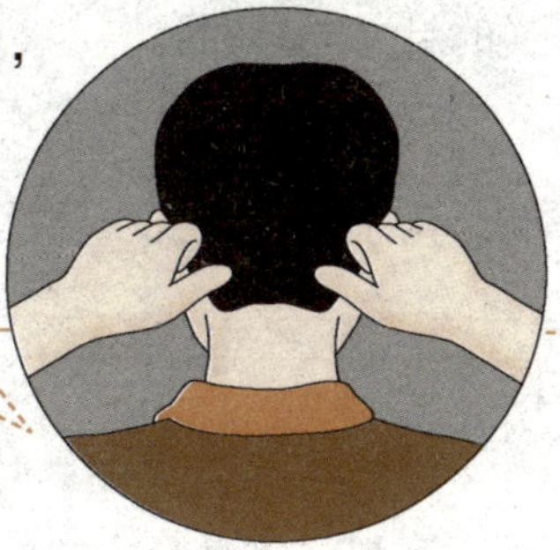

【提示】向上揉时吸气，向下揉时呼气。风池穴位于后脑枕骨下大筋外侧凹陷处的左右，与耳垂相平处。

第59节 揉太阳

【动作】用两手拇指指腹分别压住左右两个太阳穴，顺时针方向用力按揉16圈，逆时针方向再按揉16圈。

【功效】清脑明目，解除疲劳，用治头晕眼花、头痛、偏头痛、眼睛疲劳、牙痛等疾病。

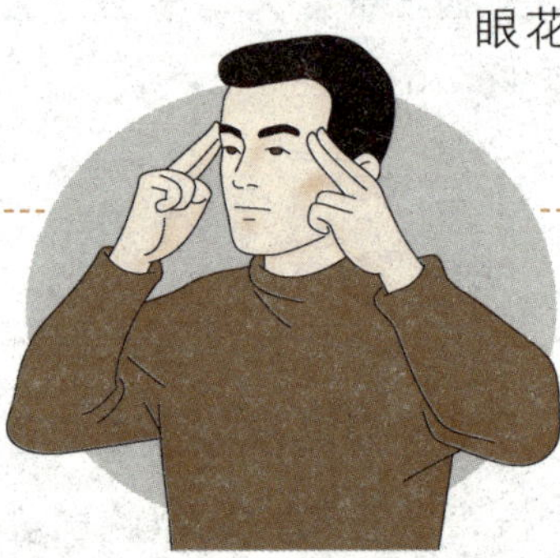

【提示】向上转时吸气，向下转时呼气。

第60节 转眼珠

【动作】头颈保持不动，两眼珠同时顺时针方向转6圈，向前看一会儿，再逆时针方向转6圈。

【功效】防花明目，消除眼疲劳，用于防治近视、弱视和视力衰退。

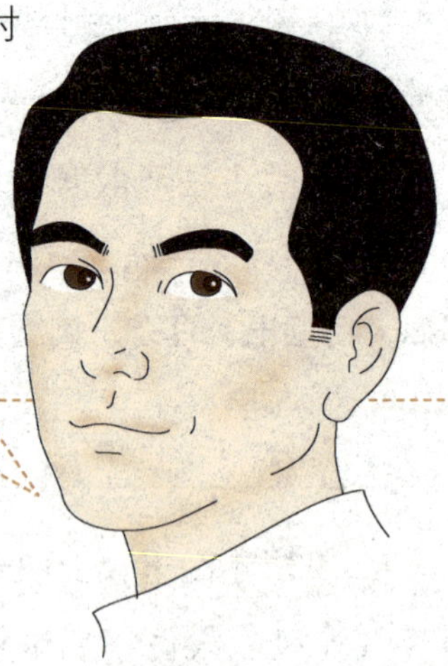

【提示】眼珠转的幅度要大，尽量转到每个方向的顶点。

第61节 双掌熨目

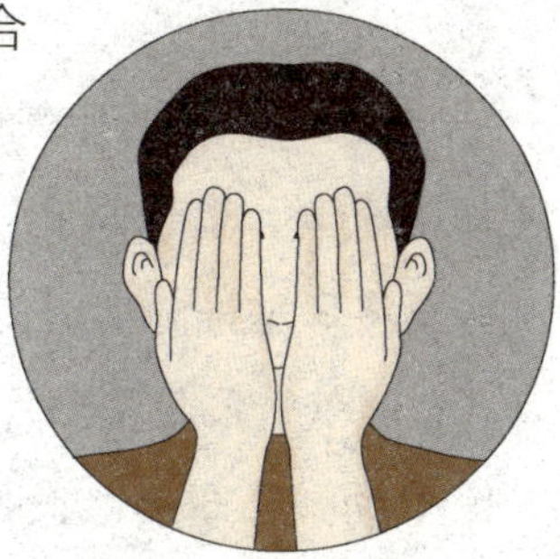

【动作】手心相对，将两掌掌心合拢，用力搓，使掌心发热，然后将两掌心迅速按住眼珠，眼要睁开、睁大，使热源接触眼珠。双手手指向上，手掌心按住两眼周围，沿顺时针方向压揉16圈。沿逆时针方向再压揉16圈。

【功效】常做此练习，可防治头晕眼花、视力模糊、近视和远视。

【提示】向上转时吸气，向下转时呼气。

第62节 鸣天鼓

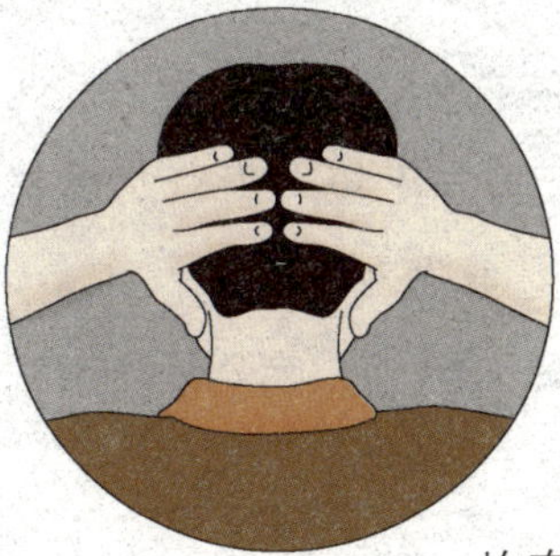

【动作】两手紧紧按住两耳，听不到耳外声响，除拇指外，其余4指轻轻敲打小脑（脑后中央两条脖筋的上部高骨处），会听到咚咚击鼓声，共敲32下。

【功效】调补肾元，强本固肾，恢复脑疲劳，对头晕、健忘、耳鸣等肾虚症状均有一定的预防和康复作用。

【提示】手指敲打小脑时呼气，手指提起时吸气。

第63节 搓耳

【动作】将两手掌掌心置于两耳尖的上方，两掌向下搓擦，将耳尖压弯，盖住耳孔，搓到耳垂下部，呼气；再将耳垂推向上，使耳垂弯曲，盖住耳孔，吸气，反复搓到耳部发热为止。

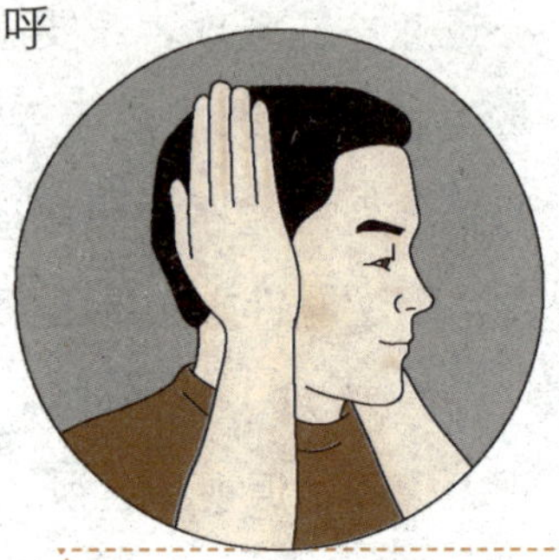

【功效】健肾壮腰，益寿延年，可防治耳鸣、耳聋，保护听觉功能。

【提示】搓耳前把手搓热，尤其是在冬天，有利于促进耳部的血液循环。

第64节 揉耳垂

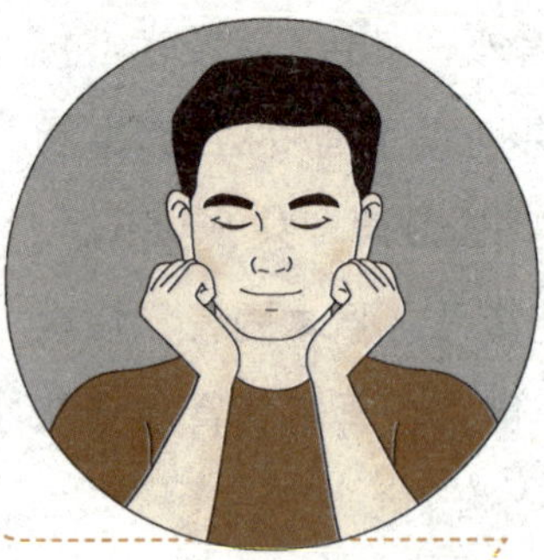

【动作】食指在前侧，拇指在后，快速揉一次，轻轻将耳垂向下拉一下，然后将食指回到耳垂上部，共做32次。

【功效】畅通全身气血，防治动脉粥样硬化。

【提示】下拉耳垂时呼气，食指回到耳垂上部时吸气。

第65节 叩齿

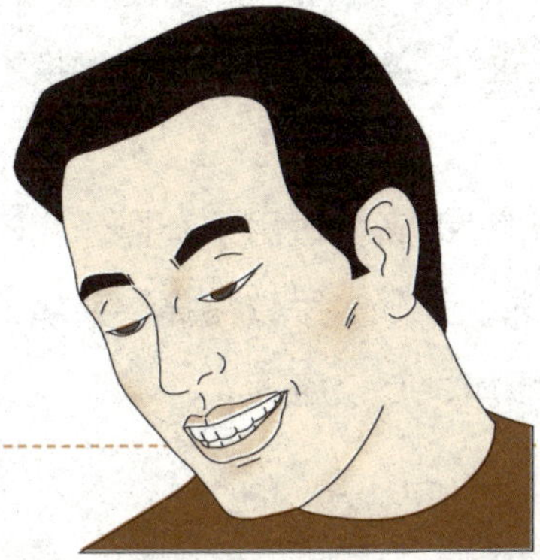

【动作】两唇轻闭，上下牙齿互相叩击，用力自然适度，共32下。

【功效】健齿、固齿，增强口腔咀嚼功能，防治老年人齿槽脱落，此外还可增强脾胃的消化功能。

【提示】叩齿后产生的津液要咽下，不可丢弃。

第66节 转舌

【动作】双唇轻闭，舌尖舔住上腭，舌尖顺时针方向在牙龈外嘴唇里转舌16圈，方向相反再转16圈，转毕，舌平放。

【功效】益脾胃，助消化，补益肾气，防治口干舌燥。

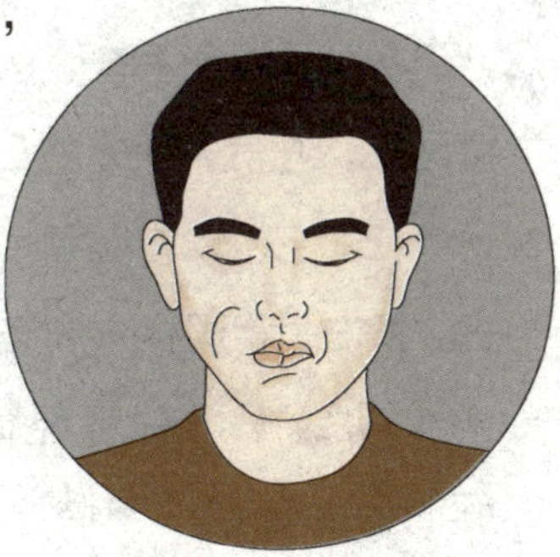

【提示】转舌后口中产生的津液，即唾液，鼓腮漱口3下后咽下，不可吐掉。

第67节 按揉内关

【动作】右手拇指腹按揉左内关穴，食指与中指托住背相对应的外关穴，顺时针方向按揉内关穴16圈，逆时针再揉16圈。换左手，用同样方法按揉右手内关穴。

【功效】疏导水湿，宁心安神，理气镇痛。适用于心悸、胸闷气急、呃逆、胃痛、失眠、手臂疼痛、头痛、胸胁痛、上腹痛、心绞痛等。

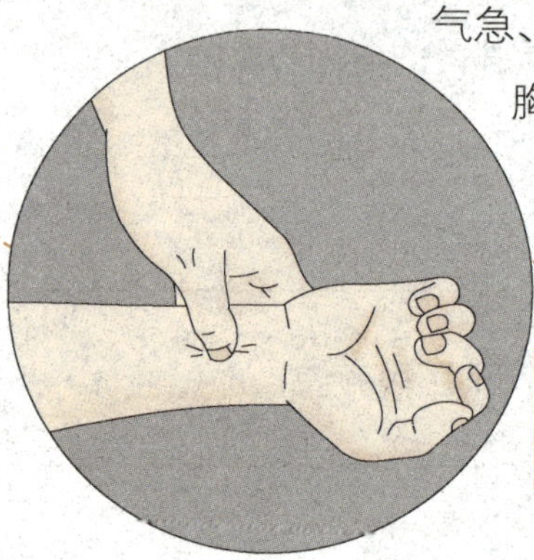

【提示】内关穴位于手腕横纹正中直上两个拇指处，即两筋之间。

第68节 推搓涌泉

【动作】睡前用热水泡脚，浸热涌泉后，用右手手指和手掌心从足跟向前用力推擦涌泉，呼气，手掌搓回吸气，反复搓100~200下，以掌心和足心均有热感为宜。换左手用同样方法搓右脚涌泉。

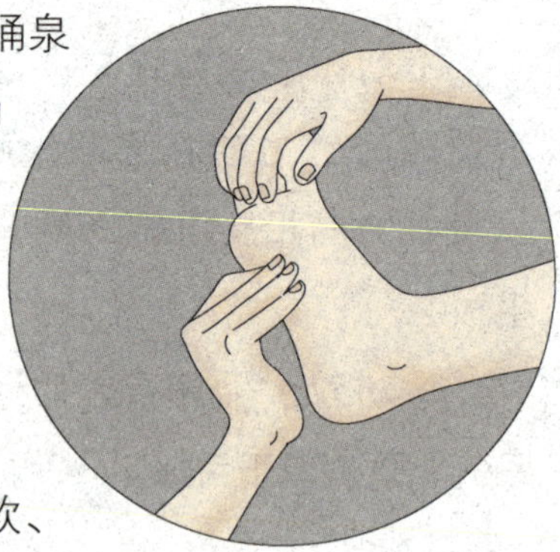

【功效】温补肾经，益精填髓，养肝明目。适用于下肢水肿、腰酸腿软、高血压、失眠。

【提示】涌泉穴在人体足底，位于足前部凹陷处第2、3趾趾缝纹头端与足跟连线的前1/3处，为全身腧穴的最下部。